ALTERN...

Herausgegeben...

Vor etwa 850 Jahren erhielt die Äbtissin und Seherin Hildegard von Bingen durch visionäre Schau *detaillierte Informationen über die Ursachen von Krankheiten und deren optimale Behandlung*. Jahrhundertelang galt dieses Wissen als verschollen, bis es der Arzt Dr. Hertzka im 20. Jahrhundert wiederentdeckte. Der Heilpraktiker Dr. Wighard Strehlow hat Hertzkas Arbeit fortgeführt und gilt heute als *der Experte* für die Heilkunst der Hildegard.

»Hildegard-Heilkunde von A–Z« enthält alles, was Sie wissen müssen, um Krankheiten erfolgreich zu behandeln. In der Hand des kundigen Patienten hilft die Hildegard-Heilkunde insbesondere bei hartnäckigen chronischen Erkrankungen.
Das Buch macht Sie mit den Grundlagen der Hildegard-Medizin vertraut sowie mit den verschiedenen Heilverfahren: Ernährungstherapie, Ordnungstherapie, Aderlaß, Fasten und Edelsteinheilkunde.
Es enthält alles Wissenswerte über die Heilmittel der Hildegard, informiert über die Wirkung von Dinkel, Obstsorten, Kräutern, Elixieren, Salben und die mächtigen Kräfte verschiedener Edelsteine.
Zwei Stichwortregister für Erkrankungen und Heilmittel ermöglichen den direkten Zugriff zu den Behandlungsmöglichkeiten aller wichtigen Krankheiten.

Wighard Strehlow wurde am 22. September 1939 in Stettin geboren. Seine Kindheit verlebte er in Pommern. Danach Schulzeit in Sachsen mit Abschluß des Abiturs. Studium der Naturwissenschaften an der Technischen Universität Berlin. Promotion auf den Gebieten der Naturstoffchemie, Biochemie und Lebensmittelchemie. Postdoc fellow an der Yale University New Haven, Connecticut, USA. Als Industrie-Chemiker arbeitete er bei einem großen Pharma-Unternehmen, um sich später auf Phytopharmaka zu spezialisieren. Seit 1984 selbständiger Heilpraktiker und Nachfolger von Dr. med. Gottfried Hertzka, dem Begründer der Hildegard-Heilkunde. 1993 Umzug nach Allensbach am Bodensee, wo er das »Kurhaus Hildegard von Bingen« leitet. Dr. Strehlow ist verheiratet mit Karin Anderson und hat vier Kinder.

Dieses Buch wurde auf chlor- und säurefreiem Papier gedruckt.

Originalausgabe Dezember 1993
© 1993 für die deutschsprachige Ausgabe
Droemersche Verlagsanstalt Th. Knaur Nachf., München
Das Werk einschließlich aller seiner Teile ist urheberrechtlich geschützt.
Jede Verwertung außerhalb der engen Grenzen des Urheberrechts-
gesetzes ist ohne Zustimmung des Verlages unzulässig und strafbar.
Das gilt insbesondere für Vervielfältigungen, Übersetzungen,
Mikroverfilmungen und die Einspeicherung und Verarbeitung
in elektronischen Systemen.
Umschlagillustration Susannah zu Knyphausen, München
Satz MPM, Wasserburg
Druck und Bindung Ebner Ulm
Printed in Germany   5
ISBN 3-426-76035-5

Wighard Strehlow

Hildegard-Heilkunde von A–Z

Kerngesund von Kopf bis Fuß

S. 175   3x täglich Dinkel
S. 280   Habermus

Chrysopras / Gelenke

S. 60
S. 64/65   Augen

Knaur®

Inhalt

Vorwort 7
Einleitung:
    Die Ganzheitsmedizin der heiligen Hildegard 11

DIE KRANKHEITEN VON A–Z 19

Index der Krankheiten und Krankheitsursachen 21
Index der Heilmittel und Therapien 26

Atemwegserkrankungen 31
Augenkrankheiten 58
Beingeschwüre 67
Frauenkrankheiten 71
Gallenbeschwerden 83
Gichtleiden 93
Hautkrankheiten 103
Herz- und Kreislauferkrankungen 127
Kopfschmerzen 145
Krebs und Präkanzerose 154
Magen-Darm-Erkrankungen und
    Hildegard-Ernährungslehre 170
Milzerkrankungen 208
Nervenkrankheiten 214
Nierenerkrankungen 226
Ohrenerkrankungen 234
Rheumatischer Formenkreis 238
Sexualorganerkrankungen 256
Wassersucht 258
Zahnheilkunde 261

ANHANG ... 267

Edelsteinheilkunde ... 269
Ernährungsplan nach Hildegard ... 279
Habermus ... 280
Dinkelsuppen ... 282
Die Praxis des Hildegard-Fastens ... 283
Die Praxis der Hildegard-Psychotherapie ... 295
Hildegard-Aderlaß zur Blutreinigung ... 303
Schröpfen, die rasche Hilfe ... 316
Moxibustion oder Bessere Durchblutung durch Brennkegel 321
Hildegard von Bingen – eine Kurzbiographie ... 323
Literaturverzeichnis ... 327
Adressen ... 329

Vorwort

Der achthundertjährige Dornröschenschlaf der Heilkunde Hildegards von Bingen wurde durch eine sensationelle Entdeckung beendet: Vor rund hundert Jahren fand man in der Königlichen Bibliothek zu Kopenhagen das einzige handschriftliche Exemplar ihres medizinischen Lehrbuches *Causae et curae* über die Ursachen und Behandlungsmethoden der Krankheiten, das 1932 von Prof. Dr. Hugo Schulz in Greifswald zum erstenmal vollständig in deutscher Sprache vorgelegt wurde. Aber auch dieses Buch hätte wohl nicht mehr als theoretisches Interesse erweckt, wenn es nicht der Salzburger Arzt Dr. med. Gottfried Hertzka zum Fundament seiner neuen Naturheilkunde gemacht hätte, die heute als Hildegard-Heilkunde weltweite Beachtung findet.
Das vorliegende Buch hat ebenfalls das Werk *Causae et curae* als Grundlage. In ihm werden die langjährigen Forschungsarbeiten und Erfahrungen dieser Heilkunde in der täglichen Praxis mit Tausenden von Patienten zusammengefaßt. Darüber hinaus fanden die bewährtesten Originalrezepte aus Hildegards naturheilkundlichem Buch *Physica* Aufnahme. Das Ergebnis ist ein praktischer Ratgeber besonders für den hilfesuchenden Patienten, aber auch für den aufgeschlossenen Arzt und Heilpraktiker, der die Hildegard-Heilkunde anwenden möchte.
Entsprechend den fünf Sinnesorganen, deren gute Funktion die Voraussetzung für die Gesundheit ist, hat das Lehrbuch *Causae et curae* fünf Teile. Im ersten Teil werden die großen Zusammenhänge von Mensch und Kosmos beschrieben, denn der »Mensch hat Himmel und Erde und alles, was geschaffen ist, in seiner Gestalt vereinigt, und alles liegt in ihm verborgen«. Dazu gehört auch das harmonische Zusammenwirken des menschlichen Tuns mit den vier Lebenselementen – Feuer, Luft, Wasser und Erde –,

denn »die vier Elemente sind im Menschen und wirken in ihm«. Hildegard beschreibt die kosmischen Einflüsse auf die menschliche Gesundheit, die Wirkung von Sonne, Mond und Sternen, Wind und Wetter, Blitz und Donner sowie die Einflußnahme des menschlichen Handelns auf den Kosmos: »Wenn der Mensch so handelte, wie er eigentlich müßte, würden alle Jahreszeiten und die Luft in den Jahreszeiten gleich bleiben, also in dem einen Frühling so wie in dem vergangenen Frühling, weil der Mensch aber ungehorsam ist, überschreiten auch die Elemente ihre Rechte.«

Die meisten Krankheiten fügt sich der Mensch selber durch seine Lebensweise zu, weil er nicht das rechte Maß in allen Dingen berücksichtigt. Wer aber maßhält, beispielsweise in Essen und Trinken, wird ein gutes Blut und einen gesunden Körper haben. Hildegard war überzeugt davon, daß sich Gott in jeden Heilungsprozeß einschaltet, auch wenn man noch so »hoffnungslos« krank ist. Denn »durch Gottes Geist wird die minderwertige Art des Menschen in eine bessere verwandelt. So wird der Mensch ein anderer in seiner Natur, weil das, was himmlisch ist, das, was irdisch ist, überwindet und veredelt.«

Im zweiten Teil von *Causae et curae* wird die Hildegard-Diagnostik von Kopf bis Fuß beschrieben, so wie wir sie in unserer täglichen Praxis anwenden. Hierzu gehören die Lehre von den vier Temperamenten, den vier Frauen- und Männertypen, die Säftelehre, Hinweise auf die Sexualität, Empfängnis und Geburt, die großen Ausleitungs- und Reinigungsverfahren – Aderlaß, Schröpfen und Moxibustion (siehe Anhang) – sowie diätetische Hinweise.

Im dritten Teil beschreibt Hildegard die Therapie: die großen Organkuren, die in der Lage sind, den Menschen von Grund auf von seinen Leiden zu befreien. Über diese Heilmittel sagt Hildegard, daß sie »von Gott gewiesen sind und ihn von seinen Krankheiten befreien, oder Gott kann ihn noch nicht von seiner

Krankheit befreien«. Gott läßt beispielsweise keinen gesund werden, der seine Heilung blockiert oder sich selber im Wege steht, weil er nicht bereit ist, die Ursachen, die sein Leiden ausgelöst haben, zu beseitigen. Dazu gehören vor allen Dingen die Maßlosigkeit beim Essen und Trinken sowie der Mißbrauch von Sucht- und Genußmitteln wie Tabak, Alkohol, überflüssigen bzw. schädlichen chemischen Medikamenten und anderem mehr.

Im vierten Teil des Lehrbuches werden die inneren Krankheiten besprochen, z. B. Rheuma, Koliken, Wassersucht, die Präkanzerose und die Krebskrankheit mit ihren entsprechenden Heilmitteln. Einen großen Raum nehmen die Frauenkrankheiten ein, insbesondere die Folgekrankheiten einer ausbleibenden Regel, und die Heilungsanweisungen, um die Menstruation wieder zu normalisieren.

Im fünften und letzten Teil beschreibt Hildegard die Kennzeichen der Gesundheit und die Vorzeichen der Krankheit, insbesondere die Anzeichen des Todes. Jedes alte Naturheilverfahren kannte diese Prognostika, und auch bei Hildegard werden diese Anzeichen über den Ausgang einer Krankheit entsprechend berücksichtigt. Von besonderem Interesse ist in diesem Teil ein Empfängnislunar, das den Einfluß des Mondes beim Zeitpunkt der Empfängnis zeigt: Die Entwicklung eines Menschen ist zu einem großen Teil abhängig von der Mondphase, in der er gezeugt wurde.

Vor dem Hintergrund der wunderbaren Heilerfolge, die unsere Patienten mit diesen Hildegard-Rezepturen erfahren haben, ist der akademisch-monastische Streit um die Echtheit oder um den visionären Ursprung dieses Hildegard-Heilbuches belanglos, denn sein Inhalt stimmt mit der Ideenwelt Hildegards überein. Die Amerikanerin Ruth Marie Walker-Moskop hat 1985 in ihrer Doktorarbeit *Health and Cosmic Continuity in Hildegard of*

Bingen (University of Texas, Austin) anhand der Elementetheorie schlüssig nachgewiesen, daß in allen Hildegard-Werken vom ersten *Scivias*-Buch bis zum letzten über die göttlichen Werke die Heilkunde eine Zentralposition einnimmt: Das ganze Universum hat nur ein Ziel, die Gesundheit des Menschen zu erhalten. »In allen Geschöpfen, den Tieren, den Vögeln, den Fischen, den Kräutern und den Fruchtbäumen liegen geheimnisvolle Heilkräfte verborgen, die kein Mensch wissen kann, wenn sie ihm nicht von Gott selber geoffenbart werden«, schreibt Hildegard im Vorwort ihres Buchs *Über die göttlichen Werke*. In diesem Sinne wirkt ihre Heilkunde als Offenbarungsmedizin mit den Heilkräften der Natur.

Allensbach am Bodensee, im Juni 1993
Dr. Wighard Strehlow

Einleitung:
Die Ganzheitsmedizin der heiligen Hildegard

Nach Hildegard von Bingen ist die Heilung ein ganzheitlicher Prozeß, der sich in vier Bereichen gleichzeitig vollziehen muß – weil die Krankheiten in ihnen entstehen bzw. sich manifestieren –: dem göttlichen (religiösen), dem kosmischen, dem körperlichen und dem seelischen Bereich.

Der göttliche Bereich

Alle Krankheiten müssen in der Hildegard-Heilkunde in besonders engem Zusammenhang mit der Beziehung des Menschen zu Gott gesehen werden. Ist dieses Verhältnis gestört oder unterbrochen, können Krankheiten entstehen. Wenn auch der Sinn hinter den Krankheiten und ihre Botschaften für die Menschen nicht mit letzter Sicherheit auszumachen sind, tun sich durch die Rückbesinnung auf Gott jedoch ungeahnte Chancen auf, und es fließen Energien, die eine Wende im Heilungsgeschehen auszulösen vermögen. Wie schon im Vorwort gesagt wurde, sind die Heilmittel »von Gott gewiesen«, und der Mensch wird gesund, oder Gott »kann ihn noch nicht von seinen Krankheiten befreien«. Der Wille Gottes hat einen entscheidenden Einfluß auf das Heilungsgeschehen. Wenn es heißt, Gott könne den Menschen »noch nicht« heilen, so bedeutet dies: Der Mensch muß auch seinerseits die in seinem Lebenswandel begründeten Krankheitsursachen beseitigen und darf der Heilung nicht im Wege stehen.

Der kosmische Bereich

Der Mensch ist nach dem Bauplan des Kosmos gebildet. Er wird als Mikrokosmos betrachtet, der vom Makrokosmos Impulse empfängt, und in ihm wirken die vier Elemente Feuer, Luft, Wasser und Erde, die in der Hildegard-Medizin eine Schlüsselstellung einnehmen: Die Elemente, »wie sie die ganze Welt zusammenhalten, liefern ebenso auch den Zusammenhang für den menschlichen Körper. Ihre Ausbreitung und ihre Pflichten verteilen sie im Menschen so, daß er von ihnen immerfort in Gang gehalten wird, ebenso wie die Elemente auch durch die ganze übrige Welt ausgebreitet sind und wirken ...
Nun aber befinden sich ... die Elemente ... im Menschen, wirken in ihm durch ihre Eigenkräfte und laufen bei seinem Tun wie ein Rad in seinem Umfang geschwind im Kreis umher [Blutkreislauf, Atmung, Stoffwechsel].
Das Feuer hat mit seinen Eigenkräften seinen Ort im Gehirn und im Mark des Menschen ... Es macht sich deutlich in dem lebhaften Ausdruck des Auges, in der Kälte des Geruchs, der Feuchtigkeit des Geschmackes, der Luftbewegung im Gehör und in der durch das Gefühl ausgelösten Bewegung des Menschen bemerkbar.
Die Luft dagegen ist mit ihren vier Kräften im Atem und der Verstandestätigkeit des Menschen vertreten. Sie dient dem lebendigen Atem, der Seele, dem Menschen, weil sie ihn trägt ... wenn der Mensch den Atem in sich einzieht und ausstößt, damit er leben kann. Die Seele ist das Feuer, das den ganzen Körper durchdringt und den Menschen lebendig macht. Die Luft entzündet auch das Feuer, und durch die Luft brennt das Feuer in allen Körperteilen.
Das Wasser aber ist mit seinen ... Kräften in der Flüssigkeit und in dem Blute des Menschen vertreten. Das Wasser ist nämlich im Menschen, weil das Blut in ihm nicht fehlt. Dies macht im

Menschen die Feuchtigkeit, damit die Lebenskraft in ihm frisch bleibt und das Gerinnsel der Knochen in ihm aushält ... So erweist das Wasser im Blute des Menschen seine Wärme, in dessen Atem seinen Luftgehalt, im ganzen Aufbau seine Feuchtigkeit, beim Aufführen seine Fähigkeit, Überschwemmungen auftreten lassen zu können, im Wachstum seine Leichtbeweglichkeit, in der Festigung der Körperteile seine Dickflüssigkeit, im Fruchtbringen seinen Geschmack, in der Erektion die Manneskraft, in der Tatkraft seine Nässe und in allen Gelenken im Menschen seine durchfeuchtende Kraft.

Die Erde ist mit ihren ... Eigenkräften im Fleisch und in den Knochen des Menschen vertreten. Das Fleisch ist durch sie feucht und wächst.«

Ist dies alles in voller Harmonie im Menschen ausgeprägt, dann erfüllt es den Menschen mit vorausschauenden, künstlerischen und kreativen Kräften: »Als Adam noch aus Erde bestand, ließ ihn das Feuer sich erheben, die Luft erweckte ihn, und das Wasser durchdrang ihn so, daß er völlig in Bewegung geriet. Dann sandte Gott einen Schlaf auf ihn herab, und nun wurde er mit diesen Kräften gekocht, so daß nun sein Fleisch durch das Feuer sich erwärmte, er durch die Luft atmete und das Wasser, wie in einer Wassermühle, durch ihn hindurchging. Als er nachher erwachte, war er ein Prophet, kundig aller Kräfte der Natur und aller Künste.«

Der körperliche Bereich

Nach Hildegard entstehen die Krankheiten, weil die Säfte im Körper durch »Krankheitssäfte« oder Ernährungsfehler in Disharmonie geraten sind. Die vier unterschiedlichen Elemente wirken ein auf vier Arten von Säften (griech. *phlégma* = »Schleim«):

- trockenes Phlegma (lat. *siccum*) aus der Wärme des Feuers (A-Phlegma),
- feuchtes Phlegma *(humidum)* aus der Feuchtigkeit der Luft (B-Phlegma),
- schaumiges Phlegma *(spumaticum)* aus dem wäßrigen Blut (C-Phlegma),
- lauwarmes Phlegma *(tepidum)* aus dem erdhaften Fleisch (D-Phlegma).

Wenn die Säfte im Menschen die »richtige Ordnung« und das »rechte Maß« bewahren, also im harmonischen Mischungsverhältnis stehen, befindet er sich in körperlicher Gesundheit. Haben sie sich aber in Gegensatz zueinander gestellt oder kommt eine Komponente im Übermaß vor, resultiert daraus eine körperliche, geistige oder Gemütskrankheit: »Ein jeder besonders hervorragende Saft ist dem nächstfolgenden um ein Viertel und um die Hälfte des dritten Teiles überlegen, und der schwächere von beiden wirkt mildernd auf zwei Teile und den Rest des dritten Teiles ein, damit er seine Grenze nicht überschreitet. Denn, welcher der oberste Saft ist, der beherrscht auf diese Weise den zweiten, und diese beiden führen den Namen Phlegma. Der zweite Saft beherrscht den dritten und der dritte den vierten. Diese beiden also, der dritte und der vierte Saft, heißen Schleim. Die an Wirkung stärkeren Säfte überholen mit ihrem Mengenverhältnis die schwächeren, und die schwächeren wirken durch ihren niedrigeren Gehalt mildernd auf deren Übermaß ein. Trifft dieses Verhältnis bei einem Menschen zu, so befindet er sich im Ruhestand. Sobald aber irgendein Saft über diese Grenze hinausgeht, ist der Mensch gefährdet.«

Aus diesen Verhältnissen leitete Hildegard insgesamt 24 Grundanlagen der Menschen her, zum Beispiel die Anlage zum Jähzorn: »Wenn bei einem Menschen das trockene Phlegma stärker ist als das feuchte, und das feuchte stärker ist als das schaumige und das lauwarme, dann steht das trockene Phlegma da wie eine Herrin [es überwiegt], das feuchte wie eine Magd und der Schaum mit dem Lauwarmen wie das geringere, im Hintergrund bleibende, niedrige Gesindel. Ein Mensch, bei dem sich dieses Verhältnis vorfindet, ist von Natur klug, dabei zum Jähzorn geneigt und heftig in seinen Werken ... Er ist gesund und lebt lange, gelangt aber nicht zum höchsten Alter, weil er, nachdem sein Fleisch durch das Feuer ausgedörrt ist, von dem feuchten Phlegma keine ausreichende Hilfe hat.«

Wenn sich beim Menschen ein derartiger Schleim im Überfluß ausgebreitet hat, können die übrigen Säfte in ihm nicht in Frieden bleiben, außer bei jenen Menschen, auf die sich die Gnade Gottes ergossen hat: als Stärke wie bei Simson, als Weisheit wie bei Salomon oder als Wahrsagung wie bei Jeremias, aber auch bei einigen »Heiden« wie beispielsweise Plato: »Wo die anderen, vorher erwähnten Menschen irren, da werden diese durch die Gnade Gottes in der Rechtschaffenheit die stärksten sein, weil ihnen die Gnade Gottes erlaubt, daß sie zeitweilig einer gewissen Veränderlichkeit unterliegen, derart, daß sie eine Zeitlang krank und eine Zeitlang gesund, einmal furchtsam und ein anderes Mal starkherzig, einmal traurig und dann wieder frohgestimmt sind. Dies stellt Gott bei ihnen so wieder her, daß Er sie, wenn sie krank sind, gesund macht, wenn sie Angst haben, Er ihnen Mut verleiht, und wenn sie traurig sind, Er sie froh macht.« Es liegt nahe, in diesem Krankheitsbild auch die manische Depression wiederzusehen mit den hochschießenden, manischen Phasen und den Stimmungstälern der Depression.

Eine andere von Hildegard beschriebene Krankheit ist die »Hirnwut«, eine Urform aller Gehirnerkrankungen: »Wenn einmal zufällig das schaumige oder das lauwarme Phlegma, die dann dort den nachgezogenen Schleim der erstgenannten Phlegma-Arten, also das Trockene und das Feuchte, ausmachen und eigentlich ruhig sich verhalten müßten, ihre Grenzen überschritten haben wie eine Welle, die übermäßig im Wasser erregt wird, dann werden sie zu Gift verkehrt, und es entsteht aus ihnen ein derartiges Unwetter, daß kein Phlegma mehr zum anderen stimmt, und sie ihre Pflicht nicht mehr erfüllen.

Dabei geraten jene vorher genannten zuweilen übergeordneten Phlegma-Arten in Gegensatz, daß nun alle vier sich gegenseitig bekämpfen. Ein Mensch, der dies Durcheinander und diesen Gegensatz in seinem Körper auszuhalten hat, wird hirnwütig *[freneticus]*, weil der Mensch, wenn seine inneren Säfte sich gegenseitig widerstreben, rast und sich selbst zugrunde richtet, wenn er nicht mit Stricken gefesselt wird. Dies tut er so lange, bis die beiden Genannten [Schaum und Lauwarmes] abgeschwächt wieder zu ihrer richtigen Ordnung zurückkehren. Ein solcher Mensch wird nicht lange leben.«

In ihrer Humoralpathologie (Säftelehre) leitet Hildegard die Anlage zu folgenden 24 Krankheiten bzw. Geistes- und Gemütszuständen her:

1. manische Depression,
2. Hirnwut,
3. Klugheit,
4. Paralyse,
5. Dummheit,
6. Rheuma,
7. Sinnlosigkeit,
8. guter Charakter,
9. Geisteskrankheit,
10. Verzweiflung,
11. Furchtsamkeit,
12. Stummheit,
13. Redlichkeit,
14. Krebs,
15. Gicht,

16. Selbstmordneigung,
17. Harnsäuregicht,
18. Unbeständigkeit,
19. Jähzorn,
20. Ohnmacht,
21. Unbeständigkeit,
22. Besessenheit,
23. ewige Unzufriedenheit, Pessimismus, Meckerei,
24. Wahnsinn.

Die Behandlung dieser Krankheiten in jahrzehntelanger ärztlicher Praxis und die empirische Forschung wurden auch in unseren Veröffentlichungen zur Hildegard-Medizin dokumentiert (siehe Literaturverzeichnis). Mit diesen Büchern liegt zum erstenmal eine vollständige und praxisorientierte Hildegard-Heilkunde vor, die durch eine »Hildegard-Psychotherapie« ergänzt wird.

Der seelische Bereich

Krankheiten entstehen durch seelische Ursachen, Konflikte, Probleme, Frustrationen, Streß und aus einem Mangel an positiven seelischen Abwehrkräften. Zu dieser Erkenntnis kamen die Menschen aber nicht erst im 20. Jahrhundert, sondern man wußte darum schon in der Antike, und auch Hildegard hat eigens ein »psychotherapeutisches« Buch geschrieben (*Liber vitae meritorum*), das jetzt neu übersetzt und kommentiert vorliegt: *Die Psychotherapie der heiligen Hildegard: Heilen mit der Kraft der Seele* (siehe Literaturverzeichnis).

Sie nennt darin 35 Tugend-und-Laster-Paare, die für unsere Gesundheit und unser Glück von ganz besonderer Bedeutung sind. Die Menschen, die einem zerstörerisch-lasterhaften Lebenswandel frönen, verwandeln sich nach Hildegard in »Bestien«, die ihre Umwelt manipulieren oder sich selber manipulieren lassen. Die meisten Menschen leiden aber auch an einem Defizit an Tugenden: zuwenig Liebe, Barmherzigkeit, Hoffnung oder zuwenig Tapferkeit. Daraus entstehen ebenfalls seelische Krankheiten, die das menschliche Abwehrsystem schwächen und sich auch in körperlichen Symptomen manifestieren. Das Ziel der Hildegard-Therapie ist das Erkennen der eigenen Schwächen und die Stärkung des seelischen Abwehrsystems – wobei sie in 29 von 35 Fällen das Fasten als Reinigungs- und Heilmittel empfiehlt. Auf diese Weise werden nicht nur die sichtbaren Symptome einer Krankheit kuriert, sondern man leistet einen Beitrag zur Heilung des Menschen in seiner Gesamtheit.

Die Krankheiten
von A–Z

Index der Krankheiten und Krankheitsursachen

A

Abort, drohender 74
Abszesse 111
Adnexschmerzen 74
Akne 116
Alkoholismus 88
Allergie 47
Allergien 111
Altersherz 130
Alzheimer-Krankheit 148
Anfälle, pseudoepileptische 139, 276
Angina pectoris 136
Angst 273
Antibabypille 78
Appetitlosigkeit 198
Arteriosklerose 96, 137
Arthritis 245
Arthrose 245
Arzneimittelmißbrauch 89
Asthma 35-36, 51-52
Atemnot 35
Atemnot, nächtlich 138
Atemwegserkrankungen 31-57
Augendiagnose 58-66
Augeninnendruck, hoher 63
Augenkrankheiten 58-66
Augenüberanstrengung 62
Ausfluß 74-75
Auswurf, eitriger 41

B

Basedow-Krankheit 275
Bauchspeicheldrüsenschwäche 202
Beine, offene 68
Beingeschwüre 67-70
Bindehautentzündung 62
Blähungen 203, 278
Blutdruck, niedriger 144
Bluthochdruck 143, 149, 230, 232
Bronchitis 43
Bronchitis, chronische 37
Bronchitis, eitrige 42
Brustdrüsenentzündung 111
Brustkrebs 82
Brustzysten 166

C

Colitis ulcerosa 178
Cortison 240
Crohn-Krankheit 178, 197

D

Darmkolik 74
Darmstörungen bei Allergien 111
Depressionen 86, 204, 216
Diätfehler 208
Divertikulose 196
Durchblutungsstörungen 96
Durchblutungsstörungen der Beine 69
Durchfall 178
Dysmenorrhöe 77
Dystonie, vegetative 144

E

Eierstockleiden 75
Eierstockzysten 79, 82
Eiterflechte 125
Ekzeme 69, 112
Ekzeme, nässende 122
Emboliegefahr 70
Endometriose 75, 79
Epididimitis 257
Epilepsieanfälle 276
Exostose 270

F

Fastenkrisen 291
Fieber 43
Fingerarthritis 244-245
Flechte 113, 124
Formenkreis, rheumatischer 238-255
Frauenkrankheiten 71-82, 318
Frigidität 80
Furunkel 118
Fußschmerzen 142

G

Gallenbeschwerden 83-92
Gallenkoliken 91
Gallensteine 90, 137
Gallensteinverschluß 89
Gangrän 318
Gangrän, diabetische 69
Gastritis 63, 198
Gehirnerschütterung 149
Gehirnleiden 218
Gehirnschwund 148
Gelbsucht 88
Gelenkrheuma 97, 245

Gicht 93-102, 249
Gichtschmerzen 97, 253
grauer Star 63, 224
Grippe 45
Gürtelrose 69, 118

H

Haar, fettiges 116
Haarausfall 115, 165
Hämatom 117
Hämorrhoiden 179
Harnsäuregicht 98
Hautkrankheiten 103-126
Hautkrebs 82
Hautpilz 118
Heiserkeit 49
Herpes 123
Herz- und Kreislauferkrankungen 127-144
Herz-Lungen-Leiden 51
Herzentzündungen 140
Herzinfarkt 131, 137
Herzinsuffizienz 132
Herzrasen (Tachykardie) 134
Herzrhythmusstörungen 134, 274, 276
Herzschmerzen 134
Herzschmerzen, arteriosklerotische 137
Herzschmerzen, rheumatische 140
Herzversagen 138
Heuschnupfen 43, 47-48
Hexenschuß 98
Hinken, intermittierendes 142
Hodenerkrankungen 256-257
Hormonregulationsstörungen 36, 75
Hörsturz 96, 235

Index der Krankheiten und Krankheitsursachen

Hörverlust 237
Hüftschmerzen 244, 275
Husten 36, 49, 51-52

I

Interkostalneuralgie 134
Ischialgie 249
Ischiasschmerzen 98

J

Juckreiz 111

K

Kallusbildung 270
Karies 263
Kehlkopfentzündung 46
Kehlkopfkrebs 53
Keuchhusten 56
Knieschmerzen 244, 275
Konstitutionstypen 71
Kontaktdermatitis 119
Kopfschmerzen 145-153
Kopfschmerzen bei Fieber 147
Krampfadern 69-70, 318
Krämpfe 74
Krätze 117, 120
Krebs 154-169
Kropf 135
Kropfbildung 273
Küchengifte 208
Kurzatmigkeit 35, 138

L

Lähmung 99
Lähmungen nach Schlaganfall 100
Leberhusten 36
Leberpackung 291
Leberstoffwechselstörungen 36

Leukämie 211
Leukopenie 211
Linksherzinsuffizienz 138
Lungenemphysem 51
Lungenentzündung 43
Lungenkrebs 53
Lymphdrüsenschwellungen 275
Lymphknotenschwellung 44, 82

M

Magen-Darm-Erkrankungen 170-207
Magenübersäuerung 205
Mastopathie 82
Melancholie 219
Meniskusschmerzen 271
Menstruation, zu schmerzhafte 79
Menstruation, zu starke Zwischenblutungen 76
Menstruationsmangel 77
Migräne 74, 150
Milchschorf 36
Milzerkrankungen 208-213
Mittelohrentzündung 236
Mukoviszidose 57
Mundgeruch 292
Myome 78

N

Nagelbettvereiterungen 111
Nagelpilz 118
Nahrungsmittelallergien 121
Narbenbehandlung 121
Nebenhöhlenentzündung 56
Nervenkrankheiten 214-225
Nervenrheuma 254
Nesselausschlag 114
Neuralgie 153

Neurodermitis 36
Neurosen 218, 248
Nierenerkrankungen 226-233
Nierensteine 137

O

offene Beine 68
Ohnmacht 135
Ohrenerkrankungen 234-237
Ohrensausen 235
Operationen 125

P

Paranoia 218
Parkinson-Krankheit 252
Parodontose 261, 264-65
Polyarthritis 100
Polypen 44
Polyzythämie 211
Psychosen 248
Präkanzerose 154
prämenstruelles Syndrom 79

R

Rachenkatarrh 56
Reizhusten, trockener 56
Reizkolon 178
Rheuma 101
rheumatischer Formenkreis 238-255
rheumatisches Fieber 249
Rhinitis 39
Rippenfellentzündung 50
Roemheld-Syndrom 136, 138, 203, 278
Rohkost 208
Rückenschmerzen 101, 244
Rundrücken 97

S

Schädeltrauma, Gehirnerschütterung 153
Schilddrüsenfunktionsstörung 199, 273
Schilddrüsenüberfunktion 135
Schizophrenie 218
Schlafstörungen 86
Schlaganfall 100, 143
Schnupfen 41, 49
Schrumpfniere 230
Schuppenflechte 122
Schwangerschaftspsychose 218
Schwerhörigkeit 235
Sehschwäche 63
Sexualorganerkrankungen 256-257
Sinusitis 43
Sklerose, multiple 100
Spirale 78
Sprachverlust 143
Star, grüner 63
Stimmungsschwankungen 86
Stirnhöhlenentzündung 48
Stockschnupfen 39
Streß 223, 277
Synkope 135, 274

T

Tennisellenbogen 271
Thrombopenie 211
Thrombose 70
Triefauge 64
Tuberkulose 37
Tumormetastasen 101

U

Überbein 270
Umweltgifte 31

Unfruchtbarkeit 80
Unterleibsbeschwerden 75

V

Venenentzündung 70
Verbrennungswunden 125
Verdauungsschwäche 198
Verdauungsstörungen 179,
 204-205
Verfolgungswahn 248
Verstopfung 179, 196
»Vicht« (Präkanzerose) 155
Völlegefühl 206

W

Warzen 119
Wasserbruch 257
Wassersucht 258-260
Weichteilrheuma 254

Wunden 114
Wundheilungsstörungen 126, 278
Wundliegen
Wundrose 112

Z

Zahnfleischentzündungen 265
Zahnkrankheiten 261-265
Zöliakie 178
Zorn 223
Zwerchfellhochstand 203, 278
Zwiebeln 249
Zwischenblutungen 74, 76, 193
Zwölffingerdarmgeschwüre
 200
Zysten 271
Zystenbildung in den Eierstöcken
 82, 166
Zystenbildung in der Brust 82

Index der Heilmittel und Therapien

A

Ackerminze 182
Afrikanischer Kalk 259
Akelei 44
Alant 120
Aloe 88
Aloemischpulver-Brotteig 152
Amethyst 117, 270
Amethystsauna 168
Andorn-Rahm-Suppe 56
Andornelixier 49
Anguillan 165
Antimelancholika 219
Apfelbaumblätter-Kompresse 65
Apfelknospenöl 151
Aphrodisiakum 80
Aronstabwurzelwein 222
Augen-Universalheilmittel 62, 64

B

Bach-Ehrenpreis 182
Bachminze 182
Balsamkräuter-Fenchel-Tee 218
Bärenfettasche 115
Bärwurz-Birnenhonig-Kur 151
Basilikum 183
Beifuß 183
Beifuß-Honig-Kompresse 69
Bergkristall 114, 135, 273
Bergkristallwasser 199
Bernsteinwasser 200
Bertram 183

Bertrammischpulver 97, 142
Betonienwein 76
Bierkuchen 257
Bohnenkraut 183
Bohnenmehl-Fenchel-Dinkelmehl-Mischung 69
Brennessel 184
Brennesselsaft-Hanf-Kompresse 70, 143
Brombeerelixier 57
Brunnenkresse 184
Buchenasche 124
Buchenaschenlauge 124
Buchsbaumsaft 113
Buchsbaumsaft-Olivenöl 113

C

Chalzedon 223, 277
Chrysolith mit Olivenöl 134
Chrysopras 245, 275

D

Dachsfell 69
Dachsfellgürtel 233
Dachsfellschuhe 318
Dachslebersalbe 254
Diamantwasser 89, 143
Dill 184
Dill-Liebstöckel-Elixier 42
Dillkraut, gekocht 251
Dinkel 48, 69, 169, 171
Dinkelfasten 285
Dinkelfastenbrühe 282, 287
Dinkelkörnerbrühe 288

Index der Heilmittel und Therapien

Dinkelmehlsuppe 107, 177-178, 192, 218, 282
Dinkelvollkornprodukte 196
Diptam 185
Diptampulver 137
Dost-Galgant-Aloe-Pulver 237

E

Edelkastanien 148
Edelkastanien, geröstet 213
Edelkastanien-Saunaaufguß 247
Edelkastanienmehl 140
Edelpelargonien-Mischpulver 45, 147
Edelpelargonienspray 46
Edelsteinheilkunde 269-278
Eibenholzspäne-Räucherung 48
Einlauf 288
Eisenkrautkompresse 111, 118
Enzian 185
Enzianwurzelpulver 111, 138
Eschenblätterpackung 245
Estragon 185

F

Fasten 180
Fenchel 69, 220
Fenchel-Bockshornklee-Salbe 257
Fenchel-Dill-Kräuter 41
Fenchel-Galgant-Tabletten 137, 203
Fenchelkrautkompressen 61
Fenchelmischpulver 205
Fenchelsamen 205
Fencheltabletten 292
Fencheltee 60
Fenchelteig 59
Fencheltrank (Herzsaft) 131

Fieber-Universalmittel 43
Flohsamen 204, 220
Flohsamenwein 111
Frühlingsfarnbad 247

G

Galgant 39, 51, 185
Galganthonig 139
Galgantlatwerge 130
Galganttabletten 203
Galgantwurzelpulver 136
Galgantwurzelwein 99
Gelöschter Wein 222
Gewürze 182
Gewürznelken 96, 186
Goldteig und Goldkeks 251
Goldwein 97, 113
Griechenkleepulvermischung (Herzpulver) 132
Griechenkleetabletten 131
Grippekur 39
Gundelrebe 186
Gundelrebenelixier 53
Gundelrebenkrautkompressen 236

H

Hafer 220
Haferdampfsauna 248
Hainbuchensprossen-Suppe 74
Hasengalle 123
Hauswurz-Milch-Suppe 80
Heckenroseneleixier 37
Himmelschlüsselchenkompresse 218
Hirschzungenelixier 36, 75
Hirschzungenfarnpulver 153
Honig 132

I

Ingwer 187
Ingwer-Ausleitungskekse 206, 288
Ingwermischpulver 201
Iriswurzelmischung 218

J

Jaspisohrolive 237
Jaspisscheibe 99, 134, 276
Jaspissteinolive 48
Juckreiz 119

K

Katzenminze 187
Kerbel-Dill-Knödel 211
Kerbel-Engelsüßpulver-Alant-
　Kompresse 120
Knoblauch 187
Königskerze 46, 77
Kornelkirschbad 248
Krauseminze 188
Krauseminzenelixier 254
Kräuter und Gewürze 182

L

Lärchensalbe 114
Lattichmischpulver 144
Lavendel 188
Leinsamenkompresse 122, 125
Liebstöckel 42, 188
Liebstöckel-Dotter-Suppe 77
Lindenwurzelerde-Sauna 99
Lorbeer 188
Lorbeerfrüchtepulver in Wein 150
Lorbeerfruchtöl 250
Lorbeerwein 201
Lungenkrauttee 51
Lungenkrautwein 55

M

Magen-Darm-Reinigungsmittel 206
Malven-Salbei-Oliven-Öl 147
Malvenmischkräuter 147
Mandelkerne, süße 149, 221
Mandelmilch 54
Mariendistelsaft 318
Massage 294
Maulbeerblätterkompresse 117
Meerrettich-Galgant-Mischung 51, 138
Meisterwurzwein 43
Melde 189
Minzenpulver 120
Mohn 189
Mohnkörnerkur 119
Moxibustion 320-321
Muskat 189
Muskat-Zimt-Kekse 221
Muskatellersalbeielixier 198
Mutterkraut-Rainfarn-Königskerzen-Sauna 77
Mutterkrautsalbe 79
Mutterkrautsuppe 74
Mutterkümmelpulver 121, 190
Myrrhe-Aloe-Anräucherung 264
Myrtenöl 118
Myrtenöl (Melaleukaöl) 123

N

Narbenbehandlung 82
Nervendiät 219
Nervenkekse (Muskat-Zimt-Kekse) 221

O

Odermennigtabletten 38
Onyx 202, 212, 216, 224

Index der Heilmittel und Therapien

Onyx-Wein-Kraftbrühe 202
Onyx-Wein-Suppe 212

P

Pappelrindenbad 101
Petersilie 190
Petersilie-Fenchel-Salbei-Packung 101
Petersilie-Honig-Wein 132
Petersilie-Honig-Wein forte 133
Petersilien-Weinraute-Olivenöl-Packung 98
Pfaffenhütchenasche-Wein 259
Pfaffenhütchenfrüchte 212
Pfauenfleisch-Ysop-Eintopf 259
Pfeffer 190
Pfefferkraut 191
Pfennigkrautmischung 90
Pfingstrosenelixier 198
Pfingstrosensuppe 199
Pflaumenaschenlauge 116, 165
Pflaumenkerne, getrocknete 56
Poleiminze 191
Poleiminzen-Weinessig-Honig 63
Polyarthritis 251
Prasem-Roggenbrot-Kompresse 112

Q

Quendel 116, 192
Quendel und rote Bete 116
Quendelsalbe 124
Quitten 255

R

Rainfarn 77, 192
Rebaschenlauge 264
Rebtropfen 62-63
Rebtropfen, ölige 236
Rehleber 168
Rheuma-Diätkur 251
Rinderroulade mit Gebärmutterfüllung 80
Rosen-Oliven-Öl 119
Rosenblätter 64
Rosenlakritzsaft 113
rote Bete 117
Rubin 152

S

Salat-Kerbel-Wein 265
Salbei 193
Salbei-Butter-Salbe 148
Salzheringslake 124
Sängermittel 46
Sanikelelixier 197
Saphir 253
Saphirbehandlung 62
Sardonyx 197
Sauna 77
Sauna als Grippeschutz 39
Saunatherapie 294
Schafgarbenblätter 126
Schafgarbenkompresse 115, 126
Schafgarbenschutz 164
Schafgarbenschutz bei Operationen 125
Schafgarbentee 114, 126
Schafslungensuppe 52
Scheidenzäpfchen 123
Schlehen in Honig 101
Schlehenaschenelixier 100
Schleimlösungsmittel 57
Schöllkrautsalbe 119
Schwefel 120
Selleriesamenpulver 252

Smaragd 152, 203, 277
Smaragd im Zinkleinverband 68
Stabwurzsalbe 100
Steinbrechsamen 89-90
Steinbrechsamenwein 89
Storchenschnabelmischpulver 133, 223
Störfeldbeseitigungsmittel 82
Strahlenschutzmittel 82
Süßholzwurzelmischpulver 200
Süßholzwurzelpulver 217

T

Tannencreme 149, 202
Taubnessel 193
Tausendgüldenkraut-Keks 143
Tausendgüldenkraut-Tee 235
Tausendgüldenkraut-Wein 96, 235
Thymiansalbe 101
Topaswein 63-64

U

Ulmenholzfeuer 98

V

Veilchen-Oliven-Rosen-Öl 121
Veilchen-Rosen-Fenchel-Wein 60
Veilchencreme 82, 166
Veilchenelixier 216
Veilchenöl 64
Veilchensalbe 153

W

Wacholder-Honig-Würze 41
Wacholderbeerelixier 35
Walnußwurzelerde-Sauna 97

Wasserbehandlung der Zähne 263
Wasserlinsenelixier 167
Wasserwickel 76
Wegerichwein 253
Weihrauch 237
Weihrauch-Schwefel-Salbe 120
Wein, gelöschter 86
Weingeist-Oliven-Rosen-Öl 126
Weinraute 79, 193
Weinraute-Wein-Honig 62
Weinrautensalbe 230
Weinrautetabletten 217
Weißdorntropfen 133
Weizenkörnerpackung 99
Wermut 87
Wermut-Eisenkraut-Wein 265
Wermutöl 50
Wermutsaft-Einreibung 149
Wermutsalbe 99, 244
Wermutwein 43, 65, 141
Wickenkraut 125
Wiesengrün-Wasser-Behandlung 65
Wundheilungsmittel 114

Y

Ysop 194, 224
Ysopwein 199

Z

Zedern-Honig-Latwerge 213
Zedernfrüchte 96
Ziegenfett 124
Zimt 194
Zinkleinverband 68
Zinkwein 61
Zwergholunderbrei 118

Atemwegserkrankungen

Die Gefahr des »Weltgestanks«

Bereits vor 800 Jahren warnte Hildegard von Bingen vor einem großen »Weltgestank«, einer Zerstörung der Lebenselemente, die sie für die Entstehung von Krankheiten verantwortlich machte: »Wir können nicht mehr atmen, wir stinken schon, die Luft ist verpestet, das Wasser vergiftet, die Erde verseucht und das Feuer verschwendet.«
Heute wissen wir, daß das Immunsystem, das in jahrtausendealter Abstimmung mit der Außenwelt entstand, immer weniger dazu in der Lage ist, den Menschen gegen seine kranke Umwelt zu schützen. Luft- und Wasserverschmutzung, Giftstoffe, Ernährungsfehler, eine falsche Lebensweise mit Alltagsstreß sowie Bewegungsmangel und ähnliches mehr haben zu einer tiefgreifenden Zerstörung der Abwehrkräfte des Organismus geführt. Zu diesen Umweltgiften, die Immunkraft schädigenden Medikamenten und Verhaltensfehlern gehören:

– Umweltgifte aus Baumaterialien, die Tag und Nacht auf den Menschen einwirken (Formaldehyd, Dioxin, Stäube aus Dämmaterial),
– Schwermetalle in der Atemluft, z. B. durch Autokatalysatoren, Platin, Blei und Kadmium aus Flugzeugbenzin, die Felder und Gärten verseuchen, Quecksilber in den Amalgamplomben,
– Pestizide, Insektizide und Herbizide in Lebensmitteln und Trinkwasser,
– Strahlenbelastung durch Radar, Röntgen und Mikrowelle, durch schnurloses Telefon und Satelliten,

- bestrahlte Lebensmittel,
- Konservierungsstoffe und »naturidentische« krebserregende Aroma- und Farbstoffe in den Lebensmitteln,
- Genußgifte wie Nikotin, Alkohol, Koffein und zuviel Zucker,
- immunkraftunterdrückende Medikamente wie z. B. Cortison,
- Antibiotika, die die natürliche Darmflora zerstören, und zellzerstörende Therapien,
- Antibabypillen, die den Hormonhaushalt durcheinanderbringen und das Wachstum von Tumorzellen begünstigen,
- Schutzimpfungen, die den Kindern die Möglichkeit nehmen, eigene natürliche Abwehrstoffe zu entwickeln.
- psychosomatische Streßreaktionen durch unbewältigte Konflikte, Ängste, Neurosen und Depressionen.

Alle diese Einflüsse haben eines gemeinsam: Sie führen zu einer lebensbedrohlichen Störung des Immunsystems, wodurch der Mensch nicht mehr in der Lage ist, Bakterien, Viren und Pilze abzuwehren. Am meisten werden die Schleimhäute der Atmungsorgane durch die Umweltgifte geschädigt, was sich durch chronische Erkältungen (Husten, Schnupfen, Heiserkeit) mit Muskel- und Gelenkschmerzen, Schwächezuständen und chronischer Müdigkeit sowie Sinusitis, Bronchitis, Asthma und im schlimmsten Falle Lungenkrebs äußert.

Zu den Erregern gehören meistens Viren, und zwar Grippeviren, die das Immunsystem derartig schwächen, daß es auch gegenüber anderen Virusinfektionen anfällig wird. Es ist daher ein Kunstfehler, die echte Virusgrippe mit Antibiotika zu behandeln, weil sie ohnehin gegen Viren wirkungslos sind. Darüber hinaus verursachen sie Allergien oder schwächen die natürliche Darmflora, so daß die Keime »antibiotikaresistent« werden, wenn es einmal wirklich zu schweren Infektionen kommen sollte.

Index der Heilmittel bei Atemwegserkrankungen

Akelei – bei Grippefieber, Polypen, Lymphknotenschwellung und Lymphatismus 44

Andornelixier – bei Husten, Schnupfen, Heiserkeit 49

Andorn-Rahm-Suppe – bei Rachenkatarrh, chronischen Entzündungen von Rachen und Kehlkopf sowie Nebenhöhlenentzündung 56

Brombeerelixier – bei Verschleimung, Reizhusten, Bronchitis und Mukoviszidose 57

Dill-Liebstöckel-Elixier – bei eitriger Bronchitis, superinfizierter Bronchitis, Asthma, Auswurf 42

Edelkastanien-Saunaaufguß – bei chronischer Rhinitis, Sinusitis, Schnupfen, Stockschnupfen, Heuschnupfen, gehört zur »Großen Grippekur« 39

Edelpelargonien-Mischpulver – als Grippeschutz, zur Vorbeugung gegen Erkältungskrankheiten, bei Kopfweh, Heiserkeit, verdorbenem Magen und verhockten Blähungen 45

Edelpelargonienspray – als Prophylaktikum gegen die echte Virusgrippe 46

Eibenholzspäne-Räucherung – zur Heuschnupfenbehandlung im Akutfall, bei Stirnhöhlenentzündung 48

Fenchel-Dill-Kur – gehört wie der Edelkastanien-Saunaaufguß (siehe oben) zur »Großen Grippekur« 40

Galgant in Himbeerwasser – Prophylaktikum bei Grippesymptomatik, Kopf- und Herzschmerzen, Magenkatarrh, Heiserkeit, Husten und Influenza 39

Gundelrebenelixier – bei Lungenleiden, Bronchial-, Lungen- und Kehlkopfkrebs 53

Heckenrosenelixier – bei chronisch infizierten Lungen, chronischer Bronchitis, eitrigem Auswurf bei Asthma, Lungenleiden und als Mitbehandlung der Tuberkulose 37

Hirschzungenelixier – bei chronischer Bronchitis, chronischem Leberhusten, Asthma mit Leberbeteiligung, Leberstoffwechsel- und Hormonregulationsstörungen 36

Jaspissteinolive – bei akutem Heuschnupfen und bei Stirnhöhlenentzündung 48

Königskerzengemisch – bei Heiserkeit, rauher Stimme (Sängermittel) und Kehlkopfentzündung 46

Lungenkrauttee – bei Lungenemphysem, Bronchialhusten und Asthma 51

Lungenkrautwein – bei Lungenödem, Husten und Atemnot 55

Meerrettich-Galgant-Mischung – bei Kurzatmigkeit, Stauungsbronchitis, nächtlicher Atemnot und Kurzatmigkeit beim Treppensteigen 51

Meisterwurzwein – Fieber-Universalmittel, besonders hohes (bakterielles) Fieber, (hochfieberhafte) Lungenentzündung 43

Odermennigtabletten – bei chronischer Verschleimung der Atmungsorgane, chronischen Katarrhen, chronischer Rhinitis und Bronchitis, die »Große Purgier-(Reinigungs-)Kur« der Schleimhäute 38

Pflaumenkerne, getrocknete – bei trockenem Husten, hartnäckigem Husten nach Grippe, Keuch- und Reizhusten 56

Schafslungensuppe – bei Lungenemphysem, Bronchialhusten und Asthma 52

Schröpftherapie – bei Heuschnupfen und -fieber 47

Spaziergänge – zur Desensibilisierung bei Heuschnupfen- und -fieberneigung 47

Vollkorndinkeldiät – bei Heuschnupfen im Akutfall und Stirnhöhlenentzündung 48

Wacholderbeerelixier – bei Bronchialasthma, Kurzatmigkeit und Atemnot 36

Wacholder-Honig-Würze – bei eitrigem Auswurf in Verbindung mit Bronchialasthma 41

Wermutöl – bei Husten-, Brust-, Grippebrust- und Seitenschmerzen sowie Rippenfellreizung und -entzündung 50

Wermutwein – bei Erkältungsanfälligkeit, Schleimhautschäden, Sinusitis, Bronchitis, Grippe, Heuschnupfen und -fieber 43, 47

Atemwegserkrankungen und »Große Grippekur«

Bronchialasthma, Kurzatmigkeit mit eitrigem Auswurf und Atemnot

Nach Hildegard ist Asthma eine der am schwersten zu heilenden Krankheiten, weil seine Ursache sehr vielschichtig ist. Das griechische Wort *asthma* heißt »schweres, kurzes Atmen, Beklemmung«, was schon auf eine seelische Beengung oder Angst hindeutet (Angstkomplexe, Sexualneurosen, innere Verkrampfungen u. ä.). Aber auch körperliche Anstrengungen und die Luftverschmutzung sowie Nahrungsmittelallergien können ursächlich am Asthma beteiligt sein. Dennoch gibt es bei Hildegard vielseitige Behandlungsmöglichkeiten, selbst in Notfallsituationen. Das medizinische Lehrbuch sieht vor allem drei Möglichkeiten vor, die sich in der Praxis bewährt haben, wenn sie nacheinander eingesetzt werden:

- Wacholderbeerelixier (siehe unten),
- Dill-Liebstöckel-Elixier (s. S. 42),
- Schröpfen (auch im Notfall vier blutige Schröpfgläser an der Hals- und Brustwirbelsäule aufsetzen; siehe Anhang).

Wacholderbeerelixier

10 g Wacholderbeeren
20 g Königskerzenblüten
40 g Bertramwurzelpulver
1 l Frankenwein
20 g Alantwurzel

Wacholderbeeren, Königskerzenblüten und Bertramwurzelpulver in Wein 3 Minuten aufkochen und dann absieben. Dazu 20 g geschnittene Alantwurzel 24 Stunden einlegen, vom Rückstand abgießen und abfüllen. Nehmen Sie 3mal täglich 1 Likörglas vor und nach dem Essen für 2–3 Wochen, bis Erleichterung eintritt. Nach 2 Wochen Pause eventuell wiederholen.

Das Wacholderbeerelixier gehört zu den wichtigsten Lehrbuchmitteln bei Asthma, wenn »die Fehlsäfte nicht durch das Gehirn [Nase] ausgeschieden werden können und in den Bronchien dieser Menschen liegenbleiben, so daß diese Menschen nur noch mit großer Schwierigkeit ausatmen können«.

Asthma ist meistens die letzte fatale Komplikation nach den nicht ausgeheilten oder behandelten Krankheiten Milchschorf, Neurodermitis sowie Heuschnupfen, wobei die Lunge zum betroffenen Organ für alle seelischen und körperlichen Reize wird.

Chronische Bronchitis, chronischer Leberhusten, Asthma mit Leberbeteiligung, Hormonregulationsstörungen, Leberstoffwechselstörungen

Hirschzungenelixier

6 g Hirschzungenfarnkraut, getrocknet
1 l Wein
100 g Honig
5 g langer Pfeffer (*Piper longum,* schwer zu beschaffen)
20 g Zimtrinde

Hirschzungenfarnkraut in Wein kochen, Honig hinzufügen und ein zweites Mal aufkochen. Mit Pfeffer und Zimt nochmals aufkochen und abfiltern.
Kurmäßig in der 1. Woche 3mal täglich 1 Likörglas nach dem Essen, danach vor und nach dem Essen für 6–8 Wochen einnehmen.
Das Hirschzungenelixier ist eines der besten Heilmittel. Wenn ein chronisches Lungenleiden einfach nicht verschwinden will, dann steckt mit Sicherheit die Leber dahinter, und dieses Mittel heilt die Krankheit vollständig aus, wobei die Leber und die Lunge gleichzeitig behandelt werden.
Neben der Heilung von Leber und Lunge hat sich das Hirschzungenelixier ganz besonders zur Hormonregulation bei Eierstocks- und Unterleibsleiden, Endometriose, Ausfluß, Schilddrüsen- und Bauchspeicheldrüsenfunktionsstörungen bewährt. Selbst zur Anregung von Insulin in der Bauchspeicheldrüse kann es eingesetzt werden. Das Mittel wirkt besonders gut nach einem Hildegard-Aderlaß.

Chronisch infizierte Lungen, chronische Bronchitis, eitriger Auswurf bei Asthma, Lungenleiden, Tuberkulose-Mitbehandlung

Heckenrosenelixier
75 g Heckenrosenzweige mit Blättern und Früchten
150 g abgeschäumter Honig
1 l Frankenwein

Zutaten 5 Minuten in Wein aufkochen, abschäumen, absieben.
4 Wochen lang 3mal.
Täglich 2 Likörgläser bis eine halbe Tasse voll trinken. Nach 2 Wochen Pause eventuell wiederholen, nötigenfalls mehrmals.

Das Heckenrosenelixier kann Komplikationen beseitigen, weshalb es bei der Tuberkulosemitbehandlung und beim eitrigen Auswurf des Asthmas mit eingesetzt werden kann, denn dieses Mittel nimmt die »Fäulnis von den Lungen, reinigt und heilt sie«.

Chronische Verschleimung der Atmungsorgane, chronische Katarrhe, chronische Rhinitis und Bronchitis: »Große Purgierkur der Schleimhäute«

Die große Odermennigkur reinigt den Organismus von Auswurf und Verschleimung der Schleimhäute von der Nase bis zum Rachenraum, von den Bronchien bis zum Magen. Odermennigtabletten haben eine leicht abführende Wirkung und werden morgens bereits im nüchternen Zustand im Bett genommen, wobei ihre reinigende (purgierende) Wirkung im Laufe des Vormittags eintritt. Man läßt die Tabletten bis zum späten Vormittag wirken und frühstückt erst dann oder zur Mittagszeit.

Odermennigtabletten
Die Odermennigtabletten sind als homöopathisches Arzneimittel zugelassen; eine Selbstherstellung ist nur schwer möglich.
1 Tablette zu 260 mg enthält 125 mg Galgantwurzelpulver D 1, 45 mg Benzoeharz D1, 20 mg Odermennig D1, 7,5 mg Wiesenstorchenschnabelpulver D1, 30 mg Griechenkleepulver D1, 15 mg Engelsüßpulver sowie 7,5 ml Schöllkraut D1.

Die Pillen werden in der Sonne getrocknet. Man nimmt 5–8 Tabletten nüchtern morgens im Bett, läßt sie langsam zergehen und wartet mit dem Frühstück bis zur Mittagszeit. Die Kur mit den Odermennigtabletten macht man 1mal täglich für 2 Wochen.

Grippesymptomatik (Prophylaktikum), Kopfschmerzen, Herzschmerzen und Magenkatarrh, Heiserkeit, Husten und Influenza

Galgant in Himbeerwasser

Als prophylaktische Maßnahme zur Steigerung der körperlichen Abwehrkraft hat sich die tägliche Einnahme von 1–2 Galganttabletten (oder 1–3 Msp. Galgantpulver), aufgelöst in einem Glas Himbeerwasser, mit frisch ausgepreßtem Zitronensaft bewährt. Dieses Mittel wird einmal täglich angewendet und in der Herbstzeit bis in den Winter hinein getrunken.

Große Grippekur, chronische Rhinitis, Sinusitis, Schnupfen, Stockschnupfen, Heuschnupfen

Im Sinne einer ganzheitlichen Medizin sollten bei der Grippetherapie auch die auslösenden Ursachen ausgeschaltet werden und das körpereigene Abwehrsystem durch den gezielten Einsatz immunstimulierender Maßnahmen gestärkt werden. Dazu gehören die Hildegard-Diät, eine gesunde Lebensweise mit ausreichend Schlaf und Bewegung, frischer Luft, Abhärtung durch die Sauna und Wassertherapie sowie die inneren Umstimmungsmaßnahmen durch Aderlaß, Schröpfen und Moxibustion (siehe Anhang).

Grippeschutz durch Sauna

Öfters wird bei Hildegard die Saunatherapie mit speziellen Aufgüssen zur Heilung von verschiedenen Krankheiten beschrieben. Besonders hat sich das Schwitzen mit dem Edelkastanien-Saunaaufguß bewährt:

Edelkastanien-Saunaaufguß

Zusammen mit der Saunahitze kann man durch einen wäßrigen Extrakt aus Blättern, Früchten und Schalen der Edelkastanie

(Rezept s. S. 247) über die Haut Körpergifte und Schlacken ausschwitzen und dadurch die Abwehrkraft, Vitalität und das Wohlbefinden steigern. Die Sauna ist dadurch ideal, um Virusgrippe, Schnupfen, Husten, Heiserkeit vorzubeugen. 1–2 Saunaanwendungen pro Woche genügen. Folgende Regeln sollten dabei beachtet werden:

– nie länger als 10 Minuten in der Hitze bleiben,
– nach der Sauna 10–15 Minuten ruhen,
– vor dem Saunagang kalt duschen, um den Kreislauf anzuregen,
– bei akuten Erkrankungen keine Saunaanwendung, da der Körper durch zusätzliche Hitze geschwächt wird.

Fenchel-Dill-Kur

Die wichtigste Organkur zur Ausleitung von schlechten Säften ist die Fenchel-Dill-Ausräucherungskur. Der Schnupfen ist nichts anderes als eine Reinigungsreaktion des Körpers, um sich von den Giftstoffen wieder zu befreien: »Es erheben sich zuweilen atmosphärische Stürme und Störungen der Elemente zum Gehirn hinauf, die allerlei schlechte Säfte zum Gehirn hinaufsteigen lassen und einen nebligen Rauch im Wege der Nase und der Kehle auftreten lassen, so daß sich dort ein schädlicher Schleim ansammelt ... der dann dort das Krankhafte der schwachen Säfte zusammenzieht, so daß diese unter Schmerzgefühl aus Nase und Kehle ausgeschieden werden, wie Geschwüre, wenn sie reif geworden sind, aufbrechen ... Wenn in der Nase eines Menschen das Leiden vor überreichlichem Ausfluß allzu groß geworden ist, dann soll er Fenchel und viermal soviel Dill nehmen und über einen Ziegelstein oder eine andere Steinplatte über dem Feuer heiß machen und darauf die Kräuter verdampfen und den Rauch und den Duft durch Nase und Mund tief in sich einziehen. Danach soll er die gerösteten Kräuter noch warm auf getoastetem

Brot essen. Das soll er drei, vier oder fünf Tage lang machen, damit dieser Ausfluß aus Nase und Gehirn um so sanfter gelöst und die Fließsäfte um so sanfter sich abscheiden.«

Fenchel-Dill-Kräuter

20 g Fenchelkraut
80 g feine Dillspitzen

Alles mischen und 1 EL der Riechkräuter auf Tonscherben (Blumentopfscherben) auf der Herdplatte verräuchern. Der Rauch wird durch Mund und Nase eingeatmet. Zum Schluß werden die verkohlten Kräuter auf warmes Brot gestreut und mitgegessen. Täglich einmal für 10 Tage bis 2 Wochen, und der Schnupfen ist verschwunden.

Eitriger Auswurf bei Bronchialasthma

Bei eitriger Superinfektion der Lunge soll der Bronchialauswurf zunächst durch eine Wacholder-Honig-Würze beseitigt werden, ehe man an die Behandlung der Asthmakrankheit mit dem Wacholderbeerwein einsetzt.
Wenn die »Asthmasäfte« in den Bronchien des Kranken liegenbleiben, dann infizieren sie seine Lunge mit »Schmutzigem und Fauligem und Eitrigem« und machen sie wund. Hier hilft die Wacholder-Honig-Würze.

Wacholder-Honig-Würze

30 g Wacholderbeeren
1 l Wasser
150 g Honig
3 EL Weinessig
10 g Süßholzwurzelpulver
20 g Ingwerwurzelpulver

Beeren in Wasser kochen, absieben. Mit den übrigen Zutaten nochmals aufkochen und absieben. 3mal täglich 1 Likörglas vor und nach dem Essen trinken.

Diese Wacholder-Honig-Würze besänftigt das Brust- oder Lungen- und Leberleiden und nimmt die Beschwerden. Auch hier wird von Hildegard wieder die Leberbeteiligung bei einem Lungenleiden mitberücksichtigt.

Die Wacholderbeeren sind die reifen, getrockneten Beerenzapfen von *Juniperus communes*. Sie enthalten ein ätherisches Öl, das der Droge nicht nur eine entkrampfende, sondern auch eine desinfizierende Wirkung verleiht. Dieses Mittel sollte nicht bei Schwangerschaft oder entzündlichen Nierenerkrankungen eingesetzt werden.

Eitrige Bronchitis, superinfizierte Bronchitis, Asthma, Auswurf

Eine superinfizierte Bronchitis ist eine sehr ernst zu nehmende Krankheit und sollte mit Antibiotika behandelt werden. Hildegard warnt vor dieser Komplikation, denn wenn »Eiter im Lungenbereich liegenbleibt, wird viel eitriger Schleim ausgehustet, sonst würde es schnell mit dem Patienten zu Ende gehen, denn dieses Leiden ist nicht ganz ungefährlich«.

Zur Linderung und Behandlung als Begleittherapie mit antibiotischen Medikamenten hat sich das Dill-Liebstöckel-Elixier bewährt.

Dill-Liebstöckel-Elixier

10 g Dillkraut
30 g Liebstöckelkraut
10 g Brennesselkraut
1 l Frankenwein

Kräuter 3 Minuten in Wein kochen, vom Feuer nehmen und stehenlassen (mazerieren). 3mal täglich 1 EL vor und nach dem Essen nehmen.

Erkältungsanfälligkeit, Schleimhautschäden, Sinusitis, Bronchitis, Grippe und Heuschnupfen

Wermutwein

Die regelmäßige Einnahme von Wermutwein (Rezept s. S. 65) jährlich von Mai bis Oktober fördert nicht nur die Durchblutung der Schleimhäute, sondern wirkt auch resistenzsteigernd und tonisierend auf die Atmungsorgane, wodurch die Anfälligkeit gegen die Grippeinfektion und Heuschnupfen sehr deutlich gesenkt wird. Erfahrungsgemäß treten nach der Einnahme dieser Frühjahrskur kaum grippale Infekte im Winter auf, so daß diese Maßnahme insbesondere bei alten Menschen eine Grippeschutzimpfung überflüssig macht.

Man nimmt jeden zweiten Tag 1 Likörglas (20 ml) vor dem Frühstück kurmäßig von Mai bis Oktober. In akuten Fällen kann der Wermutwein auch über das ganze Jahr hindurch getrunken werden. Die kurmäßige Einnahme von Wermutelixier hat eine derartig starke regenerations- und leistungssteigernde Wirkung auf den menschlichen Organismus, daß Hildegard den Wermut den wichtigsten »Meister gegen alle Erschöpfungen« genannt hat.

Fieber-Universalmittel, besonders hohes (bakterielles) Fieber, (hochfieberhafte) Lungenentzündung

Meisterwurzwein

1 EL Meisterwurz, geschnitten
$^1/_2$ Tasse Wein

Abends ansetzen, über Nacht stehenlassen und am nächsten Morgen mit etwas frischem Wein auffüllen. Jeden Abend wieder frisch ansetzen.

Über den Tag verteilt, vor dem Essen schluckweise davon trinken. Kurdauer 3–5 Tage. Nicht zu früh damit aufhören, sonst kehrt das Fieber zurück. Bei Kindern teelöffel- oder tropfenweise verabreichen.

Grippefieber, Polypen, Lymphknotenschwellung, Lymphatismus

Akelei

3mal täglich 5–10 Tropfen Akelei-Urtinktur vor dem Essen einnehmen, Kinder entsprechend weniger: 3mal täglich 3 Tropfen vor dem Essen.

Die Akelei-Urtinktur hilft sehr gut bei Grippefieber besonders bei Kindern, auch bei chronisch-subfebrilen Zuständen, bei denen die Temperatur nur wenig erhöht ist, aber ein deutliches Fiebergefühl entsteht. Kinder, die Polypen oder öfter geschwollene Lymphdrüsen haben, essen täglich 1–2 frische Akeleiblätter aus dem Garten.

Man kann die Akelei-Urtinktur auch mit Akeleipulver mischen und diese Mischung in Apfelmus einnehmen: Erwachsene mischen 30 Tropfen Akelei-Urtinktur mit 3 Msp. Akeleikraut, gepulvert, und essen es mit Apfelmus über den Tag verteilt. Kinder nehmen etwa 10–20 Tropfen und 1–2 Msp.

Bei übermäßigem Auswurf und Verschleimung wird Akeleihonig aus 30 g Akeleipulver und 100 g Honig hergestellt, wobei man täglich 1–3 Msp. davon einnimmt. Die Kur empfiehlt sich auch bei Kindern mit Polypenneigung, wobei die Polypen innerhalb von 1–3 Monaten verschwinden. Eine Polypenoperation wird dadurch meistens überflüssig, was aus doppeltem Grund erfreulich ist; denn jede Operation verursacht nicht nur Narben, sondern an den Narben der entfernten Polypen entstehen meistens wieder neue Geschwülste.

Grippeschutz

Dieser Grippeschutz ist ein Prophylaktikum gegen die echte Virusgrippe und Erkältungskrankheiten zur Steigerung der körpereigenen Abwehrkräfte.

Bei den gewöhnlichen grippalen Infekten mit Schnupfen, Husten und Heiserkeit mit oder ohne Beteiligung von Viren hat sich vorbeugend, also bei den ersten Anzeichen von Erkältung, das Edelpelargonien-Mischpulver bestens bewährt. Es ist in der Lage, das körpereigene Immunsystem derartig zu stimulieren, daß es gar nicht erst zu einem Ausbruch der Virusgrippe kommt. Das Grippepulver läßt sich auch als ätherisches Öl – als Grippespray – einsetzen und wie in der Aromatherapie zur Desinfektion von Räumen und zur Unterstützung bei Virusgrippen verwenden.

Edelpelargonien-Mischpulver
20 g Edelpelargonienpulver
10 g Bertrampulver
10 g Muskatnußpulver

Alles miteinander mischen und folgendermaßen nehmen:
- Bei Schnupfen (zur Ausheilung und Vorbeugung): zur Vorbeugung gegen Schnupfen beim ersten Niesen sofort schnuppern. Mehrmals täglich wiederholen (hilft jedoch nicht bei der seltenen Form des bakteriellen Schnupfens mit starkem gelben Nasensekret).
- Bei Kopfweh: mit Salz auf Brot essen (namentlich bei Wetterfühligkeit oder im Zusammenhang mit Grippe).
- Bei Erkältungen (wenn es in der Brust weh tut oder auch in der Kehle mit Heiserkeit und Grippe):
1 TL Pulver in $^1/_4$ l Wein 3 Minuten aufkochen und trinken.
- Bei Husten mit Brustschmerzen: Mehl mit diesem Pulver mischen (sowie mit viel Äpfeln, Zucker und Butter) und

Pfannkuchen daraus bereiten. Oft vor und nach den Mahlzeiten essen.
- Bei Überessen (verdorbenem Magen und verhockten Winden): 1–3 Msp. trocken nach dem Essen einnehmen:
- Als Herzmittel (besonders bei grippegeschwächtem oder -geschädigtem Herzen, aber auch sonst): 1–3 Msp. trocken einnehmen, nämlich entweder auf Brot oder mit dem feuchten Finger auftupfen oder mit der Zunge aus der Hand auflecken.

Edelpelargonienspray
20 ml Geraniumöl
10 ml Bertramöl
10 ml Muskatöl

Öl miteinander mischen, in einen Flacon abfüllen und mit dem Spray die Raumluft mehrmals täglich besprühen. Handrücken besprühen und öfters daran riechen.

Heiserkeit, rauhe Stimme (Sängermittel), Kehlkopfentzündung

Königskerzengemisch
1–2 EL Königskerzen
1–2 EL Fenchelsamen
1 l Südwein

3 EL dieses Gemisches in 1 l guten Süd- oder Likörwein 3 Minuten abkochen, absieben, in der Thermosflasche aufbewahren und schluckweise über den Tag trinken.
Die Königskerze enthält viel Schleim, sie beruhigt dadurch die entzündliche Schleimhaut und mildert die Reizbarkeit. Die ätherischen Öle des Fenchels sorgen für eine Entzündungshemmung und wirken auswurffördernd. Wir haben es daher mit einem ganz

besonders wirksamen Mittel bei der Heiserkeit auch bei Sängern zu tun. Selbst bei akutem Stimmverlust hilft das Mittel innerhalb von 1–2 Tagen prompt.

Heuschnupfen, Heufieber

Heuschnupfen ist eine allergische Erkrankung bei besonders dazu veranlagten Personen, wobei eine Überempfindlichkeit auf tierisches oder pflanzliches Eiweiß besteht, insbesondere Blütenstaub von Blumen, Gräsern, Bäumen, Getreidearten, von den ersten Blühern im Januar, den Haselnußkätzchen, bis in den Herbst hinein. Es kommt zu Überempfindlichkeit der Schleimhäute der Augen, der Nase mit häufigem Niesen und Jucken (Bindehautentzündung). Zur Vorbeugung wird eine Desensibilisierung durch umstimmende Maßnahmen durchgeführt.

Schröpftherapie
3 Monate bis 4 Wochen vor den zu erwartenden Reaktionen werden links und rechts der Brustwirbelsäule 4 Schröpfköpfe (siehe Anhang) aufgesetzt und blutig geschröpft. Dadurch kommt es zur Umstimmungsreaktion im Bindegewebe, wodurch die Heufieber- und Heuschnupfenanfälle gar nicht oder viel geringer auftreten.

Wermutweinkur
Vor Beginn der Gräserblüte und der Pollenenergie nimmt man bereits im Winter Wermutelixier ein (s. S. 65), wodurch die Schleimhäute besser durchblutet werden und die Empfindlichkeit auf Polleneiweiß erheblich herabgesetzt wird.

Desensibilisierung durch tägliche Spaziergänge
Allergiker können sich durch tägliche Spaziergänge durch die Felder und Wiesen von den Gräsern und Blütensamen, auf die sie empfindlich reagieren, desensibilisieren, um sich selbst durch Einatmen zunächst geringer, dann immer größer werdenden Pol-

lenmengen zu desensibilisieren. 4–6 Wochen vor der zu erwartenden Allergie sollte man mindestens einmal täglich 1 Stunde durch Felder und Wiesen spazierengehen. Dies ist die beste, einfachste und billigste Methode zur Verhütung von Heuschnupfen.

Heuschnupfenbehandlung im Akutfall, Stirnhöhlenentzündung

Eibenholzspäne-Räucherung

Zur Vorbeugung und zur Behandlung von Heuschnupfen hat sich die Eibenholzspäne-Räucherung außerordentlich gut bewährt. Man nimmt einige Eibenholzspäne und erhitzt sie auf Tonscherben (vom Blumentopf) auf der Herdplatte bis zum Verglühen, wobei der Rauch mit Mund und Nase eingezogen wird. Die Räucherung wird mindestens 1mal pro Tag für 2 Wochen durchgeführt. Meistens ist nach ein paar Tagen die Allergiebereitschaft deutlich herabgesetzt.

Jaspissteinolive

Der olivenförmig geschliffene Jaspis (die Nasenolive) wird mit Speichel angefeuchtet und für mindestens 10–15 Minuten in ein Nasenloch gesteckt. Anschließend wird der Stein gereinigt und wiederum angefeuchtet und in das andere Nasenloch gesteckt. Durch diese Behandlung schwellen die Schleimhäute ab, so daß es zu einer besseren Belüftung der Nase und damit zu einer Erleichterung des Heuschnupfens kommt.

Vollkorndinkeldiät

Im allergischen Anfall kommt es meistens zu einer Störung des Mineralstoffwechsels. Da Dinkel, Obst und Gemüse sehr viele Mineralien enthalten, ist es zweckmäßig, eine strenge Dinkelkost einzuhalten und »Küchengifte« (Erdbeeren, Pfirsiche, Pflaumen, Lauch) sowie Rohkost zu vermeiden, die den Heuschnupfen begünstigen können.

Husten, Schnupfen, Heiserkeit

Wen es einmal erwischt hat, weil sein geschwächtes Immunsystem den Eindringlingen keinen Widerstand entgegensetzen konnte, sollte nach stärkeren Maßnahmen greifen, um die Erreger und ihre Giftstoffe (Toxine) wieder »kunstgerecht« auszuleiten. Hier hilft als erstes das Andornelixier, hergestellt aus der Andorn-Kräuter-Mischung, einer Kombination von Stimm- und Hustenkräutern.

Andornelixier
  10 g Andornkraut
  30 g Fenchelkörner
  30 g Dillkraut
  30 g Königskerzenblüten
  1 l Süßwein

Man nimmt 3 EL Kräuter und kocht sie 3–4 Minuten in gutem Süß- oder Kabinettwein und siebt sie ab. In der Thermoskanne aufbewahren.
Kinder bis zu 6 Jahren bekommen mehrmals täglich 1 TL bzw. Kinder bis 12 Jahren mehrmals täglich 1 EL. Erwachsene nehmen die ganze Menge über den Tag verteilt.
Das Andornelixier schmeckt bitter und kann mit Honig gesüßt werden. Es hilft bei einfachem Erkältungshusten, Grippehusten oder Husten, der durch Leberleiden entsteht, denn der »Husten nimmt seinen Ursprung von einem Leber- und Lungenleiden. Diese Leiden beschwichtigt der Andorn; der Dill aber trocknet den Husten aus, der Fenchel macht samt den gelinderten Wein die Heilung.«
Die Heilkraft des Andornelixiers beruht auf einer reizmildernden Wirkung der entzündeten Schleimhäute durch die schleimhaltigen Drogen Andorn, Königskerze und Dill, die die Schleimhäute beruhigen. Neben dem Schleim machen darüber hinaus die Bit-

terstoffe des Andorns dieses Elixier zu einem guten Tonikum, das die Abwehrstoffe stimuliert, dem Kranken schnelle Linderung verschafft und die Krankheitsdauer abkürzt. Die ätherischen Öle der Mischung wirken krampflösend, entzündungshemmend und schleimlösend, wodurch eine deutliche Erleichterung der Atmung eintritt. Der unangenehme Reizhusten wird dadurch gelindert, weil der Bronchialschleim aufgelöst und abgehustet werden kann (expektorierende Wirkung).
Wenn das Andornelixier nicht hilft, mache man zunächst eine Kur mit Hirschzungenelixier (s. S. 36), weil oft eine ältere verborgene Leberschädigung die Heilung verhindert.

Hustenschmerz, Brustschmerzen, Grippebrustschmerz, Seitenschmerz, Rippenfellreizung und Rippenfellentzündung

Wermutöl
10 ml Wermutsaft
20 ml Olivenöl

Frisch gepreßten Wermutsaft und Olivenöl mischen und in einer braunen Medizinflasche 10 Tage dem Sonnenlicht aussetzen, absieben (1 Jahr haltbar). Einige Tropfen ein- oder mehrmals täglich vor allen Dingen vor dem Schlafen über dem Brustbein einreiben.
Vorsicht! Wermutöl kann Allergien auslösen. Daher vorher einen Tropfen kräftig einreiben und 5 Minuten lang beobachten, ob eine Rötung eintritt. Dann darf dieses Mittel nicht eingesetzt werden.

Kurzatmigkeit, Stauungsbronchitis, nächtliche Atemnot, Kurzatmigkeit beim Treppensteigen

Meerrettich-Galgant-Mischung

Die sonnengetrockneten Meerrettichblätter werden mit der gleichen Menge Galgant gemischt. Man nimmt davon täglich 1–3 Msp., aufs Brot gestrichen, zuerst nur vor dem Essen, nach längerem Gebrauch und guter Verträglichkeit auch nach den Mahlzeiten.

Dieses Mittel hat sich bei Herz-Lungen-Leiden außerordentlich gut bewährt, weil der Meerrettich ein Heilmittel für die Lunge ist und der Galgant ein wichtiges Hilfsmittel für das Herz. Die Atemnot macht sich bei der sogenannten Linksherzinsuffizienz bemerkbar mit Stauungsbronchitis, nächtlicher Atemnot, Bluthochdruck und Herzkranzgefäßerkrankungen. Bei längerem Bestehen kommt die Rechtsherzinsuffizienz hinzu mit Ödemen und Lungenemphysem.

Lungenemphysem, Bronchialhusten, Asthma

Als Folge ständiger Erkältung und Virusgrippe, Bronchitis und Verschleimung kommt es zur Aufblähung der Lunge, wobei schlechte (krankmachende) Säfte entstehen können: »Wenn Fehl- und Stinksäfte ein Blutgas zum Gehirn des Menschen schicken, das seinerseits diese Gase zur Lunge weiterleitet, dann soll dieser Mensch Lungenkraut nehmen und es in Wasser zu Tee kochen.«

Lungenkrauttee
1 EL Lungenkrauttee
250 ml Wasser

Lugenkrauttee mit kochendem Wasser übergießen, 10 Minuten ziehen lassen. 3mal täglich langsam schluckweise trinken.

Schafslungensuppe

»Wer an der Brust hustet und schwer ein- und ausatmen kann, ohne aber ein Lungenleiden zu haben, der esse oft von der Lunge des Schafes, und es wird ihm in der Brust bessergehen.«

Schafslungensuppe hat sich außerordentlich gut bei Atemnot bewährt, weil dadurch Schleim gelöst und abgehustet wird und eine deutliche Befreiung und Erleichterung der Atmung eintritt:

100 g Schafslunge
1,25 l Wasser
1 größere Zwiebel
1 Blatt frischer Gemüsefenchel
1–2 Karotten
¼ kleiner Sellerie
2 EL Ysop
1 TL Salbei
¼ TL Rainfarnpulver
Je 1 TL Salz, Bertram-, Quendelpulver
1 kleine Knoblauchzehe
Eventuell Suppenbeilagen, etwas Muskatnuß, gehackte Kräuter

Schafslunge mit übrigen Zutaten eine gute halbe Stunde auf 2. Ringstufe im Sicomatic-Topf kochen lassen, bis sie weich ist. Da sich die Schafslunge durch die Erwärmung ausdehnt und an der Oberfläche schwimmt, empfiehlt es sich, einen zweiten, etwas kleineren emaillierten Deckel im Topfinneren direkt über die Schafslunge zu stülpen, der sie dann hinunterdrückt, damit sie rundum weich wird. Nach dem Kochen die Zwiebel entfernen, gegebenenfalls die Suppe absieben (wenn eine klare Brühe gewünscht wird). Die Schafslunge in kleine Würfel schneiden und als Beilage in die Suppe geben.

Im Notfall warm essen oder einmal wöchentlich prophylaktisch.

Öfteres Aufwärmen schadet der Suppe nicht, sondern macht die Schafslunge nur weicher. Kann vorgekocht und im Kühlschrank aufbewahrt werden.

Lungenleiden, Bronchialkrebs, Lungenkrebs, Kehlkopfkrebs

Hildegard beschreibt in ihrem Lehrbuch das Gundelrebenelixier als ein Mittel, das auch bei komplizierten Lungenleiden, insbesondere auch Bronchialkrebs eingesetzt werden kann.

Gundelrebenelixier
50 g Gundelrebe
60 g Basilikum
80 g Feldkümmel
2 l Wasser
30 g Muskatnußpulver
10 g Galgantpulver
60 g Birnenmistel, gepulvert und getrocknet
4 l Wein
500 g Honig

Gundelrebe, Basilikum und Kümmel in Wasser abkochen. Muskat, Galgant und Birnenmistel (schwer zu beschaffen) in Wein kochen, abseihen, Honig dazugeben und nochmals 3 Minuten kochen. Den ersten wäßrigen Auszug und den Weinauszug miteinander mischen.
3mal täglich 1 Likörglas vor dem Essen und eine halbe Tasse (60 ml) nach dem Essen im Mund anwärmen.

Lungenleiden durch Umwelteinflüsse

Lungenleiden lassen sich nach der Hildegard-Heilkunde nur auskurieren, wenn man auch alle auslösenden Faktoren, etwa Umweltgifte, berücksichtigt, wobei die Fehlsäfte (Stoffwechselstörungen, die dieses Leiden auslösen), vermindert werden. Zu den Reinigungsmethoden gehören:

- das Hildegard-Fasten (siehe Anhang),
- die Hildegard-Psychotherapie (siehe Anhang),
- der Hildegard-Aderlaß (»Wer Schmerzen in der Seite oder in der Lunge hat, soll an der Mittelader des rechten Armes *[Vena mediana cubiti]* zur Ader gelassen werden«, siehe Anhang),
- Lungendiät (siehe unten).

Lungendiät
Bei Lungenleiden sind empfehlenswert:
- Dinkel, Obst und Gemüse,
- mageres Fleisch (Kalb, Hammel, Ziegenfleisch, Reh, Hirsch) und Schafslungensuppe (s. S. 52),
- frischer Barsch, Kretzer, Egli, Kabeljau,
- kaltgepreßtes Sonnenblumenöl, Butter,
- salzarme Küche mit frischen Kräutern und Gewürzen (Rainfarnblätter, geschnitten [Vorsicht, nicht mehr als 1 Msp. im Essen mitkochen], Bachminze, Bertram und Quendel),
- Fenchel-, Salbei-, Lungenkrauttee, Dinkelbier,
- Ziegenmilch,
- süße Mandeln, gehackt, Mandelmus oder Mandelmilch (100 ml Wasser und 50 g Mandeln im Mixer zu Milch zerkleinern, zum morgendlichen Habermus [siehe Anhang] servieren).

Bei Lungenleiden sind zu meiden:
- Wurst, Speck, Schweinefleisch, fettes, geräuchertes, gepökeltes Fleisch, Fleischkonserven, Blutwurst,
- geräucherte Fische, Ölsardinen, Aal, Bückling, Fischkonserven,
- Raffinadezucker, Schokolade, Eisspeisen, zucker- und fett-

reiche Süßspeisen, Konfitüre, außer Quitten-, Mispel-, Kornelkirsch-, Himbeer-, Brombeermarmelade,
- vollraffinierte, gehärtete Fette, Margarine, Braten- und Backfette, Oliven-, Walnußöl,
- gekochter Käse, Käseauflauf, Pizza, Raclette, Fondue,
- Auszugsmehlprodukte, fette Backwaren (Torten),
- Bohnenkaffee, Alkohol, Nikotin,
- gesüßte Obstsäfte, Colagetränke, Spirituosen, Mineralwasser, frischer Most, Wein,
- Küchengifte (Erdbeeren, Pfirsiche, Pflaumen, Lauch) und Rohkost (siehe das Kapitel »Milzerkrankungen«).

Lungenödem, Husten, Atemnot

Diese Krankheit unterscheidet sich gegenüber dem Lungenemphysem nur dadurch, daß der Kranke auch hustet, was beim Emphysem kaum der Fall ist. Hier tritt Atemnot auch tagsüber ein. Dann wird Lungenkrautwein eingesetzt.

Lungenkrautwein

3 EL Lungenkraut
1 l Südwein

Lungenkraut 3 Minuten lang in Süd- oder Kabinettwein aufkochen und absieben. 3mal täglich vor dem Essen eine Tasse trinken.
Das Lungenkraut (*Pulmonaria officinalis*) gehört zu den ersten Frühlingsblühern. Die Droge enthält neben Gerb- und Schleimstoffen Alantoin sowie beträchtliche Mengen an Kieselsäure, deren Anteil im Laufe der Wachstumsperiode zunimmt. Der Gerbstoffgehalt verleiht dem Lungenkraut eine bakteriostatische (keimhemmende) Wirkung, während dem Alantoin eine diuretische (harntreibende) Wirkung zukommt.

Rachenkatarrh, chronische Entzündungen von Rachen und Kehlkopf sowie Nebenhöhlenentzündung

Andorn-Rahm-Suppe

1 EL Andornkraut
1 Tasse kaltes Wasser
2 EL Sahne oder Butter
¼ l Südwein

Andornkraut mit Wasser 3 Minuten aufkochen, absieben. Sahne oder Butter hinzufügen und mit Wein nochmals 2 Minuten aufkochen. Warm schluckweise trinken. 1mal täglich 1 Woche lang.

Trockener Husten, hartnäckiger Husten nach Grippe, Keuchhusten, Reizhusten

Getrocknete Pflaumenkerne

40 Pflaumenkerne
1 Tasse Wein

Pflaumenkerne mit Nußknacker öffnen, trocknen lassen und 1–2 Tage in eine Tasse Wein einlegen, bis sie gequollen sind. Davon täglich 3–6 Kerne kauen und essen oder hacken und in einer Dinkel-Grieß-Suppe mitkochen, wobei 3–4 EL von dem Wein, in dem die Kerne gequollen wurden, mitverwendet werden.
Kinder bis zum 5. Lebensjahr nehmen pro Lebensjahr 1 Pflaumenkern, vom 5.–12. Lebensjahr 3–6 Kerne, Erwachsene 6 Kerne täglich. Die Kur dauert 3–6 Tage.
Die Pflaumenkerne haben sich in der Praxis gut bewährt: Auch der hartnäckigste Keuchhusten verschwindet in 6 Tagen.

Verschleimung, Reizhusten, Bronchitis, Mukoviszidose

Bei Ernährungs- bzw. Diätfehlern (siehe das Kapitel »Milzerkrankungen«) sowie verschleimenden Lebensmitteln, vor allem bei tierischem Eiweiß (Schweine- und Rindfleisch), oder erhitzten Käsemahlzeiten (Pizza, Fondue, Raclette) setzt sich ein zäher Schleim auf den Bronchialschleimhäuten fest, so daß die Luftwege nicht mehr von Fremdstoffen wie Staub, Bakterien oder Viren frei gehalten werden können. Als Folge entsteht ein ständiger unangenehmer Hustenreiz mit einer Einschränkung der Atmung, mit Pfeifen und Giemen und trockenen Rasselgeräuschen in den Lungen. Neben der Vermeidung der Diätfehler hilft besonders das Brombeerelixier und ist zugleich das wichtigste Entschleimungsmittel in der Hildegard-Heilkunde.

Brombeerelixier
9 g Bertrampulver
7,5 g Brombeerblätter, getrocknet
2 g Ysoppulver
5 g Dost (Oregano), getrocknet
100 g Honig
500 ml Weißwein

Bertrampulver, Brombeerblätter, Ysop, Dost und Honig in Wein kochen und abseihen. 3mal täglich 1 Likörglas nach dem Essen trinken.
Dieses Mittel enthält sehr viel Bertram, dessen ätherische Öle den zähen Bronchialschleim verflüssigen und lösen. Die ätherischen Öle des Brombeerelixiers sorgen für eine krampflindernde, entzündungshemmende und auswurffördernde Wirkung. Besonders der Schleim kann leicht abgehustet werden, wodurch eine deutliche Befreiung und Erleichterung der Atmung eintritt.

Augenkrankheiten

Index der Heilmittel bei Augenkrankheiten

Fenchel-Universalheilmittel – für blaue Augen 59
Fenchelkrautkompresse – Universalheilmittel für grüne Augen 61
Frühlingsapfelbaumblätter – Universalheilmittel für alle Augen 65
Poleiminzen-Weinessig-Honig – Durchblutungsstörungen der Augen im Zusammenhang mit einer Magenschwäche (Gastritis) 63
Rebtropfen, einfache – Bindehautentzündung, Sehschwäche 63
Rosenblätter – Triefaugen, tränende Augen 64
Saphir – Augenüberanstrengung 62
Topaswein – Sehschwäche, beginnender grauer und grüner Star, erhöhter Augeninnendruck 63
Veilchenöl – bei Sehschwäche, beginnendem grauen und grünen Star 64
Veilchen-Rosen-Fenchel-Wein – Universalheilmittel für feurige Augen 60
Weinranke-Wein-Honig – Universalheilmittel für braune Augen 62
Wermutwein – Universalheilmittel für alle Augenleiden 65
Wiesengrün-Wasser-Behandlung – Universalheilmittel für alle Augen 65
Zinkwein – Universalheilmittel bei gemischtfarbigen Augen 61

Die Augendiagnose

In der Hildegard-Heilkunde unterscheidet man je nach Irisfarbe fünf verschiedene Augentypen mit anlagespezifischen Krankheitsanfälligkeiten und den dazugehörenden fünf verschiedenen Augen-Universalmitteln. Mit diesen speziellen Augenmitteln lassen sich dann fast alle Augenbeschwerden beseitigen, wie z.B. bei Heuschnupfen, Bindehautentzündung, Sehschwäche oder beginnender grauer oder grüner Star.
Außerdem gestatten die Augen einen Blick in die Seele des Menschen und offenbaren teilweise seinen Charakter: »Ein Mensch mit blauen Augen, so ähnlich wie Wasser, hat sie hauptsächlich aus der Luft. Daher sind sie auch schwächer als andere Augen, weil die Luft durch verschiedene atmosphärische Einflüsse der Wärme, Kälte und Feuchtigkeit sich oft verändert. Daher werden blaue Augen von schlechter, weicher und feuchter Luft wie auch von Nebel leicht geschädigt.«

Blaue Augen

Blaue Augen (luftempfindliche Augen) sind anfällig gegen atmosphärische Störungen, Kälte, Wärme, Feuchtigkeit und Nebel. »Blauäugige Leute sind manchmal etwas leichtsinnig, überstürzt oder auch ausgelassen oder unbeholfen, aber alles, was sie tun, machen sie gründlich.«
Universalheilmittel: Fenchel, Fencheltee, Fenchelkompressen, Fenchelbäder, Fenchelsaft.

Fenchelteig

1 TL Fenchelsaft
1 TL Weizenmehlteig
Einige Tropfen Morgentau von Gräsern

Alle Zutaten verkneten und nachts als Kompresse mit einer
Augenklappe auflegen.

Fencheltee

Genauso wirksam sind ganz einfache Umschläge mit Fencheltee
bei einer allgemeinen Sehschwäche:

1 TL Fenchelsamen
125 ml Wasser

Fenchel und Wasser 3 Minuten aufkochen, absieben, Leinen
oder Mull mit Fencheltee befeuchten, warm (nicht verbrühen!)
auflegen, öfters erneuern!

Feurige Augen

Augen mit einem deutlichen Ring um die Pupille, die »einer
schwarzen Wolke neben der Sonne ähnlich sind«. Reagieren
empfindlich auf Luftverschmutzung. »Wer feurige Augen hat, ist
klug, von scharfem Verstand und jähzornig.«
Universalmittel: Veilchen-Rosen-Fenchel-Wein.

Veilchen-Rosen-Fenchel-Wein

6 ml Veilchentinktur
12 ml Rosentinktur
4 ml Fencheltinktur
50 ml Frankenwein

Die Tinkturen mit Frankenwein (oder gutem Kabinettwein) mischen. Nachts vor dem Schlafengehen Augenlider damit befeuchten.

Gemischtfarbige Augen

Gefleckte graue Augen mit allen Mischfarben. Lichtempfindliche
»Fernsehaugen«, reagieren empfindlich auf Bildschirme (bei Be-

rufswahl berücksichtigen), flimmernde Wasser- und Schneeflächen. »Menschen mit gemischten Augen sind etwas wankelmütig, nämlich einmal traurig, einmal vergnügt und sittlich zuverlässig.«
Universalheilmittel: Zinkwein.

Zinkwein
0,5 g Zinkoxid
0,2 g metallisches Zink
10 ml Frankenwein

Zinkoxid und Zink 3 Tage in Frankenwein (oder guten Kabinettwein) legen, abfiltern. Abends Augenlider befeuchten. Der Zinkwein hat sich auch bei Heuschnupfen mit brennenden, juckenden Augen bewährt.

Grüne Augen

Reine grüne Augen, auch »Handwerker«-Augen genannt, kommen relativ selten vor. »Menschen mit grünen Augen sind unbeständig, leichtsinnig und listig, aber geschickt für Handarbeiten, weil sie schnell begreifen, was sie noch nicht können.«
Universalheilmittel: Fenchelkrautkompressen.

Fenchelkrautkompresse
1 EL Fenchelkraut
1 Ei

Fenchelkraut zu Brei zerreiben oder im Winter Fenchelsamenpulver mit dem Eischnee von einem Ei vermischen, als Packung vor dem Schlafengehen 1 Stunde einwirken lassen.

Braune Augen

Von Natur aus reine, gesunde Augen, behalten lange ihre Sehkraft. Reagieren empfindlich auf Luftfeuchtigkeit, Nebel von Gewässern und Sümpfen (bei Wohnortwechsel berücksichtigen!).

»Wer braune Augen hat, ist klug, für gute Ratschläge offen, aber ängstlich bei all seinem Tun.«
Universalheilmittel: Weinraute-Wein-Honig.

Weinraute-Wein-Honig
10 Tropfen Weinrautensaft
1 TL Honig
$^1/_2$ TL Frankenwein

Saft, Honig und Frankenwein (oder guten Kabinettwein) vermischen. Abends damit die Augenlider befeuchten.

Erkrankungen der Augen und Universalheilmittel

Augenüberanstrengung

Saphirbehandlung
Den Saphir mit Speichel befeuchten und die Augenlider mehrmals damit betupfen.

Bindehautentzündung, Sehschwäche

Die Bindehautentzündung entsteht als Folge einer bakteriellen oder viralen Infektion, durch Umwelteinflüsse, Zugluft, Sonneneinstrahlung oder allergische Reaktionen, z.B. auf Lebensmittelzusätze, Medikamente und »Küchengifte« (Erdbeeren, Pfirsiche, Pflaumen, Lauch) oder Diätfehler (siehe das Kapitel »Milzerkrankungen«). Als Heilmittel wird das Befeuchten der Augen mit Rebtropfen empfohlen.

Einfache Rebtropfen

Man sammelt im Frühjahr die Flüssigkeit nach dem Anschnitt der Reben von morgens bis mittags 12 Uhr in sterilen Gefäßen. Im Kühlschrank 1 Jahr ungeöffnet haltbar. Mehrmals täglich Augenlider befeuchten.

Eine Augenentzündung ist als Symptom einer allgemeinen Entzündung bzw. Erkrankung zu betrachten, daher hilft hier besonders gut der Hildegard-Aderlaß (siehe Anhang) als Umstimmungsreaktion.

Durchblutungsstörungen der Augen im Zusammenhang mit einer Magenschwäche (Gastritis)

Poleiminzen-Weinessig-Honig
1–3 Msp. Poleiminzenpulver
20 ml Weinessig-Honig

Poleiminzenpulver in einem Likörglas Weinessig-Honig (hergestellt aus 1 Tasse Weinessig vermischt mit 1 Tasse Honig) vor dem Essen trinken, eventuell in eine Tasse Fencheltee. Dies Mittel sorgt nicht nur für eine bessere Durchblutung des Magens und damit für eine gute Verdauung, sondern führt auch zu einer Verbesserung der Sehkraft.

Bei Durchblutungsstörungen der Augen kann man auch 1–3 Msp. Poleiminzenblätter als Gewürz zu jedem Essen mitkochen.

Sehschwäche, beginnender grauer und grüner Star, erhöhter Augeninnendruck

Topaswein
1 Topasstein
20 ml Frankenwein

Topasstein 3 Tage und 3 Nächte in 1 Likörglas Frankenwein
(oder guten Kabinettwein) liegenlassen, vor dem Schlafen Augenlider 5 Tage lang mit dem feuchttriefenden Topas benetzen.
In der Zwischenzeit erneut Topaswein für 3 Tage und Nächte
ansetzen und mindestens 4 Wochen anwenden. Nach 2 Wochen
Pause gegebenenfalls wiederholen.

Mit dieser Methode und den Universal-Umstimmungsmitteln
(Wermutwein, Fasten, Aderlaß) läßt sich die Sehschwäche beeinflussen. Insbesondere kann der erhöhte Augeninnendruck
auch ohne Medikamente (Betablocker) gut unter Kontrolle gebracht werden.

Veilchenöl

3 EL Veilchenblüten und -blätter
500 ml Oliven- oder Fenchelöl

Blüten und Blätter in Öl entweder 10 Tage in der Sonne stehenlassen und absieben oder vorsichtig erhitzen und absieben.
Abends Augen rund um die Augenlider befeuchten (nichts ins
Auge kommen lassen!).

Triefauge, tränende Augen

Rosenblätter

(Taufrische) Rosenblätter morgens auf das Auge legen, 15 Minuten einwirken lassen.

Universalheilmittel

Im Rahmen der Hildegard-Ganzheitsbehandlung dient die Augenheilkunde als ein gutes Beispiel, wie durch die Einwirkung
auf den Gesamtorganismus und den Stoffwechsel eine Augenkrankheit günstig beeinflußt werden kann. Dazu gehört der Wermutwein als Universalheilmittel, da nach Hildegard ein natürli-

cher Zusammenhang von Sehschwäche und eingeschränkter Nierenfunktion besteht.
»Der Wermutwein beseitigt in dir die Nierenschwäche und die Schwarzgalle und klärt deine Augen auf und stärkt dein Herz und läßt nicht zu, daß deine Lunge krank wird. Er wärmt den Magen (Darm) und reinigt die Eingeweide und bereitet eine gute Verdauung.«

Wermutwein
40 ml Wermutfrühlingssaft
1 l Wein
150 g Honig

Den Wermutfrühlingssaft in den siedenden Wein mit Honig gießen, sofort vom Herd nehmen, abseihen und heiß (steril) abfüllen. Jeden zweiten Tag von Mai bis Oktober ein Likörglas nüchtern vor dem Frühstück trinken (s. a. S. 43).
Als universelle Stärkungsmittel für alle Augen empfiehlt Hildegard eine Wiesengrün-Wasser-Behandlung und frische Apfelbaumblätter als Kompresse.

Wiesengrün-Wasser-Behandlung
»Wenn Blut und Wasser in den Augen wegen Alter oder infolge Krankheit übermäßig verbraucht sind, gehe an eine grüne Wiese und schaue sie so lange an, bis dir die Tränen kommen ... Auch nehme ein Leintuch und befeuchte es mit kaltem Wasser und lege es so über die Augen und Schläfen, daß das Augenwasser durch dieses Wasser wieder zum Sehen erweckt wird.«

Frische Frühlingsapfelbaumblätter
Im Frühling Apfelknospen und -blätter mit dem Wolf zu saftigem Brei verarbeiten, 1:1 mit einfachen Rebtropfen mischen und abends als Mull- oder Leinenkompresse mit Augenklappe für mindestens eine Stunde auflegen, doch so, daß nichts in die

Augen kommt. Im Frühling täglich wiederholen, solange es Apfelblüten gibt. Leider läßt sich der Frühlingsapfelbaumsaft nicht aufbewahren. Diese Kur ist die durchgreifendste Universalmethode für das Auge, ob sie nun Hornhaut, Regenbogenhaut oder Netzhaut betrifft.

Außerdem wird zu Beginn jeder Augenbehandlung die Ernährung auf Dinkel, Obst und Gemüse (viel Fenchel, Fencheltee, Fencheltabletten, Fenchelgemüse) umgestellt. Eine einleitende Hildegard-Fastenkur (siehe Anhang) sorgt für eine Entschlackung und soll zu einer Aufbaukost überleiten.

Beingeschwüre

»Ventile« zur Entgiftung

Beingeschwüre sind wie viele andere Krankheiten in der Hildegard-Medizin letztendlich nichts anderes als ein Ventil des Körpers zur Entgiftung und zur Entfernung von schlechten Säften. Daher darf man offene Beingeschwüre, besonders wenn sie infiziert sind, nicht ohne weiteres gleich verschließen, da sonst die schlechten Säfte im Körper bleiben und an irgendeiner anderen Stelle zu schweren Folgekrankheiten führen können: »Auch das Beingeschwür ist eine Art von Harnsäuregicht. Ein Geschwür entsteht nämlich aus schädlichen und reichlichen Säften, weil, wenn diese beim Menschen eine bestimmte Menge überschritten haben, sie sich zu irgendeiner Körperstelle hinbegeben oder zu den Beinen oder zu den Füßen hinabsteigen, dort mit der Schärfe ihres Übermaßes die Haut durchbohren und langsam ausfließen. Und weil sie beim Menschen ständig zunehmen, lassen sie durch das anhaltende Ausfließen nicht zu, daß die Haut zur Heilung kommt.«

Bei offenen Beingeschwüren hat sich folgender Therapieplan bewährt:
- Hildegard-Fasten (siehe Anhang),
- Hildegard-Aderlaß (siehe Anhang),
- Hildegard-Schröpftherapie (blutiges Schröpfen links und rechts der Lendenwirbelsäule und an der Pofalte und unblutiges Schröpfen entlang der Beine (siehe Anhang),
- Hildegard-Diät mit Dinkel, Obst und Gemüse (siehe Anhang),
- die im Folgenden genannten Heilmittel.

Index der Heilmittel bei Beingeschwüren

Beifuß-Honig-Kompresse – die »Große Entgiftungskur bei infizierten Beingeschwüren« 69

Bohnenmehl-Fenchel-Dinkelmehl-Mischung – bei Hautentzündungen und -ausschlägen, zum Schließen gereinigter Beingeschwüre, bei Ekzemen und Gürtelrose 69

Brennesselsaft-Hanf-Kompresse – bei Venenentzündung, Krampfadern, Thrombose, Emboliegefahr und Beingeschwüren 70

Dachsfellschuhe, -socken, -sohlen – bei Durchblutungsstörungen der Beine, Krampfadern, diabetischer Gangrän und kalten Füßen 69

Smaragd im Zinkleinverband – zur Schließung der gereinigten Beingeschwüre 69

Erkrankungen der Beine und »Große Entgiftungskur«

Beingeschwüre, flach gereinigt

Smaragd im Zinkleinverband

Die gereinigten Beingeschwüre (siehe unten: Beifuß-Honig-Kompresse) schließen sich mit großer Sicherheit, wenn man zunächst das Geschwür mit einer Lage Zinkleinverband umwickelt, einen flachen Smaragd über das Beingeschwür legt und nochmals mehrere Lagen Zinkleinverband darüberlegt. Der Zinkleinverband bleibt so lange auf dem Beingeschwür, wie man es ertragen kann: 1, 2 oder sogar 3 Tage. Diese Maßnahme mehrmals wiederholen, wodurch sich mit großer Sicherheit auch die schlimmsten offenen Beine wieder schließen lassen.

**Beingeschwüre, flach gereinigt, Hautentzündungen,
Ekzeme, Hautausschläge, Gürtelrose**

Bohnenmehl-Fenchel-Dinkelmehl-Mischung
500 g Bohnenmehl
100 g Fenchelpulver
100 g Dinkelmehl

1 El von dieser Mischung mit 1 EL Wasser zu Teig verkneten und flach auf der Herdplatte oder in der Pfanne trocknen, so daß der Teig noch geschmeidig bleibt, und warm für 1–2 Stunden auf die gereinigten Beingeschwüre (siehe unten: Beifuß-Honig Kompresse) aufbinden und eintrocknen lassen. Das Bein dabei 1–2 Stunden hoch lagern. Mit dieser Maßnahme schließen sich meistens die Beingeschwüre.

**Durchblutungsstörungen der Beine, Krampfadern,
diabetische Gangrän, kalte Füße**

Dachsfellschuhe, Dachsfellsocken, Dachsfellsohlen
Dachsfell sorgt für eine rasche Schmerzbeseitigung und für eine gute Durchblutung der Haut schon nach wenigen Minuten. Besonders an den Beinen entsteht durch die ständige »Mikromassage« mit den Dachshaaren eine bessere Durchblutung. Mit dieser einfachen Methode haben wir bereits manches schlechtdurchblutete Bein, das amputiert werden sollte, gerettet.

Große Entgiftungskur bei infizierten Beingeschwüren

Beifuß-Honig-Kompresse
40 ml Beifußsaft
100ml abgeschäumter Honig
1 Ei

Der Beifußsaft wird mit dem Honig vermischt. 1- bis 3mal täglich das Beingeschwür damit einpinseln. Eischnee schlagen und das Beingeschwür damit abdecken, gegebenenfalls eine Mullkompresse darauf legen und 1–2 Stunden die Beine hoch lagern.
Mit dieser Beifuß-Honig-Kompresse kann man infizierte Beingeschwüre reinigen. Erst wenn die Geschwüre nicht mehr eitern, kann man sie mit weiteren Maßnahmen schließen.

Venenentzündung, Krampfaderleiden, Thrombose, Emboliegefahr, Beingeschwüre

Brennesselsaft-Hanf-Kompresse
Frisch ausgepreßter Brennesselsaft
Wasser
Seilerhanf

Am 1. Tag Brennesselsaft 1:5 mit Wasser verdünnen (= 1 EL Brennesselsaft mit 5 EL Wasser), mit einem Sprayflacon die zu behandelnde Hautpartie damit befeuchten. Seilerhanf ebenfalls befeuchten und über die Beine binden. Mit einer Mullbinde fixieren. 1–2 Stunden Beine hochlagern.
Am 2. Tag 1:3 mit Wasser verdünnen, Anwendung wie am 1. Tag. Am 3. Tag 1:1 mit Wasser verdünnen, Anwendung wie am 1. Tag. Am 4.–10. Tag puren Brennesselsaft auf die Beine aufsprühen, mit Hanf verbinden und als Kompresse 1–2 Stunden liegenlassen.
Mit dieser Brennesselsaft-Hanf-Kompresse kann man eine Venenentzündung in kürzester Zeit zum Verschwinden bringen. Die Schmerzen lassen bereits nach 1–2 Tagen Anwendung nach. Besonders häufig entstehen heute Venenentzündungen nach der Einnahme von Hormonpillen. Hier ist durch die Brennesselsaft-Hanf-Kompresse mit einer raschen Schmerzbeseitigung zu rechnen.

Frauenkrankheiten

Die vier Temperamente

Wie Galenus, neben Hippokrates der berühmteste Arzt der Antike, unterschied auch Hildegard die Menschen nach vier verschiedenen Konstitutionstypen (Temperamenten):
- Sanguiniker (lat. *sanguis* = »Blut«),
- Choleriker (griech. *cholé* = »Galle«),
- Phlegmatiker (griech. *phlegma* = »Schleim«) und
- Melancholiker (griech. *mélas* = »schwarz« und *cholé* = »Galle«).

Die Temperamentbeschreibung als Sexualpathologie unterscheidet sich aber von der medizinischen Tradition und ist bei Hildegard der Schlüssel für die richtige Partnerwahl und die Gesundheit der Frau, ihre Liebesfähigkeit, ja sogar für die Eigenschaften der gezeugten Kinder.

Jeder Frauentyp hat seine charakteristischen Krankheiten, wobei schwere Erkrankungen bei fehlender Blutreinigung einsetzen können. Dazu gehören auch der Brustkrebs, Hauterkrankungen oder Krampfaderleiden. Zur Verhütung dieser Risiken haben sich der regelmäßige Aderlaß, die Stärkung der Abwehrkraft durch die Wasserlinsenkur (s. S. 167) und die Dinkelkost bewährt.

Von den Sanguinikern

Die molligen, schönen Frauen rechnet Hildegard zu den Sanguinikern. Sie sind liebenswürdig, kinderlieb und fruchtbar. Bei Ehe- und Kinderlosigkeit werden sie oft krank. Bei vorzeitigem

Klimakterium bzw. einer Totaloperation neigen sie zu Krebsleiden, Kreuzschmerzen, Geschwüren und Abszessen, weil sie keine natürliche Blutreinigung mehr haben.

Von den Cholerikern

Cholerische Frauen haben meistens gutentwickelte Muskeln und Knochen; sie sind sportlich, klug und gefürchtet, mit einer natürlichen Autorität, was sie als ideale Geschäftsfrauen oder Lehrerinnen auszeichnet. Sie sind attraktiv und ziehen die Männer wie Magnete an, obwohl die Männer sie fürchten. In der Ehe sind sie treue Lebensgefährten, unverheiratet aber leben sie unglücklich und werden leicht krank. Bei zu früh einsetzendem Klimakterium bzw. einer Totaloperation neigen sie zu Brustkrebs, Krampfadern und Lebererkrankungen.

Von den Phlegmatikern

Die phlegmatische Frau hat einen ernsten Gesichtsausdruck, schwarze Haare und eine braune Hautfarbe. Sie ist fleißig und tüchtig und von maskuliner Art. Sie liebt die Männer, und die Männer lieben sie auch. In der Ehe sind sie sehr fruchtbar, empfangen und gebären auch leicht. Die Partnerlosigkeit fällt ihnen nicht schwer, obwohl sie als Single unleidlich, penetrant und mürrisch werden können. Bei vorzeitigem Klimakterium bzw. einer Totaloperation neigen sie zu Kopf- und Nervenleiden, Jähzorn, Milz- und Wassersucht oder zu Krebs.

Von den Melancholikern

Melancholische Frauen sind meist schlank und knochig, von dunklem und finsterem Gesichtsausdruck mit wechselhaften Launen. Partnerlos leben sie froher und gesünder als in der Ehe, die, wenn sie denn zustande kommt, meistens kinderlos ist. Am Geschlechtsverkehr haben sie nicht viel Vergnügen. Da sie ohnehin die Männer ablehnen, meiden diese wiederum ihre Gesellschaft. Wenn sie heiraten, sollte der Ehemann idealerweise kräftiger und gesünder sein als sie selbst, z. B. ein Choleriker oder Sanguiniker, mit denen sie zumindest ein Kind haben können. Heiraten sie dennoch einen Melancholiker, wird die Ehe meist unglücklich und kinderlos bleiben. Bei vorzeitigem Klimakterium bzw. einer Totaloperation neigen sie zu Gicht und Rheuma, Rücken- und Nierenschmerzen.

Index der Heilmittel bei Frauenleiden

Betonienwein – bei zu starker Menstruation bzw. bei Zwischenblutungen 76

Diätetische Maßnahmen – bei verhaltenem Monatsfluß, Menstruationsmangel und prämenstruellen Beschwerden 78

Hainbuchensprossen-Suppe – bei drohendem Abort 74

Hauswurz-Milch-Suppe – bei Unfruchtbarkeit und Frigidität, Aphrodisiakum (für Mann und Frau) 80

Hirschzungenelixier – bei Hormonregulationsstörungen, Eierstock- und Unterleibsleiden, Endometriose sowie Ausfluß 75

Liebstöckel-Dotter-Suppe – bei Menstruationsmangel, verhaltenem Monatsfluß und prämenstruellen Beschwerden 77

Mutterkraut-Rainfarn-Königskerzen-Sauna – bei verhaltenem Monatsfluß, Menstruationsmangel (Dysmenorrhöe) 77

Mutterkrautsalbe – beim Prämenstruellen Syndrom (PMS), bei Endometriose sowie Eierstockzysten 79

Mutterkrautsuppe – das »Universalfrauenmittel« bei Ausfluß, Adnexschmerzen, prämenstruellen Schmerzen, Krämpfen, aber auch bei Darmkoliken und Migräne 74

Rinderroulade mit Gebärmutterfüllung – bei Unfruchtbarkeit 80
Veilchencreme – bei Zystenbildung in der Brust, Bindegewebsknoten, Mastopathie, Brustkrebs, geschwollenen Lymphknoten, zur Narbenbehandlung nach Operationen, bei Hautkrebs, als Schutz vor Strahlenschäden und zur Störfeldbeseitigung 82
Wasserwickel – bei zu starker Menstruation bzw. bei Zwischenblutungen 76
Weinraute – bei präklimakterischen Beschwerden: zu starker oder zu schmerzhafter Menstruation 79

Abort, drohender

Hainbuchsprossen-Suppe
1 gehäufter EL Hainbuchensprossen, zerhackt
250 ml Kuh- oder Schafsmilch
1 Ei
1 EL Dinkelgrieß

Sprossen in Milch 5 Minuten abkochen, 5 Minuten ziehen lassen und absieben. 1mal täglich essen.
Die Sprossen können im Frühjahr geerntet und übers Jahr in der Gefriertruhe aufbewahrt werden. Sonst nehme man Hainbuchensaft-Urtinktur (1 TL auf 250 ml Milch).
Diese Suppe hat schon manches Baby gerettet und die Schwangerschaft erleichtert.

Ausfluß, Menstruationsbeschwerden, Adnexschmerzen, prämenstruelle Schmerzen, Krämpfe, Darmkoliken, Migräne (Universalfrauenmittel)

Mutterkrautsuppe
»Mutterkraut ist für die leidenden Eingeweide wie eine sanfte Salbe. Wer an kranken Eingeweiden leidet, koche Mutterkraut-

blätter mit Wasser und Butter oder (Sonnenblumen-)Öl und füge noch etwas Dinkelmehl dazu und bereite eine feine Suppe, und es heilt die Eingeweide.«

5 Mutterkrautblätter, zerhackt, oder 1 TL Mutterkrautsaft
¼ l Wasser
1 EL Butter
1 EL Dinkelmehl oder Dinkelgrieß
1 Msp. Salz
1 Msp. Bertram

Alles miteinander aufkochen. 2- bis 3mal wöchentlich einnehmen, bis die Symptome verschwinden.

Hormonregulationsstörungen, Eierstock- und Unterleibsleiden, Endometriose, Ausfluß

Hirschzungenelixier
3mal täglich 1 Likörglas Hirschzungenelixier (Rezept s. S. 36) nach dem Essen, nach einer Woche auch vor dem Essen, trinken (insgesamt 3 l): »Es hilft der Leber, reinigt die Lunge, heilt die Eingeweide und beseitigt innere Eiterungen [Fäulnis] und Verschleimung.«
Nach dem Hildegard-Aderlaß (siehe Anhang) wirkt die Hirschzungenkur besonders intensiv bei Hormonregulationsstörungen. Fast schlagartig setzt nach dieser Maßnahme die Menstruation wieder ein, und die meist jahrelangen Unterleibsbeschwerden können verschwinden.

Menstruation, zu starke, Zwischenblutungen

Wasserwickel

Bei zu starker Menstruation oder Zwischenblutungen empfiehlt Hildegard den Kaltwasserwickel, der sich außerordentlich gut bewährt hat: »Wenn eine verheiratete Frau zu unrechter Zeit an starkem Monatsfluß leidet, soll sie ein leinenes Tuch nehmen und in kaltes Wasser tauchen und damit oft ihre Oberschenkel umwinden, damit sie innerlich kühler werden. Denn durch die Frischheit der Leinwand und des kühlen Wassers wird der unrechte Blutfluß zurückgehalten. Hernach streife sie das Blut in allen Venen, nämlich der Beine, des Bauches und der Brust und der Arme, unter leichtem Druck mit den Händen herzwärts oft heraus, bis sie gezwungen sind, dem Blut einen rechten Weg freizugeben.«

Das Mittel entspricht der Wärmeableitung durch einen Kaltwasserwickel nach Kneipp.

Betonienwein

Für die große und kräftig gewachsene blonde Phlegmatikerin, die an übermäßiger Menstruation leidet, empfiehlt Hildegard den Betonienwein: »Auch kann die Frau Betonienkraut [3 EL frisch gehackt oder 3 TL getrocknetes Kraut, pulverisiert] in [1 l] Wein [über Nacht] legen, damit dieser den Geschmack davon annimmt, [am Morgen absieben] und häufig [3mal täglich 1 Likörglas] davon trinken; und die Wärme der Betonie, mit der des Weines in rechter Weise gepaart, hält die verkehrte Erwärmung des Blutes zurück ...

Sie hüte sich aber auch vor zuviel Arbeiten und Übermüdung beim Gehen, damit nicht dadurch das Blut in Schwung gesetzt werde. Und sie hüte sich auch vor »harten« und bitteren Speisen [Rohkost, Fleisch], damit diese ihr nicht unrechte Verdauung bereiten. Sie soll vielmehr Weiches und Wohlschmeckendes essen, damit es sie innerlich heilt. Wein und Bier mag sie trinken, damit sie davon zu Kräften komme, um das Bluten zurückhalten zu können.«

Menstruationsmangel (Dysmenorrhöe)

Der verhaltene Monatsfluß, überwiegend beim Frauentyp Sanguiniker, ist gegenüber der zu starken Blutungsneigung als das weitaus schlimmere Übel anzusehen. Viele Frauenkrankheiten – ja sogar Krebs – können damit zusammenhängen. Als Universalbehandlung hat sich die Mutterkraut-Rainfarn-Königskerzen-Sauna bewährt.

Mutterkraut-Rainfarn-Königskerzen-Sauna

1 EL Mutterkrautblätter, gehackt
1 EL Rainfarnblätter ohne Blüten, gehackt
2 EL Königskerze, gehackt

Kräuter in 1 l Wasser 3 Minuten aufkochen, absieben. Aufguß tropfenweise in der Sauna verdampfen lassen. Warme Kräuter in der Sauna auf Unterleib und Genitalien als Kompresse auflegen. Die Anwendung hat sich bei Sanguinikern, aber auch bei allen anderen Frauen mit geringer Monatsblutung bewährt, ebenso bei jungen Frauen, die auf irgendeine Weise in der Ehe enttäuscht sind; zumal wenn sie sonst von Natur aus fröhlich sind, bleibt manchmal die Menstruation aus. Auch hier hilft dieser Saunaaufguß.

Menstruationsmangel, verhaltener Monatsfluß, prämenstruelle Beschwerden

Liebstöckel-Dotter-Suppe

1 Ei
250 ml Hühnerbouillon
3 EL Sahne
125 ml Frankenwein
2 EL Liebstöckelsaft-Urtinktur

Ei in Bouillon verquirlen und alles zusammen aufkochen. 1mal täglich vor und nach der Hauptmahlzeit vom Tag des Eisprungs bis zur einsetzenden Menstruation nehmen, gegebenenfalls wiederholen.

Diät bei Menstruationsmangel

Im Rahmen einer Ganzheitsbehandlung erfolgt ein Hildegard-Aderlaß (siehe Anhang) und eine spezielle Diät: »In der Zeit, wo die Frau an verhaltener Monatsregel leidet, soll sie Fleisch vom Rind und andere grobe Speisen meiden, weil sie dadurch verkrampfen, dagegen soll sie süße Speisen essen und Wein trinken. Wenn sie zwischendurch einmal Wasser trinken will, soll sie Wasser aus der Zisterne [Brunnenwasser] trinken und die Wasser von sprudelnden und fließenden Quellen meiden, weil sie härter [rauher] als andere Wasser sind. Flußwasser müßte sie kochen und dann auskühlen lassen, bevor sie es trinkt, weil es, auf solche Weise behandelt, weich wird.«

Myome

Myome sind weit verbreitet und eine Folge der hormonhaltigen Antibabypille (Ovulationshemmer, Antikonzeptiva) oder auch des ständigen Reizes z.B. durch ein Intrauterinpessar (Spirale). Auch Sorgen und Kummer, Streß und ungesunde Lebensweise und Ernährung sowie eine schlechte Abwehrlage können die Myombildung verursachen.

Bevor man sich zu einer Operation mit ihren Risiken der erneuten Tumorbildung (häufig Brustkrebsbildung) entschließt, ist ein Versuch über mindestens 3 Monate mit den folgenden Hildegard-Heilmitteln empfehlenswert: Zu Beginn wird zur Säftereinigung und Stimulation der Abwehrkräfte ein Hildegard-Aderlaß (siehe Anhang) durchgeführt, anschließend die Ernährung auf Dinkelkost umgestellt, Küchengifte gemieden und Diätfehler

(Rohkost- und Schweinefleischverbot, siehe das Kapitel »Milzerkrankungen«). Unter der Kontrolle von Ultraschall konnte durch die Behandlung mit Wasserlinsenelixier (s. S. 167) – 1 Likörglas vor dem Frühstück, 1 Likörglas vor dem Schlafengehen für mindestens 3 Monate – und tägliches Einreiben des Unterleibs mit Veilchencreme (s. S. 82) das Myomwachstum zum Stillstand gebracht werden. In einigen Fällen bildeten sich die Myome teilweise zurück, oder kleinere Myome von etwa 3 cm Durchmesser verschwanden. Der Wirkungseintritt beginnt bereits nach 3 bis 4 Wochen.

Operationsnarben können oft unangenehme Schmerzen und Irritationen hinterlassen. Zur Linderung werden die Narben nach der Wundheilung (normalerweise 10 Tage nach der Operation) mit Veilchencreme einmassiert.

Präklimakterische Beschwerden: zu starke, zu schmerzhafte Menstruation

Weinraute
Bei Melancholikerinnen wirken Weinrautentabletten wie ein Konstitutionsmittel, wobei die Beschwerden oft schlagartig aufhören können. Man nimmt 1- bis 3mal täglich 1 Tablette Weinraute oder ein Blatt frische Weinraute nach dem Essen.

Prämenstruelles Syndrom (PMS), Endometriose, Eierstockzysten

Mutterkrautsalbe
20 ml Mutterkrautpflanzenbrei oder 2 EL Mutterkrautsaft (Urtinktur)

Mutterkraut mit 100 g Butter zu Salbe verrühren, Wasser abtrennen. Den Unterleib mit der Masse einmassieren.

Unfruchtbarkeit, Frigidität (Aphrodisiakum für Frau und Mann)

Hauswurz-Milch-Suppe

Ein effektives Heilmittel bei diesen Beschwerden ist der Hauswurz *(Sempervivum tectorum)*. Er wächst meist auf steinigen Böden, an Felsen, Mauern, ja sogar auf Dächern. Aus den fleischigen Blättern der Rosette wächst im Juli/August ein Stengel bis 50 cm empor und trägt rosa Blütensternchen. Wir verwenden für die Hauswurz-Milch-Suppe die vor der Blüte gesammelten jungen Blätter, sie enthalten viel Gerb- und Schleimstoffe.

1 EL Hauswurzblätter, zerkleinert
$1/4$ l Ziegenmilch
1 Ei
1 EL Dinkelgrieß

Blätter 1 Tag in Milch einlegen. Alles mit Ei und Dinkelgrieß verquirlen, 5 Minuten aufkochen und quellen lassen. 10 Tage nach der Menstruation 1 Woche lang täglich einnehmen.

Unfruchtbarkeit der Frau

Rinderroulade mit Gebärmutterfüllung

Füllung:
300 g Speck, kleingewürfelt
3–5 Zwiebeln, feingehackt
3 Knoblauchzehen, feingehackt
250 g Gebärmutter, von Schaf oder Kuh (in der Reife, aber noch nicht trächtig)
250 g Rinderhack
Salz
Pfeffer

Bertram
Galgant
3 Eier, leicht geschlagen
Majoran
Rosmarin

Speck auslassen und Fett abgießen. Den knusprigen Speck in eine große Schüssel geben. Zwiebeln und Knoblauch in derselben Pfanne mit 2 EL Auslaßfett dünsten, zum Speck schütten und mit durch den Fleischwolf gedrehter Gebärmutter sowie den übrigen Zutaten durchkneten.

Fleisch:
1,5 kg Rinderkeule, in 12 dünne Scheiben geschnitten, im Auslaßfett auf jeder Seite ca. 2 Minuten leicht anbräunen.

Sauce:

5 Zwiebeln, kleingehackt
2 Knoblauchzehen, zerdrückt
1 EL Galgantpulver
1 Tasse Brühe
2 Lorbeerblätter
Salz
Pfeffer
Bertram

Zwiebeln und Knoblauch im Auslaßfett andünsten, mit Galgant würzen, mit Brühe löschen, mit den übrigen Zutaten zum Kochen bringen und bei schwacher Hitze dünsten.

Jede Roulade mit 2 EL Füllung aufrollen und mit Zwirn umwickeln. Restliche Füllung in die Sauce rühren. Rouladen in der Sauce bei schwacher Hitze 40–50 Minuten schmoren lassen. Wenn das Fleisch gar ist, Roulade auf eine heiße Servierplatte legen, Sauce in einer Sauciere servieren, Lorbeerblätter entfernen.

Zystenbildung in der Brust, Bindegewebsknoten, Mastopathie, Brustkrebs, geschwollene Lymphknoten, Narbenbehandlung nach Operationen, Hautkrebs, Schutz vor Strahlenschäden, Störfeldbeseitigung

Veilchencreme
Bevor man die Zysten oder Myome herausoperieren läßt, sollte unbedingt vorher eine Behandlung mit der Hildegard-Veilchencreme erfolgen.

20 ml Veilchenblätter- und -blütensaft
10 ml Olivenöl
30 g Ziegenfett

Zutaten vorsichtig zum Sieden bringen, wäßrige Schicht abtrennen und zu Salbe verarbeiten.

In einer gynäkologischen Praxis verkleinerten sich oder verschwanden Zysten am Eierstock fast vollständig. Unter Kontrolle von Ultraschall wurde in drei belegbaren Fällen eine Rückbildung von 5 auf 2 cm bzw. auch eine totale Rückbildung beobachtet. Es gab bisher keine Wirkungslosigkeit. Eine Operation war durch die Veilchencremebehandlung, unterstützt mit Wasserlinsenelixier (s. S. 167) und Hildegard-Aderlaß (siehe Anhang) nicht erforderlich.
Brustkrebs soll man unter Schafgarbenschutz (s. S. 125) operieren und mit Wasserlinsenelixier nachbehandeln. Diese Methode wirkt vor allem bei jungen Frauen. In allen Fällen ist eine Umstellung auf Dinkel, Obst und Gemüsekost notwendig, damit sich keine schlechten Säfte bilden, die die Zysten wieder zum Wachsen bringen können. Besonders wichtig ist eine tiereiweißfreie Kost, da Krebszellen von tierischem Eiweiß leben. Der Fleischentzug nimmt ihnen die Existenzgrundlage. Die Veilchencreme schützt auch die gesunde Haut vor Strahlenschäden.

Gallenbeschwerden

Galle und Schwarzgalle

Das froh- und traurigmachende Prinzip im Menschen wird nach der Hildegard-Humoralpathologie vom Gleichgewicht von Galle und Schwarzgalle bestimmt. Ein wohlschmeckendes Hildegard-Essen (siehe Anhang) und eine ausgeglichene, harmonische Lebensweise fördern die Gallensaftproduktion und damit die gute Verdauung. Streß und Diätfehler (siehe das Kapitel »Milzerkrankungen«), Fast food und Junk food fördern die Schwarzgallenfunktion und führen zu Traurigkeit (Melancholie), Ärger, Zorn und Streß: »Der Mensch, bei dem die Galle größere Kräfte als die Schwarzgalle hat, kann den Zorn in sich leicht bändigen. Jener, bei dem die Schwarzgalle stärker ist als die Galle, wird leicht zum Zorn gereizt. Wie aus gutem Wein starker und scharfer Weinessig wird, so wird die Galle von guten und wohlschmeckenden Mahlzeiten angeregt, während sie durch schlechte Speisen abnimmt. Die Schwarzgalle aber nimmt von guten und wohlschmeckenden Speisen ab, dagegen von schlechten, bitteren, unsauberen und schlecht zubereiteten Speisen zu. Ebenfalls durch verschiedene Säfte bei verschiedenen Krankheiten nimmt die Schwarzgalle zu.«

Wenn einem »die Galle überläuft«, wird das Blut demzufolge mit Schwarzgalle vergiftet, so daß schwere innere Krankheiten entstehen können. Aus der Schwarzgalle entstehen besonders Traurigkeit, Depression und der lang anhaltende Zorn. Der harmlose »rote Zorn« wird durch die Galle angeregt und verraucht von allein, wenn sich der Zornesausbruch gelegt hat: »Wer aber im Zorn rot im Gesicht wird, dessen Blut kocht von

der Galle und wird so zum Gesicht geleitet. Ein solcher Mensch wird plötzlich und heftig zum Zorn erregt, aber sein Zorn legt sich bald wieder wie eine heftige Glut, die rasch erlischt. Daher erfährt er von diesem Zornesanfall keinen großen Nachteil.«
Schlimmer und heimtückischer ist der »weiße Zorn«, der nach Rache trachtet: »Wer aber zum Zorn erregt wird, so daß er weiß im Gesicht wird, dessen Zorn entsteht aus der Schwarzgalle, die zwar das Blut nicht weiter erregt, wohl aber seine Säfte verdreht. Dadurch wird der Mensch abgekühlt, und seine Kräfte nehmen ab und werden schlapp. Inzwischen aber erhebt sich in ihm der üble Vorsatz, sich gründlich zu rächen, und dieser hält lange an, weil sein Besitzer sich nicht enthalten kann, seinem Zorn Genüge zu tun.«
Durch ein Überangebot an Galle (Gallenfarbstoffen) entsteht manchmal Gelbsucht, besonders wenn die Gallenwege verschlossen sind. Hier ist nicht die infektiöse Gelbsucht bei der Hepatitis gemeint, deren Behandlung in die Hand eines Arztes bzw. eines Krankenhauses gehört, sondern die nicht infektiöse Gelbsucht (einfacher Ikterus). Sie ist bei Hildegard eine eigenständige Krankheit und eine Folge verschiedener Gallenwegserkrankungen. Typisch ist eine Ansammlung von Gallenfarbstoffen im Blut und im Gewebe, was man beispielsweise an der Gelbfärbung des Weißen im Auge sieht: »Die Krankheit, die Gelbsucht genannt wird [Ikterus], entsteht aus einem Überfluß an Galle, wenn durch kranke Säfte, Fieber und große und häufige Zornesausbrüche die Galle überfließt. Diesen Gallenfluß nehmen die Leber und die übrigen Eingeweide auf, und er durchdringt das ganze Gewebe, ebenso wie scharfer Essig ein neues Faß durchdringt, und schädigt den Menschen. Die Gelbsucht kann schon durch ihre ungewöhnliche [quittengelbe] Farbe beim Menschen erkannt werden.«
Durch Diätfehler, Fehlernährung, falsche Lebensweise, Streß, Sorge und Kummer sowie erbliche und hormonelle Fehlsteue-

rungen können sich auch Gallensteine bilden, die zu unangenehmen Gallenkoliken auswachsen können. Sie führen zu unangenehmen Funktionsstörungen im oberen Dünndarm (Dyskinesien), hinter denen sich oft auch sehr schwer zu behandelnde Magenbeschwerden verbergen können. Hauptziel der Therapie muß daher immer eine Beruhigung der gesamten Funktionseinheit sein, denn nur die »unruhige Gallenblase« macht Beschwerden.

Zur Vorbeugung und Behandlung von Gallenleiden und Gallensteinen hat sich in der Hildegard-Heilkunde folgender Therapieplan bewährt:

- Hildegard-Fasten (siehe Anhang),
- Hildegard-Psychotherapie (siehe Anhang), besonders die Beseitigung und Regulation von Streß, Kummer, Sorge und Frustration durch eine harmonische Lebensführung unter Berücksichtigung des rechten Maßes an Ruhe und Arbeit, Geselligkeit und Alleinsein, Gebet und Meditation,
- Hildegard-Aderlaß (siehe Anhang) zur Beseitigung von schwarzgalle- und gallensteinbildenden Substanzen wie Cholesterin und Gallensäuren,
- Hildegard-Aufbaukur mit Dinkel, Obst und Gemüse unter Vermeidung von folgenden Extremen in der Diät: nicht zu heiß und nicht zu kalt, nicht zu süß und nicht zu sauer, weniger Bratenfett und Schlagsahne, weniger Pommes frites, Räucherwaren, zu fettes Fleisch und zu fetten Fisch, weniger Bohnenkaffee, Alkohol und sonstige Reiz- und Genußmittel.

Index der Heilmittel bei Gallenleiden

Aloepulver – bei Gelbsucht 88

Diamantwasser – bei Gelbsucht 89

Galganttabletten – bei Gallenkoliken 91

Jaspisscheibe – bei Gallenkoliken 91

Leinsamen-Leinen-Umschläge – bei Gallenkoliken 92

Pfennigkrautmischung – bei Gelbsucht, die »Große Gelbsuchttherapie« 90

Steinbrechsamen – bei kleinen Gallensteinen 90

Steinbrechsamenwein – bei Gelbsucht, die durch einen Gallensteinverschluß verursacht wurde 89

Wein, gelöschter – bei Depressionen, als Antimelancholikum das stärkste Mittel gegen Stimmungsschwankungen, Streß und Schlafstörungen, Distanzmittel 86

Wermutwein – bei Funktionsstörungen der Gallenwege, Gallenblasenentzündung, Gallensteinen und Schmerzen im Oberbauch, als Universalmittel 87

Erkrankungen in Zusammenhang mit Gallenleiden und »Große Gelbsuchttherapie«

Depressionen (Antimelancholikum, stärkstes Mittel gegen Stimmungsschwankungen, Streß und Schlafstörungen, Distanzmittel)

Gelöschter Wein

»Wenn irgendein Mensch zum Zorn oder zur Trauer bewegt wird, soll er rasch Wein auf dem Feuer warm machen, ihn mit wenig kaltem Wasser mischen und ihn trinken. So wird der

Rauch der Schwarzgalle, der in ihm zum Ausbruch des Zornes sich erhoben hat, in Schranken gehalten.«

    200 ml Weiß- oder Rotwein
    20 ml Wasser

Wein bis zur Blasenbildung kräftig aufkochen, 1 Minute kochen lassen, mit kaltem Wasser löschen und warm schluckweise trinken.
Dieses Mittel hat sich zur Streßbeseitigung bestens bewährt. An Tagen mit starker Stimmungsschwankung oder Depressionen kann man bis zu 1 l in der Thermosflasche aufbewahren und über den Tag verteilt schluckweise trinken. Da bei der Herstellung der Alkohol verkocht wird, hat sich der gelöschte Wein auch in der Antialkoholikertherapie bestens bewährt.

Funktionsstörungen der Gallenwege, Gallenblasenentzündung, Gallensteine, Schmerzen im Oberbauch (Universalmittel)

Wermutwein
Wermutwein (Rezept und Anwendung s. S. 65) ist eines der besten Mittel, um die Funktionsstörungen im oberen Dünndarm mit Störungen der Gallenwege (unruhige Gallenblase) und der Bauchspeicheldrüse zu beseitigen, ohne einen zu starken Gallenfluß anzuregen. Gerade der Wermut ist eines der überzeugendsten Beispiele, daß die anerkannt gute Wirkung eines Gallenmittels durchaus nicht unbedingt mit der Stärke der choleretischen Wirkung (vermehrter Abfluß bereits gebildeter Galle, gallefördernd) und cholekinetischen Wirkung (verstärkte Produktion von Galle, galletreibend) einhergehen muß, denn in dieser Wirkung wird der Wermut von Pfefferminze und anderen Stoffen übertroffen.

Man wird die Anwendung des Wermuts nicht als einzige Therapie zur Beseitigung einer schweren Gallenkolik verabreichen. Das Hauptziel ist dabei immer die Beruhigung des gesamten Gallenwegsystems, denn nur die unruhige Gallenblase macht Beschwerden. Hier helfen darüber hinaus das Auflegen einer Jaspisscheibe oder auch ganz einfach Massagen mit Olivenöl über das Schmerzgebiet.

Gelbsucht

Aloepulver

»Wer Gelbsucht hat, lege Aloe in kaltes Wasser, und morgens sowie wenn er schlafen geht, trinke er es, und dies tue er drei- oder viermal, und er wird geheilt werden.«

3–4 Päckchen grobkörniges Aloepulver à 0,5 g
Wasser

Man schüttet am Abend den Inhalt des Aloepulverpäckchens (0,5 g) in ein Wasserglas und gießt vorsichtig normales, kaltes Wasser darüber, bis das Glas zu drei Vierteln gefüllt ist. Dann läßt man über Nacht stehen und gießt am Morgen vorsichtig, ohne den Bodensatz aufzurühren, das darüberstehende Wasser ab. Davon gibt man dem Kranken jeweils die Hälfte morgens und abends zu trinken. Es muß nicht unbedingt alles Wasser getrunken werden, aber je mehr, um so besser. Das abgestandene Aloewasser sieht leicht gelbgrün aus, schmeckt bitter und wird in kleinen Schlückchen getrunken.
Am folgenden Abend wird das nächste Aloepulver genauso in Wasser angesetzt und über Nacht stehengelassen. Man wiederholt das 3- bis 4mal. Nach 3–4 Tagen ist die gelbe Farbe verblaßt, das Hautjucken verschwunden und der Appetit zurückgekehrt. Eine drastische (giftige) Wirkung ist nicht zu erwarten.

Achtung: Bei chronischem Gebrauch (Mißbrauch) führt Aloe zu Verlusten von Mineralstoffen, insbesondere Kalium, worunter die Herzfunktion leiden kann. Daher dürfen Aloedrogen nicht über einen längeren Zeitraum (4–6 Wochen) eingenommen werden. Bei Darmverschluß und in der Schwangerschaft soll Aloe nicht eingesetzt werden. Auch in Fällen von Gallensteinen und Leberkrebs mit Metastasen und ähnlichen Zuständen, die auch zu Gelbsucht führen können, ist diese Therapie nicht geeignet.

Diamantwasser

»Wer Gelbsucht hat, lege einen Diamanten in Wein oder Wasser [24 Stunden] und trinke das Darüberstehende, und er wird geheilt.«

Man legt einen Rohdiamanten in eine Wasserkaraffe und übergießt ihn mit Wasser. Was der Kranke an Wasser zum Essen und Trinken braucht, wird aus dieser Karaffe entnommen.

Aloe- und Diamantwasser haben sich so gut bewährt, daß wir die vielen anderen Gelbsuchtmittel aus der Hildegard-Medizin meistens gar nicht mehr anwenden mußten.

Gelbsucht, verursacht durch einen Gallensteinverschluß

Steinbrechsamenwein

»Wer Gelbsucht hat, zerreibe den Steinbrechsamen in Wein und lasse ihn eine Stunde lang liegen. Er trinke das oft nach dem Essen, und die Gelbsucht in ihm wird ausgelöscht, weil diese manchmal durch ein Überfließen der Galle ausgelöscht wird und so etwas oftmals zu Verhärtungen in Form eines Steines führen kann.«

10 g Steinbrechsamen
1 l Wein

1 Stunde den Steinbrechsamenbrei in Wein stehenlassen, absieben und 3mal täglich 1 Likörglas nach dem Essen trinken.
Dieses Steinbrechmittel wirkt bei der Gelbsucht, die durch Gallensteine verursacht wird, da der Steinbrechsamen auch bei der Beseitigung von Gallensteinen eingesetzt wird.

Große Gelbsuchttherapie

Pfennigkrautmischung
30 g Pfennigkraut
10 g Eisenkraut
20 g Knoblauch
10 g Steinbrechsamen oder -kraut
1 l Kabinettwein

Die Kräuter im Wein ansetzen und 48 Stunden stehenlassen, absieben. Den Wein 9 Tage lang vor und nach dem Essen (jeweils 1 Likörglas) trinken. Darüber hinaus mit dem Wein, ein bißchen Ei und Butter eine Marinade bereiten, damit Salat anmachen und täglich essen. Wenn man schlafen geht, den Wein mit Tauchsieder oder auf dem Herd im Stahltopf erwärmen und vor dem Schlafen trinken.

Kleine Gallensteine

Steinbrechsamen
2 g Steinbrechsamen, zerstoßen
Wasser

Täglich $^1/_2$ Msp. Steinbrechsamen in 100 ml Wasser ($^1/_2$ Glas) nach dem Essen trinken.
Mit diesem Mittel kann man kleine Gallensteine beseitigen. In vielen Fällen gibt es eine Reaktion. Größere Steine kann man mit

dieser Methode nicht entfernen. Hier empfiehlt sich die Hildegard-Diät (siehe Anhang) und die Vermeidung von extremen Ernährungsfehlern (s. S. 85, »Therapieplan zur Vorbeugung und Behandlung von Gallenleiden«). Als weitere Antimelancholika können folgende Mittel eingesetzt werden:

– Dinkel (3mal täglich Dinkel in irgendeiner Form),
– Flohsamen (1 TL übers Essen streuen),
– Bertram (in jedes Essen als Gewürz),
– Gewürzplätzchen (»Nervenkekse« [siehe das Kapitel »Nervenkrankheiten«]: 3–5 Stück täglich),
– süße Mandeln (5–10 täglich kauen),
– Haferflocken (als Haferbrei),
– Fencheltee, -gemüse oder -tabletten (3mal täglich 3–5 vor dem Essen),
– Pfefferkraut (2–3 Msp. als Gewürz mitkochen),
– Ysop (frische Blätter oder 2–3 Msp. Ysoppulver als Gewürz mit Hühnchen kochen), Ysoppulver bereitet man durch Verreiben von getrockneten Ysopblättern zwischen den Handballen, dadurch kommt der würzige Geruch so richtig zur Geltung,
– Kubeben (3–5 Stück täglich kauen oder als Gewürz übers Essen streuen),
– gelöschter Wein (1- bis 3mal täglich 100 ml Wein),
– Aronstabelixier (täglich 1–3 Likörgläser),
– Chalzedon als Armband oder Kette um den Hals tragen,
– Weinraute (1 Blatt nach dem Essen kauen oder 1 Tablette nach dem Essen).

Bei Gallenkoliken haben sich folgende Methoden bewährt:
– eine Jaspisscheibe auf den Schmerzpunkt auflegen und mit Olivenöl einmassieren,
– Galganttabletten (siehe auch das Kapitel »Magen-Darm-Er-

krankungen«) gleich am Anfang einnehmen, damit sich keine Kolik ausweiten kann,
- Leinsamen-Leinen-Umschläge (Leinsamenkompressen, siehe das Kapitel »Hautkrankheiten«) warm auf den Schmerzpunkt auflegen.

Gichtleiden

Die Harnsäuregicht

Hildegard nennt die Gicht Podagra, meint also die echte Harnsäuregicht. Sie beruht letztlich nur auf zwei Ursachen, nämlich auf zuviel tierischem Eiweiß und zu starkem Alkoholkonsum. Die dadurch bedingten hohen Harnsäurespiegel verursachen ein Anschwellen der Gelenke und starke Gelenkschmerzen besonders am großen Zeh oder an den Fingern, die einen starken Gichtanfall oder einen akuten Gelenkrheumaschub auslösen können.
Vielfach genügen strenge diätetische Maßnahmen, eine Gewichtsreduktion und ein Einschränken des Alkoholkonsums. Wir verwenden in der Hildegard-Küche purinfreie Kost, z.B. Dinkelgrießsuppe mit viel Gemüse, die sich zur Ausschwemmung von hohen Harnsäurespiegeln bewährt hat.
Bei Gicht werden besonders Leute betroffen, die anlagebedingt zu Übergewicht neigen: »Wer weiches üppiges Fleisch an seinem Körper hat und häufig allerlei Leckerbissen ißt, wird leicht von Gicht befallen ... Es ereignet sich oft bei Leuten, die allerlei durcheinanderessen, daß sie danach leicht krank werden. Wenn also Leute mit weichem, üppigem Fleisch am Leibe im Übermaß allerlei leckere Speisen zu sich nehmen, so nehmen die schlechten Säfte bei ihnen sehr überhand, fließen in ihnen über und vermehren sich, so daß es unmöglich wird, sie davor zurückzuhalten, daß sie nicht ordnungslos in solchen Menschen hierhin und dahin fließen und so endlich in die unteren Körperteile herabsteigen und in den Schenkeln und Füßen zu toben beginnen. Und weil sie hier keinen Ausweg haben und zu oberen Körperteilen, woher sie gekommen sind, nicht wieder aufsteigen

können, so verbleiben sie in den unteren Gliedern, werden in Schleim umgewandelt und verhärten. Dann empfindet solch ein Mensch in seinen Beinen und Füßen die Gichtschmerzen, so daß er kaum gehen kann.«

Zur Behandlung und Vorbeugung von Gicht haben sich folgende Maßnahmen bewährt:

- Hildegard-Fasten (siehe Anhang),
- Hildegard-Aderlaß, wodurch kontinuierlich der erhöhte Harnsäurespiegel fällt (siehe Anhang),
- blutiges Schröpfen links und rechts der Wirbelsäule und an den Pofalten sowie unblutige Schröpfköpfe an den Beinen (siehe Anhang),
- Hildegard-Diät mit Dinkel, Obst und Gemüse mit purinfreier und kochsalzarmer Kost (siehe Anhang) und
- die im folgenden beschriebenen Hildegard-Gichtheilmittel.

Index der Heilmittel bei Gichtleiden

Bertrammischpulver – die »Große Gichtkur«, bei Harnsäuregicht, Bein-, Sohlen- und Fersenschmerzen, Rheuma und Ischias 97

Galgantwurzelwein – bei Hexenschuß, Harnsäuregicht und Ischialgien 99

Gewürznelken – bei Arteriosklerose, arteriosklerotischem Bluthochdruck, Harnsäuregicht, Nierensklerose, Schwellungen in den Gelenken und Wassersucht 96

Goldwein – bei Gichtschmerzen, Harnsäuregicht, Arteriosklerose und Magenfieber 97

Jaspisscheibe – bei Hexenschuß, Harnsäuregicht und Ischialgien 99

Lindenwurzelerde-Sauna – bei Lähmung, Harnsäuregicht und Arteriosklerose 99

Pappelrindenbad – bei Rückenschmerzen, Harnsäuregicht und Bandscheibenschmerzen 101

Petersilie-Fenchel-Salbei-Packung – bei Rückenschmerzen, Harnsäuregicht und Bandscheibenschmerzen 101

Petersilie-Weinraute-Olivenöl-Packung – bei Hexenschuß, Harnsäuregicht und Ischialgien 98

Schlehen in Honig – bei Rheuma und Harnsäuregicht 101

Schlehenaschenelixier – bei Lähmungen nach einem Schlaganfall, Harnsäuregicht, Rheuma und multipler Sklerose 100

Stabwurzelsalbe – bei Polyarthritis, Gelenkrheuma, Harnsäuregicht, Rheuma, akutem Gichtanfall und Rheumaschub 100

Tausendgüldenkrautwein – bei Gehörsturz, Harnsäuregicht, Rheuma, Arteriosklerose, Schlaganfall und Sprachstörungen 96

Thymiansalbe – bei Tumormetastasen, Harnsäuregicht, Rheumaschmerzen und zur allgemeinen Schmerzbeseitigung 101

Ulmenholzfeuer – zur »Bestrahlung« bei Harnsäuregicht, Rheuma, Arteriosklerose und Rückenschmerzen 98

Walnußwurzelerde-Sauna – bei Gelenkrheuma, Harnsäuregicht, Arthritis und Scheuermann-Krankheit (Rundrücken) 97

Weizenkörnerpackung – bei Ischialgien, Hexenschuß und Harnsäuregicht 99

Wermutsalbe – bei Hexenschuß, Harnsäuregicht und Ischialgien 99

Zedernfrüchte – bei Durchblutungsstörungen, Harnsäuregicht und Rheuma 96

Erkrankungen in Zusammenhang mit Gichtleiden und »Große Gichtkur«

Arteriosklerose, arteriosklerotischer Bluthochdruck, Harnsäuregicht, Nierensklerose, Schwellungen in den Gelenken, Wassersucht

Gewürznelken

Hildegard schreibt, daß durch Gewürznelkenkauen das Bindegewebe abschwillt. Insbesondere berichten die Patienten, daß die Anschwellungen der inneren Organe, wie sie bei der Wassersucht beobachtet werden, durch diese Maßnahmen zurückgehen, denn die »Gewürznelken mindern die Anschwellung der Innereien, verjagen so die Wassersucht und damit auch die Gichtschmerzen«. Deshalb sollte man täglich 2–4 Gewürznelken langsam im Munde zergehen lassen.

Durchblutungsstörungen, Harnsäuregicht, Rheuma

Zedernfrüchte

Die grünen Zedernfrüchte werden kleingehackt und durchgekaut. Im Winter kann man auch die Früchte pulverisieren und 1–3 Msp. in 1 Likörglas gutem Wasser mehrmals täglich trinken.

Gehörsturz, Harnsäuregicht, Rheuma, Arteriosklerose, Schlaganfall, Sprachstörungen

Tausendgüldenkraut-Wein

1 EL Tausendgüldenkraut-Blätter
1 ¼ l Wein

Kleingehackte Blätter in kochendem Wein 10 Minuten ziehen lassen. 1- bis 3mal täglich warm schluckweise trinken.

Die Beseitigung der Schmerzen mit Tausendgüldenkraut setzt ziemlich rasch ein. Besonders bewährt hat sich der Tausendgüldenkraut-Wein beim Gehörsturz, wobei er um so besser wirkt, je schneller man mit der Behandlung beginnt.

Gelenkrheuma, Harnsäuregicht, Arthritis, Scheuermann-Krankheit (Rundrücken)

Walnußwurzelerde-Sauna

Etwa 1 kg Erde von den Wurzeln eines Walnußbaumes abgraben, in der Pfanne glühendheiß erhitzen und im Saunabad auf den Steinen mit heißem Wasser übergießen und inhalieren. 2- bis 3mal wöchentlich wiederholen. Notfalls kann man auch die Erde in der heißen Pfanne mit Wasser übergießen, den Kopf mit einem Frotteehandtuch überdecken und den Wasserdampf inhalieren.

Gichtschmerzen, Harnsäuregicht, Arteriosklerose, Magenfieber

Goldwein

Täglich 1- bis 3mal einen Goldwein trinken, der folgendermaßen hergestellt wird: mit einem vergoldeten Reisetauchsieder 250 ml Weißwein zum Sieden bringen und warm schluckweise trinken.

Große Gichtkur, Beinschmerzen, Harnsäuregicht, Sohlenschmerzen, Fersenschmerzen, Rheuma, Ischias

Bertrammischpulver

30 g Bertrampulver
10 g Ingwerpulver
5 g weißes Pfefferpulver

Pulver mischen und 3mal täglich 1 Msp. in 1 Likörglas Petersilie-Honig-Wein (s. S. 132) vor den Mahlzeiten trinken.
Das Bertrammischpulver hat sich besonders bei Durchblutungsstörungen der Beine bewährt. Schmerzen verschwinden, und auch Krämpfe können durch diese Maßnahme nachlassen.

Harnsäuregicht, Rheuma, Arteriosklerose, Rückenschmerzen

Ulmenholzfeuer

Mit dem Rücken oder den schmerzhaften Gelenken vor dem Ulmenholzfeuer sitzen, am besten die schmerzhaften Gelenke mit Wermutsalbe (s. S. 244) einmassieren. Schon der Feuerschein des Ulmenholzes hat heilende Wirkung, wahrscheinlich liegt das an der Strahlungsfrequenz des rötlichen Ulmenholzfeuers, die besonders gut in den Körper an die Gelenke dringen kann.

Hexenschuß, Harnsäuregicht, Ischialgien

Petersilien-Weinraute-Olivenöl-Packung
10 g frische Petersilienblätter
40 g Weinrauteblätter
100 ml Olivenöl

Die Kräuter klein hacken, mit Olivenöl aufköcheln lassen, mit einer Mullbinde als Kompresse warm auf die Schmerzstelle aufbinden. 1–2 Stunden liegen lassen.

Diese Anwendung hat sich besonders bei Ischiasschmerzen bewährt, wobei die Schmerzen innerhalb von 24 Stunden nachlassen. Außerdem kann man zur Ischiasbehandlung noch folgende Maßnahmen durchführen:

Weizenkörnerpackung

1 kg Weizen
3 l Wasser

Weizen in Wasser 15 Minuten aufkochen, absieben, die warmen Körner auf ein Frotteehandtuch ausbreiten und warm – nicht heiß – für 2–3 Stunden auf den erkrankten Bereich legen.

Galgantwurzelwein

1 TL Galgantwurzel
250 ml Wein

Galgant in Wein 3 Minuten aufkochen, absieben und warm schluckweise trinken.

Jaspisscheibe

Jaspisscheibe mit Leukosilk auf die Ischiasnervenwurzel 3 Tage und 3 Nächte aufkleben.

Wermutsalbe

Wermutsalbe (s. S. 244) auf den Schmerzpunkten einmassieren, am besten vor einem Ulmenholzfeuer.

Lähmung, Harnsäuregicht, Arteriosklerose

Lindenwurzelerde-Sauna

Etwa 1 kg Erde von den Lindenwurzeln abgraben, in der Pfanne zum Glühen erhitzen und in der Sauna auf die heiße Erde kochendes Wasser gießen und inhalieren. Die Anwendung mindestens 9 Tage wiederholen. Notfalls kann man auch die heiße Erde in der Pfanne mit heißem Wasser übergießen, den Kopf mit einem Frotteehandtuch bedecken und inhalieren.

Lähmungen nach Schlaganfall, Harnsäuregicht, Rheuma, multiple Sklerose

Schlehenaschenelixier

40 g Schlehenasche
30 g Gewürznelkenpulver
60 g Zimtpulver
100 g abgeschäumter Honig
1 l Wein

Schlehen, Nelken und Zimt 5 Minuten im Honigwein aufkochen, absieben und steril abfüllen. 4 Wochen lang nimmt man 1 EL vor und 1 Likörglas nach den Mahlzeiten, macht dann 14 Tage lang Pause und wiederholt die Einnahme für 3–6 Monate.
Mit dem Schlehenaschenelixier gibt es gute Erfahrungen bei der Beseitigung von Lähmungserscheinungen nach dem Schlaganfall und auch von Lähmungen bei einer noch nicht lange währenden multiplen Sklerose. Das Mittel muß langfristig genommen werden bei gleichzeitiger Umstellung der Ernährung auf Dinkel, Obst und Gemüse.

Polyarthritis, Gelenkrheuma, Harnsäuregicht, Rheuma, akuter Gichtanfall, akuter Rheumaschub

Stabwurzsalbe

1–2 EL frisches Stabwurzkraut
100 g Schweinefett
50 ml Olivenöl

Kleingehacktes Kraut mit Fett und Öl im Wasserbad rühren und unter Rühren abkühlen lassen. Die Stabwurzsalbe wird mehrmals täglich über den Schmerzstellen einmassiert.

Gichtleiden 101

Rheuma, Harnsäuregicht

Schlehen in Honig

Schlehenfrüchte im Oktober bis zum Dezember ernten, entkernen, in Honig einlegen und täglich einige Schlehenfrüchte essen.

Rückenschmerzen, Harnsäuregicht, Bandscheibenschmerzen

Pappelrindenbad

2–3 Handvoll grüne Pappelrinde
2–3 l Wasser

Pappelrinde mit Wasser 15 Minuten auskochen, in das Badewasser bei 38 °C gießen und 20 Minuten baden. 2- bis 3mal wöchentlich wiederholen.

Petersilie-Fenchel-Salbei-Packung

10 g frisches Petersilienkraut
10 g frisches Fenchelkraut
5 g frische Salbeiblätter
1 ml Rosenöl
99 ml Olivenöl

Petersilie, Fenchel und Salbei im Mörser zerstoßen und in eine Mischung aus Rosen- und Olivenöl geben. In einer Baumwollkompresse 1–2 Stunden auf die schmerzhaften Stellen auflegen. Das Rosen-Oliven-Öl eignet sich auch als Massageöl zur Schmerzbeseitigung bei Rückenschmerzen.

Tumormetastasen, Harnsäuregicht, Rheumaschmerzen, Schmerzbeseitigung

Thymiansalbe

1 g frische Salbeiblätter
2 g Gartenwolfsmilch

3 g Thymianblätter
50 ml Wasser
10 g Ziegenfett
20 g (Schweine-)Fett

Die Gartenkräuter werden kleingehackt, im Wasser aufgekocht und mit dem Fett im Wasserbad zu einer Salbe verrührt, abkühlen lassen.
Die Schmerzpartien mehrmals täglich mit Thymiansalbe einreiben. Besonders bemerkenswert ist das Nachlassen von Knochenschmerzen bei Knochenmetastasen.

Hautkrankheiten

Die Haut als Spiegel der Lebensweise

Nirgendwo spiegeln sich die Lebensweise, Umwelteinflüsse, seelisch-geistige bzw. Gemütsbewegungen, Klima, Ernährung, körperlich-organische Leiden so deutlich wider wie auf der Haut. Die menschliche Haut schützt den Körper gegen Einflüsse von außen und verbindet ihn gleichzeitig wieder mit seiner Umwelt. Sie ist reichlich mit Sinnesrezeptoren ausgestattet, die die Eindrücke der Außenwelt (Makrokosmos) mit der der Innenwelt (Mikrokosmos) verbinden. Auch alle fünf Sinnesorgane können das Gesehene, Gehörte, Gerochene, Geschmeckte und Getastete auf die Haut übertragen und entweder eine wohltuende, entspannende oder eine zerstörende, krankmachende Wirkung auf ihr ausüben.

Für diese Aufgaben stehen der Haut Nervenbahnen zur Verfügung, die sowohl mit dem Zentralnervensystem als auch mit den inneren Organen verbunden sind. Haut und Nervensystem sind auch aufgrund ihrer gemeinsamen Herkunft aus dem äußeren Keimblatt (Ektoderm) untrennbar und eng miteinander verbunden. Daher kann man Nervenkrankheiten über die Haut (Sauna, Bäder, Packungen, Massagen, Schröpfen, Moxibustion [siehe Anhang]) als auch Hautkrankheiten über die Sinnesorgane behandeln.

Neben einer Bewegungs-, Tanz- oder Sporttherapie empfehlen sich zur Behandlung der Haut folgende Maßnahmen:

- über die Augen: Farb- und Lichttherapie,
- über die Nase: Aromatherapie,

- über den Mund: Ernährungstherapie, Diät,
- über die Haut: Physiotherapie (Salben, Bäder, Packungen, Sauna, Schröpfen).

Wie entstehen Hautkrankheiten?

Der Schlüssel für die Ursachen und die Behandlung von Hauterkrankungen liegt im seelischen Bereich. Ohne Einblick in das Zusammenspiel von Körper und Seele ist daher auch eine Heilung der Haut unmöglich. Eine reine körperliche Betrachtungsweise des Hautorgans auch mit »Wunderdrogen« wie Cortison und Antibiotika ist daher für die vielen Mißerfolge und das enorme Ausbreiten von Hauterkrankungen verantwortlich.
Von Natur aus hat jede Haut die Fähigkeit, sich von Grund auf zu erneuern. Heute weiß man, daß eine gesunde Haut in den tiefen Schichten der Epidermis selbständig verschiedene Hautfette (Lipide) und feuchtigkeitsbindende Substanzen produziert, die langsam mit den reifenden Hornzellen an die Hautoberfläche wandern. Zusammen bilden sie in der oberen Hornschicht einen Schutz, den sogenannten Hydrolipidfilm. Mit seiner Hilfe kann die Haut eindringende Krankheitserreger und Allergene abwehren und gleichzeitig den Verlust hauteigener Feuchtigkeit verhindern.
Vom komplexen Gleichgewicht dieser natürlichen Hautfunktionen hängt auch das Aussehen der Haut ab. Sie fühlt sich weich und geschmeidig an, wenn sie ausreichend durchfettet ist. Eine gesunde, intakte Haut ist unempfindlicher gegen Umwelteinflüsse, stabiler und elastischer. Ist dagegen der Schutz vermindert oder die Hautoberfläche stark aufgerauht, kann zuviel Feuchtigkeit aus den darunterliegenden Hautschichten entweichen. In diesem Ungleichgewicht reagiert die Haut überempfindlich und ist gefährdet!

In der Hildegard-Medizin werden verschiedenen Faktoren für die Störung des Gleichgewichtes verantwortlich gemacht: schlechte Säfte durch zuviel Essen und Trinken, Leberstoffwechselstörungen, Hormonregulationsstörungen sowie Aggressionen bei Wut- und Zornausbrüchen.

Hauterkrankungen durch schlechte Säfte von übermäßigem Essen und Trinken, besonders Fleisch, zu fetter und zu süßer Kost

»Bei solchen Leuten, die gesund und robust gebaut und deren Sehnen kräftig sind, die aber zum Trunk neigen und eifrig auf den Genuß von Fleisch und anderen wohlschmeckenden Speisen und Getränken bedacht sind, nimmt das Blut eine wachsähnliche Färbung an und dickt weiterhin ein. Weil das Blut wegen seiner dikken Beschaffenheit seinen rechten Weg nicht haben kann, auch nicht durch Fieberanfälle oder Körperschwäche solcher Leute, eben weil sie gesund sind, verdünnt wird, durchdringt es ihr Fleisch und ihre Haut, tränkt diese mit einem schädlichen Saft, verschmutzt sie sozusagen und erfüllt sie mit Geschwüren.«
Vom Fleischessen, von mancherlei Kuhmilchprodukten und vom starken Wein kommt diese Krankheit oft genug her, nicht aber vom Brot, auch nicht von Gemüse und Fisch.

Küchengifte als Auslöser

Sehr häufig erzeugen die sogenannten Küchengifte (Erdbeeren, Pfirsiche, Pflaumen und Lauch, siehe das Kapitel »Milzerkrankungen«) sehr starke Hautreaktionen, besonders allergische Ekzeme. Schon ganz allein durch einfaches Weglassen dieser Küchengifte kann man Spontanheilungen auf der Haut beobachten. Vielfach bewiesen ist, daß die Symptome dann verschwinden und prompt wieder auftreten, wenn die Produkte erneut gegessen werden.

Leberfunktionsstörungen durch Aggressionen, Wut- und Zornesausbrüche

»Es gibt aber auch andere Menschen mit derber Beschaffenheit des Fleisches an ihrem Körper, die zum Jähzorn geneigt sind, und ihr Zorn erregt das Blut in ihnen so, daß es um die Leber herum herabsinkt, und das Harte wie auch die Schwarzgalle dieser Leute mischt sich mit diesem Blut. So verteilt es sich über den ganzen Körper des Menschen und bringt sein Fleisch und seine Haut in Unordnung, so daß die Haut rissig wird, die Nasenflügel dick werden und unter Rissigwerden anschwellen.«

Hormonregulationsstörungen durch sexuelle Exzesse

»Andere Menschen aber sind mit zügelloser Sinnlichkeit behaftet, so daß sie weder Enthaltsamkeit besitzen noch auch besitzen wollen. Dadurch wird ihr Blut wiederholt in unordentliche Wallungen versetzt ... daß es weder richtiges Blut noch richtiges Wasser, noch auch richtiger Schaum ist. Dann wird es in schlechten Schleim und Jauche verwandelt, macht so Fleisch und Haut des Menschen zunichte und verwandelt sie in Geschwüre.«

Wie entstehen Hauttumore?

Diätfehler (siehe das Kapitel »Milzerkrankungen«) sowie Nahrungs- und Vitaminmangel durch zu lange Fastentage führen zu sogenannten »verdrehten Säften« *(contrarii humores)*, die die Haut anschwellen lassen *(pustulae cum tumore)*, wobei drei verschiedene Arten von Hautschwellungen entstehen:
- schwarze Tumorgeschwulste, z. B. maligne Tumore, maligne Melanome, Brustkrebs,
- graue eitrige Geschwüre (Ulcera),
- Ausschlag, Ekzeme, Dermatosen.

»Enthalten sich Menschen in übertriebener Weise der Nahrung, so daß sie ihrem Körper den richtigen und angemessenen Ersatz an Nahrung nicht zukommen lassen ... können dreierlei Anschwellung des Fleisches entstehen ...
Eine Art ist von beinah schwarzer Farbe. Sie schwillt durch starkes Vorwalten des Feuers auf, bringt dem Menschen Gefahr und droht mit dem Tode ...
Eine andere Art ist mehr grau gefärbt und beim Menschen durch das Unwetter in den oben erwähnten Elementen entstanden ... Sie schädigen zwar den Körper, töten ihn aber nicht.
Eine dritte Art ist nahezu weiß gefärbt und erhebt sich beim Menschen durch zu starke Anschwellung der Elemente. Auch diese Art schwächt zwar den Körper, wirkt aber nicht allgemein vernichtend auf ihn ein, so wie es plötzliches Steigen und Ergießen der Flüsse ergeben ... Die Beule aber, welche schwarz ist, ist gefährlich und beinah unheilbar, die graue aber und die weiße sind etwas milder und können geheilt werden.«

Therapiemaßnahmen für Hautkrankheiten

»Solange aber ein Mensch an der Schwellung seines Aussatzes leidet, soll er sich auch von jeder heißen, gebratenen und schweren Speise wie auch des Weingenusses enthalten und rohes Gemüse wie auch ungekochtes Obst vermeiden, die insgesamt die schädlichen Säfte in ihm vermehren und entflammen würden.
Nur gutes, zumal Dinkelbrot essen und Quellwasser trinken, weil dies für den Menschen in solcher Zeit wegen seiner milden Art nicht gefährlich ist. Wenn ein derartiger Mensch eine Diät sucht, so bereite er sich mit reinem Eidotter und leichter Dinkelmehlsuppe eine Speise ohne Zusatz von Fett oder Käse.

Er soll aber keinen Wein trinken, weil dieser die Gefäße stärker füllt und so die vorhandenen Schwellungen ansteigen würden. Auch darf er keine heißen Speisen genießen, weil diese durch die Wärme die Säfte in Aufregung bringen und die Geschwulst infolgedessen zunehmen würde.«

Neben diesen diätetischen Maßnahmen haben sich als Umstimmungsreaktionen bei Hautleiden noch folgenden Therapien bewährt:

– Hildegard-Aderlaß (siehe Anhang),
– Suche nach den seelischen Ursachen im Hildegard-Fasten, Aufbau eines starken seelischen Abwehrsystems, Hildegard-Psychotherapie (siehe Anhang),
– Minderung von Verdauungsstörungen durch die Hautdiät mit Dinkel, Quendel und rote Bete als Basiskost,
– Säftereinigung mit Salbeitee, Ringelblumentee zur Entgiftung und Brennesseltee zur Anregung der Nierenfunktion,
– Entgiftungsmaßnahmen für die Leber mit Lavendeltee, Maulbeerwein und Hirschzungenelixier,
– Schutz vor den Elementen: zuviel Hitze, zuviel Kälte, zuviel Wind und feuchte Luft.

Index der Heilmittel bei Hautleiden

Amethyst – bei Hautgeschwülsten, frischen Schwellungen, Hämatom, Tennisellbogen, Schwellungen der Gelenke und Bindegewebszysten 117

Bärenfettasche – bei Haarausfall, *Alopecia areata* (kreisrundem Haarausfall) 115

Bergkristall – bei Ekzemen und Nesselausschlag (Urticaria) 114

Buchsbaumsaft – bei Ekzemen, hartnäckigen Hautausschlägen und Flechten 113

Hautkrankheiten 109

Buchsbaumsaft-Olivenöl – bei Ekzemen, hartnäckigen Hautausschlägen und Flechten 113

Eisenkrautkompresse – bei infizierten Ekzemen, Abszessen, Furunkeln, infizierten Lymphdrüsenschwellungen, Entzündungen, Brustdrüsenentzündungen, Gürtelrose und Eiterherden 111, 118

Enzianwurzelpulver in warmem Wein – bei Allergien, allergischem Fieber und dauerhaften Darmstörungen 111

Flohsamenwein – bei Allergien, Ekzemen und Juckreiz 111

Goldwein – bei Ekzemen, Allergien, Magen- und rheumatischem Fieber 113

Hasengalle – bei Schuppenflechte 123

Holunder – siehe Zwergholunderbrei

Kerbel-Engelsüßpulver-Alant-Kompresse – bei Krätze, ekzemartiger Knötchenbildung, Krusten in Finger- und Zehenzwischenräumen, gehört zur »Großen Hautkur bei Krätze« 120

Lärchensalbe – bei Ekzemen, Hautausschlag und -flechte 114

Leinsamenkompresse – bei nässenden Ekzemen, wunder, rissiger Haut, Wundheilungsstörungen, auch Verbrennungen 122, 125

Maulbeerblätterkompresse – bei Hautausschlägen, juckenden Allergien und Krätze 117

Minze – siehe Wilde Minze

Mohnkörnerkur – bei Juckreiz 119

Mutterkümmelpulver – bei Nahrungsmittelallergien 121

Myrtenöl (Melaleukaöl) – bei Schuppenflechte, Hautinfektionen, Hautpilz, *Candida albicans*, Akne, Nagelbettvereiterung und -mykose 118, 123

Pflaumenaschenlauge – bei Haarausfall, Schuppen, fettigem Haar und Haarausfall nach einer Chemotherapie 116

Prasem-Roggenbrot-Kompresse – bei allergischem Fieber mit Ekzemen, Wundrose, und allergischen Fieberausbrüchen nach Diätfehlern (Erdbeeren, Pfirsiche, Schweinefleisch) 112

Quendel und rote Bete – bei Hautausschlägen, Ekzemen, Akne, Geschwüren und infizierten Hautausschlägen 116

Quendelsalbe – bei trockener, rissiger Haut und Ekzemen 124

Rosen-Oliven-Öl – bei Juckreiz, Allergien, Ekzemen und Neuralgien 119

Rote Bete – siehe Quendel

Salzheringslake – bei Schuppenflechte, Hautausschlägen, Kopfgrind und Flechten 124

Schafgarbenblätter – bei Wundheilungsstörungen und zur Desinfektion 126

Schafgarbenkompresse – bei Ekzemen, Wunden, Verletzungen und Infektionen 114

Schafgarbenpulver und -tee – bei Wunden von Operationen, Blutungen, Quetschungen, Röntgenbestrahlung, Knochenbrüchen und Zahnextraktionen, »Schafgarbenschutz« bei Operationen 125

Schafgarbentee – bei Ekzemen, Wunden, Verletzungen und Infektionen 114

Schöllkrautsalbe – bei Kontaktdermatitis, allergischen Ekzemen und Warzen 119

Veilchen-Oliven-Rosen-Öl – zur Narbenbehandlung, bei Wundheilungsstörungen, zur Herdsanierung, bei Geschwüren, Krebs, Mastopathie und Lymphknotenschwellungen 121

Weihrauch-Schwefel-Salbe – bei Krätze, ekzemartiger Knötchenbildung, Krusten in Finger- und Zehenzwischenräumen, gehört zur »Großen Hautkur bei Krätze« 120

Weingeist-Oliven-Rosen-Öl – bei Wundheilungsstörungen und zur Desinfektion 126

Wickenkraut – bei verkrusteten und nässenden Ekzemen, Eiterflechte, Grindenflechte, blasenartigen und krustigen Hautausschlägen 125

Wilde Minze – bei Krätze, ekzemartiger Knötchenbildung, Krusten in Finger- und Zehenzwischenräumen 120

Zwergholunderbrei – bei Hautpilz, Nagelpilz, Nagelbettentzündungen und -vereiterungen 118

Erkrankungen der Haut

Abszesse, Eiterungen, Nagelbettvereiterungen, Brustdrüsenentzündungen

Eisenkrautkompresse

Die Eisenkrautkompresse (s. S. 118) wird 1 Stunde lang auf der wunden Stelle gelassen. Sobald die Kompresse ausgetrocknet ist, wird die Auflage erneuert. Mindestens 2mal täglich anwenden, bis der Eiterherd verschwindet.

Allergien, Ekzeme, Juckreiz

Flohsamenwein
3 EL Flohsamen
1 l Wein

Samen und Wein werden 3 Minuten aufgekocht und durch einen groben Filter abgesiebt. Die farblose Flüssigkeit füllt man ab und nimmt davon 3mal täglich 1 Likörglas vor dem Essen.
Der Flohwein nimmt den Juckreiz und resorbiert bereits im Darm Giftstoffe und Allergene, die das Hautekzem auslösen können.

Allergien, allergisches Fieber, dauerhafte Darmstörungen

Enzianwurzelpulver in warmem Wein
250 ml Wein
1 Msp. Enzianpulver

Der Wein mit dem Enzianpulver wird mit einem Tauchsieder erwärmt. 3mal täglich vor den Mahlzeiten trinken.

Der Enzianwein beseitigt die bei Allergien häufig auftretenden fieberhaften Darmstörungen.

Allergisches Fieber mit Ekzemen, Erysipel (Wundrose), allergische Fieberausbrüche nach Diätfehlern (Erdbeeren, Pfirsiche, Schweinefleisch)

Prasem-Roggenbrot-Kompresse

Der Prasemstein wird in einem Roggenbrotteig eingewickelt und mit einem Tuch 3 Tage und 3 Nächte auf dem Bauchnabel aufgebunden. Ganz gleich, wo die Ekzeme sitzen, am Nabel zeigt sich meistens eine Hautreaktion, und das Ekzem verschwindet am ganzen Körper.

Ekzeme, Allergien, Magenfieber, rheumatisches Fieber

Das Ekzem ist keine isolierte Krankheit, sondern entsteht aufgrund einer Veranlagung der Haut, die auf eine bestimmte innere oder äußere Einwirkung mit einem Ekzem reagiert.
Von außen wirken Allergene, Reizstoffe und Giftstoffe aus Nahrungsmitteln (Küchengifte) oder Umweltgifte ein, man spricht in diesem Falle von exogenem Ekzem oder Kontaktekzem.
Wenn die Ursachen von innen kommen – durch Kummer, Sorge, Streß, Aufregung oder Schicksalsschläge –, spricht man vom endogenen oder atopischen Ekzem. In beiden Fällen werden starke körperliche Reaktionen ausgelöst, wobei z. B. aus den Mastzellen das körpereigene Hormon Histamin ausgeschüttet wird, wodurch die Blutgefäße erweitert werden und Blutplasma aus den Gefäßen austreten kann. Die Hautzellen werden vom Plasma auseinandergedrückt, die Haut »springt auf«, »kocht« (griech. *ékzema* = »Aufgekochtes«) und juckt, in vielen Fällen fast unerträglich.

Goldwein

Mindestens 1mal täglich 250 ml Goldwein (Rezept s. S. 97) trinken.

Der gleiche Goldwein hilft auch besonders gut bei rheumatischem Fieber, das wie die Allergie durch eine Herdbildung im Magen-Darm-Trakt zusammen auftritt. Da die Allergie wie ein Rheumaherd auch nach einer Antibiotikabehandlung durch die zerstörte Darmflora ausgelöst werden kann, können mit dem Goldwein ebenso Stoffwechselstörungen beseitigt werden.

Ekzeme, hartnäckige Hautausschläge, Flechten

Um das Ekzem von innen nach außen abzuheilen, wird zunächst eine innere Einnahme von Buchsbaumsaft mit Rosenlakritzsaft empfohlen. 8 Tage nach der inneren Behandlung beginnt die eigentliche Hauttherapie mit einer Mischung aus Buchsbaumsaft und Olivenöl. Mit dieser Kombination wird die »innere Unreinheit« nach außen getrieben.

Buchsbaumsaft

1 TL Buchsbaumsaft
30 ml Rosen-Urtinktur
70 ml Süßholzsaft (verdünnt 1:1)
250 ml Wein

Saft und ½ TL Rosenlakritzsaft (Mischung aus Rosa-Urtinktur und Süßholzsaft) mit Wein erhitzen. Davon 3mal täglich 1 Likörglas vor dem Essen trinken.

Buchsbaumsaft-Olivenöl

3 TL Buchsbaumsaft
4 TL Olivenöl

Mit der Mischung aus Buchsbaumsaft und Olivenöl werden die Hautausschläge vorsichtig abgetupft und verbunden. 3mal täglich wiederholen.

Ekzeme, Hautausschlag, Hautflechte

Lärchensalbe
10 g Lärchenbaumspitzen
100 g Schweineschmalz

Junge frische Lärchenbaumspitzen werden im Mixer zu einem Brei verarbeitet. Davon 10 g in 100 g frisches Schweineschmalz nach kurzem Erwärmen verrühren. Auf die trockene rissige Haut und die juckenden Stellen wird die Lärchensalbe direkt einmassiert. Täglich wiederholen.

Ekzeme, Nesselausschlag (Urticaria)

Bergkristall
Die nässenden Hautausschläge werden mit einem sonnengewärmten Bergkristall in Berührung gebracht und ½ Stunde lang aufgebunden. Bei nässenden, juckenden Ekzemen müssen besonders die Hinweise zur Ernährung in den Einleitungsabschnitten des Kapitels »Hautkrankheiten« beachtet werden.

Ekzeme, Wunden, Verletzungen, Infektionen

Die Schafgarbe ist das beste Wundheilungsmittel der Hildegard-Medizin und wird innerlich als Schafgarbentee, verstärkt mit 3 Msp. Schafgarbenblätterpulver, genommen. Als Infektionsprophylaxe bei Operationen hat es sich bewährt, 3 Tage vor der Operation und 10 Tage danach diesen Tee zu trinken; nach dieser Zeit heilen auch die schwersten infizierten Wunden.

Schafgarbentee
1 EL Schafgarbenblätter
3 Msp. Schafgarbenblätterpulver
250 ml Wasser

Schafgarbenblätter und -pulver ca. 3 Minuten in kochendheißem Wasser ziehen lassen, abseihen und schluckweise trinken.

Schafgarbenkompresse
1 EL Schafgarbenblätter
250 ml Wasser

Blätter in Wasser 1 Minute aufkochen und warm und feucht über einen Verbandmull direkt auf die Wunde binden. Wenn der Verband trocken ist, erneuern.
Beginnt die Wunde zu heilen, kann man die Schafgarbenblätter direkt auf die Wunde binden. Mit dieser Methode heilen auch die allerschlimmsten Wunden. Selbst antibiotikaresistente Keime lassen sich so beseitigen. Es hilft auch in sogenannten hoffnungslosen Fällen wie z.B. bei einer Patientin, die nach Beinamputation 7 Wochen lang in einer Universitätsklinik ergebnislos mit den verschiedensten Antibiotika behandelt wurden. Die Wunde heilte mit der Schafgarbenbehandlung spontan nach 10 Tagen.

Haarausfall, Alopecia areata (kreisrunder Haarausfall)

Bärenfettasche
1 kg Roggenstroh
40 g Bärenfett

Roggenstroh zu 10 g Asche verbrennen, mit Bärenfett zu einer Salbe verrühren und den ganzen Kopf damit einmassieren. Diese Einreibung bleibt 3 Tage auf dem Kopf und wird nachts mit einer Wollmütze abgedeckt.
Das Mittel wirkt nur, wenn die Haarwurzeln noch vorhanden sind. Die meisten Patienten mit Haarausfall sind psychisch gestört oder haben manchmal einen schweren Schock erlitten. Im

allgemeinen betrifft die Alopezie Menschen, denen es schwer fällt, aus der Welt des Kindes in die der Erwachsenen überzugehen. Bei Hormonregulationsstörungen wird der Hildegard-Aderlaß (siehe Anhang) durchgeführt und für die anschließende Behandlung eine Kur mit Hirschzungenelixier (s. S. 36) empfohlen.

Haarausfall, Schuppen, fettiges Haar, Haarausfall nach Chemotherapie

Pflaumenaschenlauge
1 EL Pflaumenasche
500 ml Wasser

Aus der Rinde und den Blättern des Pflaumenbaumes wird eine Asche bereitet und in Wasser aufgenommen. Nach Abfiltrieren erhält man eine alkalische Lauge, die 1:1 mit Wasser verdünnt wird. Nach dem Haarewaschen massiert man sich mit dieser Pflaumenaschenlauge den Haarboden ein. Nicht nachspülen, nur einfönen. Man wiederholt das 2- bis 3mal in der Woche.
Diese Kur hat sich bei Haarausfall bewährt, besonders wenn die zugrundeliegende Hormonstörung durch den Hildegard-Aderlaß (siehe Anhang) beseitigt wurde. Bei der Chemotherapie kommt es nicht zu einem so starken Haarausfall, wenn gleichzeitig Pflaumenholzaschenlauge verwendet wird. Die Ergebnisse bei richtiger Anwendung, die bis zu 2 Monaten dauern kann, sind sehr gut.

Hautausschläge, Ekzeme, Akne, Geschwüre, infizierte Hautausschläge

Quendel, rote Bete
Quendel ist das Universalhautgewürz der Hildegard-Medizin. 1–3 Msp. werden beim Essen, in Fleischgerichten beim Gemüse,

mitgekocht. Besonders hat sich Quendel bei Hautausschlägen bewährt, wenn man 1–3 Msp. in einer Dinkelmehlschwitze mitkocht und damit gekochte rote Bete 2- bis 3mal wöchentlich als Gemüse ißt.

Hautausschläge, juckende Allergien, Krätze

Maulbeerblätterkompresse

1 Handvoll Maulbeerblätter
250 ml Wasser

Die Maulbeerblätter werden in dem Wasser 3 Minuten kräftig ausgekocht und abgesiebt. Mit diesem Maulbeerblätterwasser die juckenden Hautstellen waschen.
Man kann auch feuchte, warme Maulbeerblätterkompressen 1 Stunde lang auf die Wunde binden und nach dem Trockenwerden erneuern. Der Maulbeerblättertee kann ebenso auf heißen Saunasteinen zum Verdampfen gebracht und inhaliert werden.

Hautgeschwülste, frische Schwellungen, Hämatom, Tennisellbogen, Schwellungen der Gelenke, Bindegewebszysten

Amethyst

Der Amethyst wird mit Speichel befeuchtet. Mit dem Stein dann die Hautpartien mehrmals täglich einmassieren. Bei Schleimbeutelschwellungen an den Gelenken wird zusätzlich die Arthritissalbe (s. S. 244) im Wechsel mit der Amethystbehandlung angewendet.

Hautinfektionen, Hautpilz, Candida albicans, Akne, Nagelbettvereiterung, Nagelbettmykose

Myrtenöl

Das Myrtenöl (s. S. 123) kann, wenn keine allergische Reaktion ausgelöst wird, pur auf die betroffenen Stellen aufgetragen werden, da es normalerweise hautfreundlich ist.

Hautpilz, Nagelpilz, Nagelbettentzündungen, Nagelbettvereiterungen

Zwergholunderbrei

1–2 EL Zwergholunderbeeren werden im Küchenmixer zerkleinert und als Brei für 1 Stunde auf die Zehen- und Fingernägel gelegt. Die Haut färbt sich blau. Ein Eintrocknen wird durch das Aufbinden als Kompresse verhindert. Die Behandlung kann mehrere Wochen dauern.

Infizierte Ekzeme, Abszesse, Furunkel, infizierte Lymphdrüsenschwellungen, Gürtelrose, Eiterherde

Eisenkrautkompresse

1 EL Eisenkraut
250 ml Wasser

Das Eisenkraut – eventuell in einem Mullsäckchen – etwa 3 Minuten im Wasser aufkochen. Das warme Kraut in einer sterilen Mullbinde mindestens 1 Stunde lang als Kompresse auf die Wunde legen. Nach Eintrocknen der Kompresse 2- bis 3mal täglich erneuern.
Durch die Eisenkrautbehandlung heilen Schmerzen, Entzündungen, Infektionen und Hautinfektionen ziemlich rasch ab, sogar schmerzhafte Herpesbläschen konnten nach 10 Tagen wieder

zum Verschwinden gebracht werden. Die Kompresse bleibt so lange auf der Wunde, bis sie schön trocken ist, und kann danach sofort wieder gewechselt werden.

Juckreiz

Mohnkörnerkur

1–3 EL Mohnkörner werden täglich ins Essen gestreut, mit Apfelkompott oder als Mohnkuchen gegessen. Die Inhaltsstoffe des Speisemohns beruhigen die aufgekratzte Haut und sorgen dafür, daß der Juckreiz verschwindet.

Juckreiz, Allergien, Ekzeme, Neuralgien

Rosen-Oliven-Öl

0,5 ml echtes Rosenöl
100 ml Olivenöl

Die beiden Öle mischen und mit dieser Mischung die wunden Stellen einmassieren. Bereits nach kurzer Zeit verschwindet der Juckreiz, und die erkrankten Hautpartien heilen.

Kontaktdermatitis, allergische Ekzeme, Warzen

Schöllkrautsalbe

10 ml Schöllkrautsaft-Urtinktur
100 g Schweinefett

Der Schöllkrautsaft wird mit dem Schweinefett kurz erwärmt und zur Salbe verarbeitet. Mit dieser Salbe die rissige Haut 1- bis 3mal täglich einmassieren.

Krätze, ekzemartige Knötchenbildung, Krusten in Finger- und Zehenzwischenräumen

Krätzemilben sind heute sehr verbreitet, besonders in Kinder-, Alters- und anderen Heimen. Milben arbeiten sich bohrend in die Oberhaut hinein und lösen Jucken und Entzündungen aus. Kratzen reißt die Haut auf und führt zu papulösen Knötchen und Blasenausschlag.

Große Hautkur bei Krätze

Kerbel-Engelsüßpulver-Alant-Kompresse
- 10 g Kerbel
- 30 g Engelsüßpulver
- 50 g Alant
- 1 l Wasser

Zutaten in Wasser 3 Minuten lang kräftig abkochen. Die warmen Kräuter werden warm-feucht mit einer Mullbinde auf die Haut aufgebunden. Diese Kompresse wird 5 Tage jeden Tag frisch aufgelegt.

Weihrauch-Schwefel-Salbe
- 5 g Weihrauch
- 5 g Schwefelpulver
- 150 g Schweineschmalz

Zutaten zum Absud der Kräuterkompresse geben und die Lösung unter ständigem Kochen und Rühren zu einer Salbe verarbeiten. Damit werden die betroffenen Hautpartien nach Abnahme der Kompresse 2- bis 3mal täglich einmassiert.

Wilde Minze

Wo Krätzemilben die Haut befallen haben, wird Minzenpulver auf- bzw. eingestreut und mit einer Mullbinde befestigt. Der

Verband kann täglich mehrmals gewechselt werden, und die Krätzemilben sterben.

Mit dieser einfachen Behandlung kann man die Milben auch auf schwer zugänglichen Stellen der Haut (Hautfalten oder Genitalien) beseitigen. Ebenso konnten Milben, die mit der üblichen Jacutinbehandlung nicht verschwanden, mit dem Minzenpulver nach kurzer Zeit beseitigt werden.

Nahrungsmittelallergien

Mutterkümmelpulver

Mutterkümmel ist das Desensibilisierungsmittel für tierische Eiweißstoffe, die Allergien auslösen können. 1 bis 3 Msp. werden über das Essen gestreut, besonders auf Brot, Käsebrot, Eiweiß und Milchprodukte.

Narbennachbehandlung, Wundheilungsstörungen, Herdsanierung, Geschwüre, Krebsleiden, Mastopathie, Lymphknotenschwellungen

Veilchen-Oliven-Rosen-Öl

15 ml Veilchensaft

5 ml Olivenöl

15 g Ziegenfett

2 Tropfen Rosenöl

Alle Zutaten mischen. Veilchencreme nach Abheilung der Wunde (am 10. Tag) einmassieren.

Die Veilchencreme hat sich besonders gut zur Beseitigung gutartiger Bindegewebsknoten in der Brust bewährt. Die Knoten werden kreisförmig mit Veilchencreme ein- und zum Lymphsystem ausmassiert. Nach Brustkrebsoperationen wird die Salbe auf der Operationsnarbe vom Rande her gegen den Hauptherd hin mehrmals täglich, nach Röntgenbestrahlung mindestens 2mal täglich eingerieben.

**Nässende Ekzeme, wunde, rissige Haut,
Wundheilungsstörungen, auch bei Verbrennungen**

Nässende Ekzeme müssen naß behandelt werden; erst wenn die Abtrocknung der Haut erfolgt ist, kann mit Salben und Cremes weiterbehandelt werden.

Leinsamenkompresse
3 EL Leinsamen
1 l Wasser

Leinsamen werden in Wasser 3 Minuten gekocht, und der gequollene Brei wird durch ein Leintuch gesiebt. Diese Leinsamenkompresse wird warm (ca. 40 °C) und feucht mindestens 1 Stunde auf die Wunde aufgelegt und nach dem Abtrocknen erneuert, bei Bedarf 3mal täglich, bis die Wundheilung einsetzt.
Auch bei allerschwersten Verbrennungen saugt diese Kompresse die verbrannten Hautstücke auf, wodurch eine Wundheilung ohne Narbenbildung ermöglicht wird.

Schuppenflechte

Für die Schuppenflechte (Psoriasis) gibt es in der Schulmedizin weder eine ausreichende Ursachenbegründung noch eine befriedigende Therapie. Charakteristisch sind die massiven silberweißen Schuppungen überwiegend an den Dehnungsstellen der Haut, an Ellbogen, Knien, Kopfhaut und die typisch betroffenen Fingernägel. Die starke Schuppenbildung ist die Folge einer krankhaften Beschleunigung – bis auf das Zehnfache – des Hautwachstums. Gleichzeitig werden die toten wie auch die unreifen Hautzellen abgestoßen.
Zahlreiche Faktoren können einen Psoriasisschub auslösen: mechanische, thermische und chemische Reize, Virusinfektionen, Angina, Trauma oder die Elemente wie Kälte, Hitze und Wasser.

Vor allem aber sind es seelische Konflikte und Belastungen, Frustrationen und Ängste, die hinter der Psoriasis stecken. Die Haut wird zur »Bühne«, auf der sich die seelischen Konflikte widerspiegeln. Solange diese Konflikte nicht erkannt und gelöst werden, kann auch die Schuppenflechte nicht zum Verschwinden gebracht werden.

Myrtenöl (Melaleukaöl)
Hildegard nannte für die Behandlung der Schuppenflechte die Myrte. Wir verwenden die australische Myrtenart *Melaleuka alternifolia*, die ein ätherisches Öl liefert, das eine große Wirksamkeit gegen Bakterien, Viren und Pilze hat. Da das Öl sehr gut haut- und schleimhautverträglich ist, kann man es pur auf die Schuppen der Psoriasis auftragen. Bei Rötung der Haut, die eine Allergie anzeigt, soll das Öl nicht mehr verwendet werden. Erstaunlicherweise lösen sich nach kurzer Zeit die Hautschuppen ab, und eine Wundheilung beginnt.
Melaleukaöl ist auch in der Lage, Eiterherde unter der Haut zum Verschwinden zu bringen. Daher kann man es pur auf Aknepickel auftragen. Eine Verdünnung von 1 : 60 (1,6%) reicht aus, um den Eitererreger *Staphylococcus aureus* innerhalb von 5 Minuten abzutöten.
Auch bei anderen Herpesarten hat sich Melaleukaöl bewährt, z. B. beim Lippenherpes oder beim Herpes genitalis, wo man das Öl in Veilchencreme einarbeiten kann: 1 ml Melaleukaöl auf 100 g Veilchencreme eventuell zu Scheidenzäpfchen verarbeiten und 1mal täglich anwenden.

Hasengalle
Man nimmt die Hasengalle des Wildhasen mit einer sterilen Spritze auf und reibt mit dieser Flüssigkeit die betroffenen Hautpartien ein. Die Psoriasisherde werden bei der Behandlung zunächst stärker rot, entzündet und schmerzhaft. Doch vergeht das alles rasch, und die Haut reinigt sich. Man darf die Hasen-

galle nicht jeden Tag anwenden, sondern soll zwischendurch Pausen einlegen. Stallhasengalle ist für diese Behandlung nicht geeignet.

Schuppenflechte, Hautausschläge, Kopfgrind, Flechten

Salzheringslake

Salzheringslake ist meist kostenlos in Fischgeschäften erhältlich. Mit diesem Wasser wird der Kopf oder die Hautwunden gewaschen und 1 Stunde danach mit warmem Wasser abgespült. Am nächsten Tag mache man aus Buchenasche eine Lauge (Buchenholz zu Asche verbrennen und 10 g in 100 ml Wasser aufnehmen, abfiltrieren) und mit dieser Lauge entweder den Kopf oder die Hautwunde waschen.
Am 3. Tag werden die betroffenen Hautpartien mit Ziegenfett einmassiert. Ziegenfett ist eine ausgezeichnete Basiscreme für trockene, rissige Haut.
Schuppenflechte wird durch diese Kur aufgeweicht und zum Verschwinden gebracht.

Trockene, rissige Haut, Ekzeme

Quendelsalbe

100 g Ziegenfett
30 g Quendelpulver

Ziegenfett im Wasserbad zerlassen und das Quendelpulver daruntermischen, zu Salbe kalt verrühren. Mehrmals täglich die Haut einmassieren.
Ziegenfett ist sehr gut hautverträglich und hilft schon ohne weitere Zugaben bei rissiger und juckender Haut.

Verbrennungswunden, rissig-blutende Haut

Leinsamenkompresse

Die warm-feuchte Leinsamenkompresse (s. S. 122) wird auf die Verbrennungswunde direkt aufgebunden. Sie resorbiert die schwarzen, verbrannten Hautteilchen und reinigt die Wunde, so daß zum Teil eine narbenlose Wundheilung möglich ist. Die Ergebnisse sind oft so überraschend gut, daß selbst große Verbrennungsflächen ohne Hauttransplantationen narbenlos zur Ausheilung gebracht werden können.

Verkrustete, nässende Ekzeme, Eiterflechte, Grindenflechte, blasenartige und krustige Hautausschläge

Wickenkraut

1 Handvoll Wickenkraut
250 ml Wasser

Wickenkraut wird in Wasser gekocht und warm als Kompresse für 1 Stunde aufgebunden. Im Sommer nimmt man die grüne Pflanze, im Winter kann man auch die Wickensamen verwenden, sie zu einem Brei zerstampfen und mit einer Mullbinde aufbinden.

Wunden von Operationen, Blutungen, Quetschungen, Röntgenbestrahlung, Knochenbrüche, Zahnextraktionen

Schafgarbenpulver und -tee

Keine Operation ohne Schafgarbenschutz! Bereits 3 Tage vor der Operation 3 Msp. Schafgarbenpulver in 1 Tasse Schafgarben- oder Fencheltee und 10 Tage nach der Operation führt in fast allen Fällen zu einer komplikationslosen glatten Wundheilung ohne Infektion. Einige Chirurgen sind von der Wirkung der

Schafgarbe so überzeugt, daß sie generell bei jeder Operation den Schafgarbenschutz anwenden. Eine Antibiotikaprophylaxe ist bei der so durchgeführten Operation nicht nötig.

Wundheilungsstörungen (Desinfektion)

Die natürliche Wundheilung dauert normalerweise 10 Tage, wenn sie nicht durch Infektionen, Schmutz oder durch chemische Arzneimittel gestört wird. Es gibt kein Mittel, um diese Zeit zu verkürzen, wohl aber hochwirksame Hildegard-Wundheilungsmaßnahmen, um die gestörte Wundheilung zu beseitigen.

Weingeist-Oliven-Rosen-Öl
100 ml Weingeist (Alkohol 70%ig)
30 ml Olivenöl
0,5 ml Rosenöl

Alle Zutaten verschütteln. Die Wunde wird mit dem Wein-Öl-Gemisch desinfiziert und eine Mullkompresse mit dem gleichen Gemisch getränkt und auf die Wunde aufgebunden. Bei großen Wunden erwärmt man den Ölwein und macht einen warmen Verband. 2- bis 3mal täglich erneuern, 1 Woche anwenden.

Schafgarbenblätter
1 Handvoll Schafgarbenblätter
250 ml Wasser

Blätter in Wasser kochen und absieben. Den Tee trinken und die Blätter auf die wunden Stellen legen.
Die betroffenen Hautpartien werden mit Ölwein (siehe oben) gereinigt und mit einer Schafgarbenkompresse verbunden. Wenn der Verband trocken ist, wird er erneuert. Beginnt die wunde Stelle zu heilen, kann man die Schafgarbenblätter auch direkt darauf binden.

Herz- und Kreislauferkrankungen

Herz und Seele

Die Hildegard-Heilkunde kennt 35 Herzmittel, aber auch 35 seelische Unstimmigkeiten und Fehlentwicklungen, die Herz und Kreislauf belasten, ohne daß sie organisch erkrankt sind. Jeder bekommt in seinem Leben wohl irgendwann einmal Herzschmerzen, hinter denen nicht unbedingt eine Herzkrankheit oder ein Herzinfarkt stecken muß, sonder der ein ernstzunehmendes Symptom ist, hinter dem eine seelische Ursache zu vermuten ist. Daher gehört zu jeder Herztherapie auch die Hildegard-Psychotherapie (siehe Anhang).

Ein echtes organisches Herzleiden entsteht daher erst, wenn die seelischen Ursachen unbehandelt bleiben und sich in körperlichen Störungen manifestieren. Dabei materialisieren sich laut Hildegard die Gedanken, Gefühle und Emotionen im Stoffwechsel und lösen in Verbindung mit der Schwarzgalle organische Herzkrankheiten aus: »Wenn aber die schlechten Säfte in den Eingeweiden und in der Milz des Menschen ihr Maß überschritten haben und auch das Herz in Mitleidenschaft gezogen haben, kehren die schlechten Säfte zur Schwarzgalle zurück und vermischen sich mit ihr. Und so steigt, durch diese Mischung in Bewegung gebracht, die Schwarzgalle gemeinsam mit den Säften als schwarzer, schlechter Rauch zum Herzen und ermüdet dies durch zahlreiche und ganz plötzlich auftretende Anstrengungen.«

Ebenso wie ein seelisches Leiden die Organe beeinflußt, schlägt sich die Krankheit im ganzen Wesen der Patienten nieder: »Solche Menschen sind traurig und verbittert, essen und trinken nur wenig, werden davon körperlich schwach und können sich kaum noch auf den Beinen halten. Außerdem leiden sie viel an Aufstoßen.«

Neben den seelischen Störungen werden Diätfehler (siehe das Kapitel »Milzerkrankungen«), hier insbesondere die Rohkost, für die Auslösung von Herzkrankheiten verantwortlich gemacht. Hildegard beschreibt, daß die Milz ein wichtiges Schutz- und Entgiftungsorgan des Herzens darstellt, die unter Diätfehlern (Küchengifte) und Rohkost leidet: »Wenn ein Mensch rohe Äpfel oder Birnen oder rohes Gemüse oder sonstige ungekochten Speisen genossen hat, die weder auf dem Feuer noch mit irgendeinem Gewürz zurechtgemacht wurden, so können diese in seinem Magen nicht leicht verdaut werden, weil sie vorher nicht temperiert wurden. Wenn die in einigen Speisen enthaltenen schlechten Säften, die eigentlich durch das Feuer oder durch eine andere Zubereitung, nämlich durch Salzen oder Essig, hätten abgefangen und abgeleitet werden sollen, dann gelangen diese schlechten Säfte zur Milz und lassen die Milz anschwellen und schmerzhaft werden ... Diese wird dadurch aufgebläht, schwillt an und wird wund, macht durch ihre Schwellung und Schmerz auch das Herz schmerzhaft und läßt um dasselbe Schleim auftreten. Noch aber ist das Herz kräftig und leistet diesem Schmerzgefühl Widerstand. Haben aber die vorher erwähnten schlechten Säfte in den Eingeweiden und in der Milz des Menschen überhandgenommen und auch dem Herzen viel Schaden gebracht, dann wenden sie sich zur Schwarzgalle zurück und vermischen sich mit ihr. Hierdurch erregt, erhebt sich die Schwarzgalle gemeinsam mit den schlechten Säften, steigt mit einem schwarzen schlechten Rauch zum Herzen auf und ermüdet dies [Herzinsuffizienz] durch zahlreiche und ganz plötzlich auftretende Symptome.«

Index der Heilmittel bei Herzleiden

Bergkristallscheiben – bei Herzrhythmusstörungen durch Schilddrüsenüberfunktion, Herzrasen, Ohnmachtsanfällen, Synkope und beim Kropf 135

Chrysolith mit Olivenöl – bei Herz- und Angstneurosen, Herzhypochondrie und hysterischen Herzschmerzen mit Herzklopfen 134

Diptampulver – bei Herzschmerzen durch Arteriosklerose, Gallen- und Nierensteinen 137

Edelkastanienmehl – bei rheumatischen Herzschmerzen und Herzentzündungen (Endo-, Myo- und Perikarditis) 140

Enzianwurzelpulver in Dinkelgrießsuppe – bei Herzschwäche, -versagen, -schmerz, Intensivschmerz, Durchblutungsstörungen und beim Roemheld-Syndrom (gastrokardialen Herzschmerzen mit drohender Gallenkolik oder Herzattacke) 138

Fenchel-Galgant-Tabletten – beim Roemheld-Syndrom 137

Fencheltrank (Herzsaft) – bei organischen Herzleiden, Herzkrankheit, -schmerzen (als Nachkur zum Herzinfarkt), gehört zur »Großen Herzkur« 131

Galganthonig – bei pseudoepileptischen Anfällen, Ohnmachtsanfällen und Krämpfen 139

Galgantlatwerge – beim Altersherz, bei Herzschwäche und -insuffizienz mit Atemnot, bei Stauungsgastritis und Milzschmerzen 130

Galgantwurzelpulver – gegen Herzschmerzen bei einem Angina-pectoris-Anfall oder bei Herzattacken (Infarkt), zur Nachbehandlung von Herzinfarkten, bei gastrokardialen Herzschmerzen mit drohender Gallenkolik oder Herzattacke (Roemheld-Syndrom), bei Durchblutungsstörungen, Erschöpfungs- und Schwächezuständen und pseudoepileptischen Anfällen 136

Griechenkleepulvermischung (Herzpulver) – bei organischen

Herzleiden, Herzkrankheit, -schmerzen (als Nachkur zum Herzinfarkt), gehört zur »Großen Herzkur« 132

Griechenkleetabletten – bei organischen Herzleiden, Herzkrankheit, -schmerzen (als Nachkur zum Herzinfarkt), gehört zur »Großen Herzkur« 131

Jaspisscheibe – bei Herzrhythmusstörungen, Herzrasen (Tachykardie), Herzjagen, rheumatischen und arteriosklerotischen Herzschmerzen sowie Ischialgie 134

Kastanie – siehe Edelkastanienmehl

Meerrettich-Galgant-Mischung – bei Linksherzinsuffizienz, Kurzatmigkeit, Stauungsbronchitis und nächtlicher Atemnot 138

Petersilie-Honig-Wein (forte) – bei Herzinsuffizienz, -schwäche, -versagen, Altersherz, Mangeldurchblutung, Kraftlosigkeit, streßbedingten Herzschmerzen, nervösen Herzschmerzen, Rückstau im venösen System mit Ödemen in Beinen und Lunge 132 f.

Storchenschnabelmischpulver – bei Herzleiden durch Traurigkeit, Pessimismus und Herzschwäche 133

Herzerkrankungen und »Große Herzkur«

Altersherz, Herzschwäche, Herzinsuffizienz mit Atemnot, Stauungsgastritis, Milzschmerzen

Galgantlatwerge

6 g Galgantwurzelpulver
12 g Majoranpulver
12 g Selleriesamenpulver
4 g weißer Pfeffer
400 g abgeschäumter Honig

Die Pulver miteinander in Honig mischen, langsam im Wasserbad erwärmen und zu einem Mus (Latwerge) verrühren. Mehrere Wochen bis Monate lang nimmt man 3mal täglich 1 TL in einem Likörglas Petersilie-Honig-Wein (Rezept s. S. 132).

Das Mittel hilft beim Altersherz und bei Minderdurchblutung sowie geschwächter Verdauungsfunktion.

Achtung: Bei diesem Mittel kann es zu Nierenreizungen kommen, dann sollte die Menge auf 1 TL täglich reduziert werden.

Große Herzkur bei organischen Herzleiden, Herzkrankheit, Herzschmerzen (Nachkur nach Herzinfarkt)

Griechenkleetabletten
3mal täglich 3 Tabletten vor und nach dem Essen und danach jeweils 1 Likörglas Fencheltrank (siehe unten) einnehmen.
Die Herztabletten sind unser bestes und stärkstes Herzmittel, führen zu einer Kräftigung des Herzmuskels und zu einer besseren Durchblutung. Eine Tablette (zugelassen als homöopathisches Arzneimittel) enthält u. a. 100 mg Galgant D1, 100 mg Bertram D1 und 300 mg Griechenkleesamen D1.

Fencheltrank (Herzsaft)
50 g Fenchelkörner
10 g Süßholzpulver
20 g Zucker
25 g abgeschäumter Honig
500 ml Wasser

Alle Zutaten werden miteinander gemischt, 5 Minuten in Wasser aufgekocht und steril abgefüllt. Der Fencheltrank neutralisiert die schlechten Fehlsäfte, die das Herzleiden auslösen.

Griechenkleepulvermischung (Herzpulver)

60 g weißer Pfeffer
20 g Mutterkümmelpulver
10 g Griechenkleesamenpulver

3mal täglich 1–3 Msp. auf ein Stück Brot streuen und nach den Mahlzeiten essen. Wenn Herzschmerzen auftreten sollten, kann man darüber hinaus noch ein Stück Herzbrot essen.

Herzinsuffizienz, Herzschwäche, Herzversagen, Altersherz, Mangeldurchblutung, Kraftlosigkeit, streßbedingte Herzschmerzen, nervöse Herzschmerzen, Rückstau im venösen System mit Ödemen in Beinen und Lunge

Petersilie-Honig-Wein

10 Stengel frische Petersilie mit Blättern
2 EL Weinessig
80–150 g Honig
1 l Kabinettwein

Die Petersilie und der Weinessig werden 5 Minuten lang aufgekocht, anschließend gibt man Honig und Wein hinzu und kocht noch mal 5 Minuten weiter. Es muß gekocht werden, denn nur in der Siedehitze entsteht aus der Petersilie und dem Honig die wirksame Herzglykosidverbindung. Bei Diabetikern nimmt man nur 80 g Honig pro Liter. Der Herzwein wird abgeschäumt, abgesiebt und in sterile Flaschen abgefüllt. 3mal täglich 1 Likörglas nach dem Essen trinken.

Der Petersilie-Honig-Wein kann noch verstärkt werden, z.B. indem man eine Petersilienwurzel mitkocht. Durch diesen Wein erreicht man eine stärkere Entwässerung.

Herz- und Kreislauferkrankungen

Petersilie-Honig-Wein forte

Zusätzlich kann man zum Petersilie-Honig-Wein noch 25–30 Tropfen Weißdorntropfen (Crataegus-Urtinktur) geben, wodurch eine stärkere Durchblutung des Herzmuskels und eine Kräftigung des Herzens erreicht wird.

Mit diesem Wein verschwinden zuverlässig die funktionellen Herzschmerzen, also diejenigen, bei denen man im EKG nichts finden kann und trotzdem das Herz schmerzt.

Der Petersilie-Honig-Wein hat sich auch bei rheumatischen Herzbeschwerden oder Herzschwäche bei Grippeerkrankungen bewährt. Bei jeder Herzschwäche, besonders im Alter, sollte vor jeder Digitalisanwendung zunächst ein Versuch mit Petersilie-Honig-Wein gemacht werden, da er die Chemie meist überflüssig macht. Auch bei der Rehabilitation von Herzinfarkten beseitigt er den verbliebenen Schmerz.

Herzleiden durch Traurigkeit, Pessimismus, Herzschwäche

Storchenschnabel-Mischpulver

40 g Geranienpulver
30 g Poleiminzenpulver
20 g Weinrautepulver

Geranien-(Storchenschnabel-)Pulver mit den übrigen Pulvern mischen und 1–3 Msp. davon auf Brot mindestens 1mal täglich essen.

Die Herzschmerzen aufgrund einer Schwäche dieses Organs finden sich meistens bei Patienten aus sogenannten »Herzfamilien«, in denen Vater oder Mutter an Herzerkrankungen leiden. Das Pulvergemisch hilft, die Schwäche zu überwinden und das Herz besser zu kräftigen und zu durchbluten.

Herzneurose, Angstneurose, Herzhypochondrie, hysterische Herzschmerzen mit Herzklopfen

Chrysolith mit Olivenöl

Der grüne Chrysolith wird in Olivenöl getaucht, das mit dem so befeuchteten Stein auf der Gegend, wo sich der Herzschmerz bemerkbar macht, einmassiert wird.

Der Stein bewährt sich besonders zur Beseitigung der Interkostalneuralgie, also Herzschmerzen, die vom Patienten im linken dritten Rippenzwischenraum als punktschmerzhaft angegeben werden, wobei der Patient mit dem Zeigefinger der rechten Hand direkt auf den Schmerzpunkt deutet – im Unterschied zu den schwereren Herzschmerzen, bei denen der Patient mit der ganzen rechten Hand auf das Herz faßt (Angina-pectoris-Schmerzen).

Herzrhythmusstörungen, Herzrasen (Tachykardie), Herzjagen, rheumatische Herzschmerzen, Ischialgie, arteriosklerotische Herzschmerzen

Jaspisscheibe

Die kalte Jaspisscheibe wird auf die Haut über dem Herzen, wo man es am stärksten spürt, angedrückt, bis es warm wird. Dann läßt man den Stein abkühlen und legt ihn nochmals ein-, zwei-, dreimal auf das Herz, bis die Herzrhythmusstörungen verschwunden sind. Die Wirkungen der Jaspisscheibe sind verblüffend und zuverlässig. Herzschmerzen vergehen, und der natürliche Herzrhythmus stellt sich wieder ein.

Der Jaspis wirkt aufgrund seiner eigenen Schwingungen auf das natürliche Schrittmacherzentrum, den Sinusknoten, der die Herzfrequenz steuert. Seelische und körperliche Einflüsse – wie Emotionen und Gefühle – beeinflussen die Herzfrequenz, und jedes Zuviel bringt das Herz aus seinem Rhythmus. Daher wird das Herz bei Aufregung durch den Sympathikus und die Ausscheidung von Katecholaminen (z.B. Adrenalin) angetrieben, wodurch Blutdruck und die Herzfrequenz steigen, während beim Gebet oder bei der Meditation geistig-seelische Ruhe eintritt. Jetzt kommt der Vagus »zum Zuge«, wobei durch die Ausschüttung von Azetylcholin der Blutdruck und die Herzfrequenz sinken.

Die Jaspisscheibe erinnert den Menschen sozusagen daran, auf seinen natürlichen Lebensrhythmus zu hören und seine seelischen Entgleisungen wieder in Ordnung zu bringen. Die schulmedizinische Behandlung von Rhythmusstörungen mit Betablockern, wobei die Seele im wahrsten Sinne des Wortes vom Körper entkoppelt wird und eine psychovegetative Blockade eintritt, nimmt dem Menschen die Chance, seine Emotionen auf natürliche Weise zu regulieren. Die Jaspistherapie ist daher eine echte Alternative zu den Betablockern, die durch den Facharzt in dem Maße, wie die Jaspistherapie hilft, behutsam und langsam abgesetzt werden können.

Der Jaspis hilft auch in anderen Fällen der Schmerzbeseitigung, wobei er entweder über die Schmerzstelle gedrückt wird oder – z.B. bei der Ischiasbehandlung – 3 Tage und 3 Nächte mit Leukosilk auf den Wurzelschmerz gebunden wird.

Herzrhythmusstörungen durch Schilddrüsenüberfunktion, Herzrasen, Ohnmachtsanfälle, Synkope, Struma (Kropf)

Bergkristallscheiben

»Wer an Syncope [Ohnmachtsanfällen] leidet, hat ein übersprudelndes Wesen ... und spürt manchmal einen plötzlichen Zusammenbruch seiner Kräfte, so daß er wie ein Toter daliegt. So einer soll einen Bergkristall an der Sonne warm machen und über den Nabel und unterhalb seiner Brust warm andrücken. Das soll er oft machen [täglich], soweit die Sonne scheint.

Auch soll er diesen Kristall an der Sonne wärmen und Wein darüber gießen und oftmals trinken, und die Syncope wird weichen.«

Im Unterschied zu dem Herzrasen, das durch eine Störung des Sinusknotens verursacht wird, handelt es sich bei diesem Herzrasen um Störungen der Schilddrüse, die den ganzen Organismus mit Hormonen überschwemmt und aufputscht. Im Vordergrund stehen übermäßiges Schwitzen und Gewichtsverlust trotz großen Appetits. Diese Überaktivität wird durch die Anwendung des Bergkristalls gebremst. Es hat sich bewährt, eine Bergkristallkette ständig zu tragen und den Bergkristall sonnengewärmt auf die Schilddrüse, das Sonnengeflecht und die Herzgegend zu legen und hier 30–60 Minuten zu belassen.

Herzschmerzen bei Angina-pectoris-Anfall, Herzschmerzen bei Herzattacken (Infarkt), Nachbehandlung von Herzinfarkten, gastrokardiale Herzschmerzen mit drohender Gallenkolik oder Herzattacke (Roemheld-Syndrom), Durchblutungsstörungen, Erschöpfungs- und Schwächezustände, pseudoepileptische Anfälle

Galgantwurzelpulver
1 Tablette Galgant (0,1 g) bei Bedarf oder nach dem Essen langsam auf der Zunge zergehen lassen.

In wenigen Minuten nach der Einnahme von Galganttabletten entspannt sich das angstvolle Gesicht, der mitunter schockartige bedrohliche Zustand beruhigt sich, und die Herzschmerzen sind verschwunden. Zur Verstärkung der Wirkung kann man nach Einnahme noch 1 Likörglas Petersilie-Honig-Wein (siehe unter »Herzinsuffienz ...«) geben. Sind die Herzschmerzen nicht vollständig verschwunden, kann man nach 5 Minuten diese Anwendung wiederholen und wiederum nach weiteren 5 Minuten. Sind die Herzschmerzen dann nicht verschwunden, handelt es sich vermutlich um einen Herzinfarkt, und der Patient muß notfallmäßig ärztlich versorgt werden. Selbst bei Vorliegen eines Herzinfarktes hat der Patient durch den Galgant einen Schutz und wird mit hoher Wahrscheinlichkeit den Herzinfarkt überstehen.

Fenchel-Galgant-Tabletten

Bei gastrokardialen Schmerzen (Roemheld-Syndrom) hat sich eine Kombination von Fenchel und Galgant in den sogenannten Fenchel-Galgant-Tabletten besonders bewährt, da durch den Fenchel eine Verstärkung der krampflösenden Wirkung eintritt: 3mal täglich 1 Fenchel-Galgant-Tablette langsam im Munde zergehen lassen.

Auch hier ist die Wirkung verblüffend. Bereits nach wenigen Minuten kommt es zum Aufstoßen, oder ein Wind geht ab, und der ganze Druck im Oberbauch ist verschwunden. Galgant muß man langsam auf der Zunge zergehen lassen. Schon dadurch kommt der Zungen-Herz-Reflex wie auch beim Nitroglyzerin zustande. Die Wirkung ist sehr zuverlässig. Es gibt keinen Gewöhnungseffekt.

Herzschmerzen durch Arteriosklerose, Gallen- und Nierensteine

Diptampulver

1–3 Msp. Diptampulver (Spechtwurz) werden übers Essen gestreut oder auf Brot. Die Anwendung muß längere Zeit, etwa 3–6 Monate, durchgeführt werden, da die Herzkranzverkalkung nur langsam zu beseitigen ist. Zusatztherapie: Wermutwein (s. S. 65), Aderlaß, Diät (siehe Anhang).

Herzschwäche, Herzversagen, Herzschmerz, Intensivschmerz, Durchblutungsstörungen, Roemheld-Syndrom

Enzianwurzelpulver in Dinkelgrießsuppe

1–3 Msp. Enzianwurzelpulver wird in die Mitte einer Dinkelgrießsuppe hineingebröselt. Zuerst die Mitte mit dem bitteren Pulver auslöffeln und dann die Dinkelgrießsuppe, um den Geschmack wieder zu verbessern.

1- bis 3mal in der Woche kann man so eine Enziansuppe essen, wobei das Herz sich wieder derartig erholt, daß es besser durchblutet wird und seine ursprüngliche Leistung zurückgewinnt. Dieses Mittel wirkt dann sehr gut, wenn Menschen förmlich vom Herzschmerz aufgefressen werden. – Hildegard schreibt: »Wenn das Herz nur noch an einem seidenen Faden hängt und in die Ewigkeit abgleiten möchte.«

Linksherzinsuffizienz, Kurzatmigkeit, Stauungsbronchitis, nächtliche Atemnot

Man spricht von einer Herzinsuffizienz, wenn das Herz seine Pumparbeit nicht mehr schafft, um das venöse Blut in die Arterien zu befördern. Dann kann es zum Rückstau kommen, besonders zu Atemnot durch Stauung in der Lunge (Linksherzinsuffizienz). Bei längerem Bestehen kommt die Rechtsherzinsuffizienz hinzu mit Ödemen und Emphysem.

Bei der folgenden Mischung handelt es sich um eine wirksame Arznei, weil Meerrettich ein Heilmittel für die Lunge und Galgant eins für das Herz ist.

Meerrettich-Galgant-Mischung

1–3 Msp. Meerrettich-Galgant-Mischung (Rezept s. S. 51) auf Brot zuerst nur vor dem Essen, nach längerem Gebrauch und guter Verträglichkeit auch nach den Mahlzeiten essen.

Pseudoepileptische Anfälle, Ohnmachtsanfälle, Krämpfe

Besonders bei Jugendlichen und Kindern, die unter Krampfanfällen bis zur Ohnmacht litten, konnten die Anfälle durch die regelmäßige prophylaktische Gabe von 20- bis 30%igem Galganthonig (Kleinkinder nehmen entsprechend weniger: 5- bis 10%igen Galganthonig oder 5–10 Perlen Galgantglobuli) nach dem Essen verhindert werden.

Galganthonig
20 g Galgantpulver
100 g Honig

Das Galgantpulver wird in den Honig eingerührt. 3mal täglich 3–4 Msp. davon nehmen.
Galgant ist sehr scharf (schärfer als Paprika). Man läßt ihn langsam im Munde zergehen. Nicht unzerkaut schlucken, weil sonst bei empfindlichem Magen Magendruck oder Magenschmerzen auftreten können. Unerwünschte Nebenwirkungen sind nicht bekannt.

Antiepileptika, die paradoxerweise manchmal epileptische Anfälle auslösen, können behutsam in Absprache mit dem Facharzt in dem Maße abgesetzt werden, wie die Galganttherapie hilft. Auf diese Weise gelang es vielfach, auch fachärztlich diagnostizierte epileptische Anfälle bei Kindern zum Verschwinden zu bringen, so daß auf alle weiteren antiepileptischen Medikamente verzichtet werden konnte. Die Erfolge waren von Dauer.

Die zuverlässige Herzwirksamkeit des Galgants gehört zu den sensationellsten Entdeckungen der Hildegard-Medizin. Aufgrund seiner pharmakologischen Eigenschaften läßt sich beim Galgant folgendes Wirkstoffprofil erkennen:

- entzündungshemmend (antiphlogistische Aktivität),
- krampflösend (spasmolytische Aktivität),
- Normalisierung der Herzfunktion (Beeinflussung der Aktivität des Herzmuskels),
- Entlastung des Herzens (reflektorisch bedingtes Absinken des Herzschlagvolumens),
- Senkung der Herzfrequenz (möglicherweise durch nitroglyzerinähnliche Hemmung freigesetzter Katecholamine [= vom Brenzkatechin abgeleitete biogene Amine, z. B. Adrenalin und Dopamin]).

Galgant ist aufgrund seiner Wirksamkeit und Unbedenklichkeit vom Bundesgesundheitsamt als Arzneimittel anerkannt (*Bundesanzeiger* vom 18. 9. 1986).

Rheumatische Herzschmerzen, Herzentzündungen (Endokarditis, Myokarditis, Perikarditis)

Herzentzündungen sind eine Folge von Streptokokkeninfektionen, die durch Mandel- oder Halsentzündungen, Scharlach und Wundrose ausgelöst werden können. Nach diesen Infektionen vergehen einige Wochen, bevor sich das sogenannte rheumatische Fieber am Herzen bemerkbar macht, wobei der Herzmuskel sich entzünden kann (Myokarditis), die Herzinnenhaut (Endokarditis) oder der Herzbeutel (Perikarditis). Der Schmelz der Edelkastanien kann die Innenhaut des Herzens so stabilisieren, daß diese Entzündungen langfristig zurückgehen. Auf diese Art und Weise stabilisiert sich das Herz derartig, daß das Herz wieder seine ursprüngliche Kraft zurückgewinnt.

Edelkastanienmehl

Mehrmals täglich nimmt man 1 TL Edelkastanienmehl, läßt es im Mund einspeicheln und schluckt es hinunter.

Index der Heilmittel bei Kreislaufleiden

Bertrammischpulver – bei intermittierendem Hinken, Durchblutungsstörungen der Beine, Bein-, Fuß-, Sohlen- und Fersenschmerzen 142

Brennesselsaft-Hanf-Kompresse – bei Thrombose, Venenentzündung, -schwäche, Emboliegefahr und Krampfadern 143

Diamantwasser – bei Schlaganfall, Halbseitenlähmung, Arteriosklerose und beginnendem Hochdruck 143

Lattichmischpulver – bei vegetativer Dystonie, Universalmittel bei Kraftlosigkeit und Erschöpfung, Kreislaufschwäche, Wetterfühligkeit und zu niedrigem Blutdruck 144

Tausendgüldenkraut-Keks – bei Sprachverlust, Arteriosklerose und zur Blutreinigung 143

Wermutwein – bei Arteriosklerose, »Universalmittel« bei Kreislauferkrankungen 141

Kreislauferkrankungen

Arteriosklerose

Wermutwein
Jeden 2. Tag 1 Likörglas (20 ml) Wermutwein (Rezept s. S. 65) vor dem Frühstück nüchtern nehmen.

Die kurmäßige Einnahme von Wermutelixier hat eine starke Regenerations- und Leistungssteigerung zur Folge. Hildegard nennt das Wermutelixier den wichtigsten Meister gegen alle Erschöpfungen, d. h., er ist ein Universalheilmittel und fördert daher die Funktion und die Durchblutung von allen Organen, besonders Leber, Darm und Nieren. Aufgrund seiner Wirkstoffe

ergeben sich für das Wermutelixier folgende pharmakologische Eigenschaften:
- spasmolytisch (krampflösend)
- durchblutungsfördernd,
- karminativ (darmreinigend),
- tonisierend bei der Speichel- und Magensaftsekretion, Beschleunigung der Magenentleerung,
- appetitanregend,
- antiinfektiös,
- immunstimulierend.

Die Wermutkur wird vom Frühling (Mai/Juni) bis Ende Oktober durchgeführt und sorgt dafür, daß die Patienten besser durch den Winter kommen. Ihr Immunsystem ist besser stabilisiert und zeigt gegen Virusinfektionen, Grippe und Erkältung eine stärkere Widerstandskraft.

Intermittierendes Hinken, Durchblutungsstörungen der Beine, Beinschmerzen, Fußschmerzen, Sohlenschmerzen, Fersenschmerzen

Bertrammischpulver

3mal täglich 1 Msp. Bertrammischpulver (s. S. 97) mit 1 Likörglas Petersilie-Honig-Wein (s. S. 132) vor dem Essen nehmen. Das Mittel hat sich besonders gut bei Durchblutungsstörungen der Beine bewährt. Hier muß auch immer eine Verbesserung der Durchblutung der Füße mit Dachsfellsocken, -sohlen oder -schuhen durchgeführt werden.

Schlaganfall, Halbseitenlähmung, Arteriosklerose, beginnender Hochdruck

Diamantwasser

Ein Rohdiamant wird 24 Stunden in Wasser gelegt. Mit dem darüberstehenden Wasser werden alle Getränke und Speisen bereitet. Bei drohendem Schlaganfall kann das Diamantwasser auch prophylaktisch eingesetzt werden. Nach dem Schlaganfall werden täglich alle Speisen und Getränke so bereitet, wodurch die Lähmungserscheinungen schneller wieder beseitigt werden konnten.

Sprachverlust, Arteriosklerose (Blutreinigung)

Tausendgüldenkraut-Keks

1 Msp. Tausendgüldenkraut
1 Msp. Tausendgüldenkrautwurzel-Pulver
1 Msp. Hirschtalg
1 EL Dinkelmehl
1 EL Wasser

Alles miteinander vermischen und zu Keksen verbacken. 1- bis 3mal täglich 1 Keks essen.
Das bittere Tausendgüldenkraut gehört zu den wenigen Heilpflanzen, die seit Menschengedenken von den Ärzten verwendet wurden. Das Kraut wird in der Blütezeit von Juni bis Oktober geerntet, die Wurzeln erntet man im Herbst.

Thrombose, Venenentzündung, Emboliegefahr, Venenschwäche, Krampfadern

Brennesselsaft-Hanf-Kompresse

Rezept und Anwendung s. S. 70

Vegetative Dystonie (Universalmittel bei Kraftlosigkeit und Erschöpfung, Kreislaufschwäche, Wetterfühligkeit, niedrigem Blutdruck)

Lattichmischpulver
10 g Aloepulver
10 g Myrrhenpulver
5 g Kampferpulver
10 g roter Hasenlattich gepulvert
100 g Dinkelmehl
etwas Wasser
30 ml Rosentinktur
70 ml Süßholzsaft (30%)

Unter Zusatz von etwas Wasser wird mit dem Pulvergemisch und dem Mehl ein Teig geknetet und in der Sonne getrocknet. Dieser trockene Teig wird zu Pulver verkrümelt, 1–3 Msp. von diesem Pulver werden mit $1/2$ TL Rosenlakritzsaft (zur Herstellung von Rosenlakritzsaft werden 30 ml Rosentinktur aus *Rosa centifolia* mit 70 ml 30%igem Süßholzsaft vermischt) in einer Tasse warmem Fencheltee 1- bis 2mal täglich vor dem Essen eingenommen.

Achtung: Wir verwenden zur Herstellung dieses Mittels den Hasenlattich oder Waldlattich *(Prenantes purpurea),* wie er in Süddeutschland in den Mischwäldern auffindbar ist. Auf keinen Fall wird der Giftlattich oder Stachellattich verwendet, für den Hildegard ein anderes Kapitel geschrieben hat.

Die Wirkung dieses Mittels ist so großartig, daß Hildegard schreibt: »Wenn du gesund und kräftig bist, wirst du erstaunlicherweise noch gesünder und kräftiger, und deine Kraft wird auf diese Weise gefestigt. Und wenn du krank bist, richtet es dich auf wunderbare Weise auf und macht dich stark, wie wenn die Sonne an einem trüben Tage durch die Wolken bricht.«

Kopfschmerzen

Kopfzerbrechen ...

Es gibt fast nichts auf dieser Erde, über das man sich nicht den Kopf zerbrechen könnte, daher existieren auch so viele Arten von Kopfschmerzen, wie es Patienten gibt. Hildegard nennt fünf Ursachen, die den Kopfschmerz auslösen können, wobei jedesmal eine vermehrte Ausschüttung von Schwarzgalle stattfindet:
- (Virus-)Fieber, Erkältungen, Infektionen,
- Migräne, Stoffwechselstörungen,
- Diätfehler, Küchengifte, Rohkost (siehe das Kapitel »Milzerkrankungen«), Obstsaft, namentlich Birnensaft,
- Unfall,
- falsche Lebens- und Arbeitsweise, Streß, Kummer, Sorge, Aufregung.

Alle diese Störungen lassen sich durch entsprechende Hildegard-Heilmittel behandelt, außer Kopfschmerzen, die von einem Gehirntumor ausgelöst sind. Daher sollten vor der Behandlung bei ständigen Kopfschmerzen Computertomographien angefertigt werden.

Zu Beginn der ersten Anzeichen von Kopfschmerzen, vor allem beim Migräneanfall, ist eine fleischlose, salzarme Dinkelkost zu empfehlen – kein Käse, Nikotin, Alkohol, keine Küchengifte, Milch, Schokolade und Rohkost.

Index der Heilmittel bei Kopfschmerzen

Aloemischpulver-Brotteig – die »Große Migränekur« 152

Apfelknospenöl – beim Migräneanfall, zum Kupieren von Kopfschmerzen mit Übelkeit und Erbrechen 151

Bärwurz-Birnenhonig-Kur – bei Migräne 151

Edelkastanien – gegen Kopfschmerzen bei Zerebralsklerose, Gehirnschwund, Alzheimer-Krankheit 148

Edelpelargonien-Mischpulver – gegen Kopfschmerzen, Kopfschmerzen bei Fieber infolge von Erkältungen und Grippeinfektionen, gehört zur »Großen Kopfschmerzenkur« 147

Hirschzungenfarnpulver – bei Schädeltrauma, Gehirnerschütterung, Kopfschmerzen und posttraumatischen Zuständen 153

Kastanien – siehe Edelkastanien

Lorbeerfrüchtepulver in Wein – bei Kopfweh mit Fieber und Migräne 150

Malvenmischkräuter – siehe Edelpelargonien-Mischpulver 147

Malven-Salbei-Oliven-Öl – siehe Edelpelargonien-Mischpulver 147

Mandelkerne, süße – bei Kopfschmerzen mit Konzentrationsschwäche, »leerem Hirn« 149

Pelargonie – siehe Edelpelargonien-Mischpulver

Rubin – bei Migräne 152

Salbei-Butter-Salbe – bei Kopfschmerzen durch Diätfehler 148

Smaragd – bei Migräne 152

Tannencreme – bei Kopfschmerzen vor drohendem Schlaganfall oder bei Bluthochdruck 149

Veilchensalbe – bei Neuralgien, Kopfschmerzen und Nebenhöhlenentzündungen 153

Wermutsaft-Einreibung – bei Kopfschmerzen nach einem Unfall, Gehirnerschütterung, innerem Kopfschmerz und posttraumatischem Kopfschmerz 149

Kopfschmerzarten und
»Große Kopfschmerzenkur«

Große Kopfschmerzenkur, Kopfschmerzen bei Fieber infolge von Erkältungen, Grippeinfektionen

Malvenmischkräuter

5 g Malvenblätter
10 g Salbeiblätter
20 ml Olivenöl

Malven- und Salbeiblätter durch den Wolf drehen und zu einem Brei verarbeiten. Mit Olivenöl kalt rühren, durchsieben und mit dieser Mischung Stirn, Kopf und Nackengegend einmassieren. Mit einer Wollmütze bedecken. Noch besser hilft eine Dachsfellmütze. Vor dem Schlafen Kopf nochmals mit der Mischung einmassieren.
Praktischerweise kann man auch aus den entsprechenden Ölen eine Einreibung bereiten:

Malven-Salbei-Oliven-Öl

5 ml Malvenöl
10 ml Salbeiöl
10 ml Olivenöl

Genauso wie oben Kopf, Nacken und Stirn einmassieren. Vor dem Schlafengehen nochmals wiederholen, mit Woll- oder Dachsfellmütze bedecken und 3 Tage lang wiederholen.

Edelpelargonien-Mischpulver

Grippekopfweh weicht meist schon nach 10 Minuten, wenn man 3 Msp. Edelpelargonien-Mischpulver (Rezept s. S. 45), mit etwas Salz auf Brot gestreut, ißt. Diese einfache Anwendung ist das erste Mittel bei Kopfschmerzen durch Virusgrippe und hilft meistens schon nach wenigen Minuten.

Kopfschmerzen bei Zerebralsklerose, Gehirnschwund, Alzheimer-Krankheit

Edelkastanien

Täglich 3–5 Edelkastanien gekocht oder gebraten mitessen, im Herbst als Maronen. Im Winter über die getrockneten und geschälten Kastanien zerkochen, mit einer Gabel zu Brei zerdrücken und als Gemüse essen.

Kopfschmerzen durch Diätfehler

»Wenn Nahrungsmittel wie der Saft der Gartenkräuter oder der Saft des Obstes häufig ohne Beigabe von trockenem Brot genossen werden, machen sie dem Menschen Kopfschmerzen.«
Um das zu vermeiden, kann man in Obstsäfte immer Brot einbrocken, wodurch sie keine Kopfschmerzen mehr auslösen. Vom Birnensaft ist ohnehin bekannt, daß er Migräneschübe fördert.

Salbei-Butter-Salbe
10 g Salbeipulver
10 g Majoranpulver
10 g Fenchelpulver
40 g Andornpulver
500 g Butter

Das Pulvergemisch in Butter einrühren und unter ständigem Rühren im Wasserbad zusammenschmelzen. Kalt absieben und im Kühlschrank aufbewahren. Mit dieser Salbe Stirn, Schläfen, Kopf sowie Nacken einmassieren. Mehrmals täglich wiederholen.

Kopfschmerzen mit Konzentrationsschwäche, sogenanntes »leeres Hirn«

Süße Mandelkerne

»Wenn jemandem das Gehirn leer geworden ist und er eine schlechte Gesichtsfarbe hat und dabei Kopfweh bekommt, soll er oft [täglich 5–10] Mandelkerne essen. Das füllt sein Gehirn wieder auf und gibt eine gute Gesichtsfarbe.«

Kopfschmerzen nach Unfall, Gehirnerschütterung, innerer Kopfschmerz, posttraumatischer Spätkopfschmerz

Wermutsaft-Einreibung
1 EL Wermutsaft
250 ml Wein

Wermutsaft (am besten wirkt der Frühlingswermutsaft, den man auch zur Herstellung von Wermutwein benutzt) in Wein geben und mit dieser Mischung den ganzen Kopf einmassieren. Mit einer Woll-, noch besser Dachsfellmütze den Kopf bedecken, besonders abends vor dem Schlafen. Mehrere Tage wiederholen. Das Mittel wirkt ausgezeichnet bei dem Kopfweh, das nach einem jahrelang zurückliegenden Unfall mit Gehirnerschütterung auftreten kann.

Kopfschmerzen vor drohendem Schlaganfall oder bei Bluthochdruck

Tannencreme
50 g Frühlingstannennadeln, -rinde und -holz
25 g Salbeiblätter
100 g Maikuhbutter
250 ml Wasser

Tannennadeln, -rinde und -holz mit Salbeiblättern klein schneiden und in Wasser zu Brei kochen mit Butter unter ständigem Rühren zusammenschmelzen, kalt rühren, vom Wasser abtrennen und im Salbengefäß im Kühlschrank aufbewahren. Herz, Sonnengeflecht, Schläfen und Stirn und den ganzen Kopf mit der Creme einmassieren.

Kopfweh mit Fieber, Migräne

Lorbeerfrüchtepulver in Wein
1 gestrichener TL Lorbeerfrüchte
20 ml Wein

Lorbeer mit Wein im Mörser zerstoßen und als Kopfwehmittel Scheitel, Stirn, Schläfen zart einreiben. Mit einer Woll- oder Dachsfellmütze den Kopf bedecken und öfters wiederholen. Bettruhe halten.

Migräne

Auch der halbseitige Kopfschmerz kommt laut Hildegard von der Schwarzgalle und all den schlechten Säften, die im Menschen sind. Er befällt nur die Hälfte des Kopfes, weil der Mensch den beidseitigen Schmerz wohl nicht aushalten würde. Er läßt sich nur schwer vertreiben, weil das, was innerlich die Schwarzgalle im Zaume hält, die schlechten Säfte inzwischen anregt und das, was die schlechten Säfte zur Ruhe bringt, die Schwarzgalle indessen zunehmen läßt. Auch wenn die Migräne zu den am schwierigsten zu behandelnden Krankheiten in der Hildegard-Medizin gehört, sind schon viele Patienten für immer durch folgende Heilmittel von ihrer Migräne befreit worden:

– Hildegard-Aderlaß (siehe Anhang),
– Hildegard-Schröpfen (siehe Anhang),

- eine Bärwurz-Birnhonig-Kur (siehe unten),
- Apfelknospenöl (siehe unten),
- Große Migräne-Kur: Aloemischpulver-Brotteil (siehe unten) und eine
- Smaragdkette (siehe unten).

Bärwurz-Birnhonig-Kur
35 g Bärwurzpulver
28 g Galgantpulver
22 g Süßholzpulver
15 g Mutterkrautpulver
8 Birnen
8 EL abgeschäumter Honig

Zu den 100 g Pulvergemisch gibt man eine Mischung aus 8 gekochten Birnen (Birnenwasser wegschütten) und 8 EL abgeschäumtem Honig. Morgens nüchtern 1 TL, nach dem Mittag 2 TL, vor dem Schlafengehen 3 TL einnehmen.
»Das köstliche Latwerg ist wertvoller als Gold und nützlicher als reinstes Gold, weil es die Migräne vertreibt und die Dämpfigkeit mindert, welche rohe Birnen in der Brust des Menschen machen, und alle Fehlsäfte im Menschen vertilgt und den Menschen so reinigt, wie man einen Topf vom Schimmel reinigt.«
Dieses Mittel hat sich hundertfach bei Migräne bewährt und wird so lange genommen, bis die Migräneschübe nachlassen oder ganz verschwinden. Als Dauertherapie kann man 1 TL morgens nüchtern beibehalten.

Migräneanfall, zum Kupieren von Kopfschmerzen mit Übelkeit und Erbrechen

Apfelknospenöl
»Wer durch ein Leberleiden oder Milzleiden oder durch Fehlsäfte des Bauches oder Magen-Darmes [Gallensteine] oder durch

Migräne Kopfschmerzen hat, der nehme [10–20] Apfelbaumsprossen und lege sie in 100 ml Olivenöl und stelle dieses Gefäß 10 Tage lang in die Sonne zum Warmwerden. [Das kann man jeweils abends wieder ins Haus nehmen und morgens wieder in die Sonne stellen.] Und wenn er abends schlafen geht, salbe er mit diesem Öl den Kopf, Stirn und Schläfen und trinke einen Eßlöffel voll [eventuell in 1 Likörglas Petersilie-Honig-Wein, s. S. 132], und es wird mit seinem Kopf besser gehen.«

Große Migränekur: Aloemischpulver-Brotteig

10 g Aloepulver
10 g Myrrhenpulver
1 Handvoll Weizenfeinmehl
3 EL Mohnöl

Alles miteinander verkneten und mit dem Brotteig Kopf, Ohren und Hals bedecken. Mit einer Woll- oder Dachsfellmütze verbinden und 3 Tage und Nächte auf dem Kopf lassen.

Edelsteintherapie

Rubin

Einen rohen Rubin $^1/_2$ bis 1 Stunde direkt auf die Kopfschmerzstelle drücken oder auf den Bauchnabel auflegen, denn die Kraft dieses Steines dringt schneller und tiefer ein als die beste Salbe oder ein Balsam. Dann wird es im Kopf leichter werden.

Smaragd

Den Smaragd mit Speichel befeuchten und auf die Kopfwehstelle drücken. Er kann auch für mehrere Tage mit Leukosilk auf den Bauchnabel geklebt werden.

Zur vollkommenen Ausheilung von Migräne gehört unbedingt das Absetzen von allen Migränetabletten und -pillen, denn besonders durch Mutterkornalkaloide wird der nächste Migräneanfall programmiert und noch schlimmer als der vorhergehende sein.

Neuralgie, Kopfschmerzen, Nebenhöhlenentzündung

Veilchensalbe
30 ml frischgepreßter Veilchensaft
10 ml Olivenöl
30 g Ziegenfett

Alles miteinander im Wasserbad verrühren, abkühlen und kalt stellen (im Kühlschrank aufbewahren). Bei Kopfschmerz Stirn und Schläfen kräftig einmassieren. Mehrmals täglich wiederholen.

Schädeltrauma, Gehirnerschütterung, Kopfschmerzen, posttraumatische Zustände (Verhütung von Unfallspätschäden)

Hirschzungenfarnpulver
1–3 Msp. Hirschzungenfarnpulver in 1 Likörglas warmem Wein alle 2 Stunden oder mindestens 3mal täglich für 3 Tage einnehmen. Bei Unfallkopfschmerzen 2 Msp. voll vor und nach dem Essen aus der Hand auflecken.

Krebs und Präkanzerose

Bösartige Zellen wachsen unkontrolliert

Krebs wird von Hildegard als eine der 24 Grunderkrankungen beschrieben, wobei durch die Störung der vier Lebenselemente (Feuer, Luft, Wasser, Erde) die gesamte Ordnung des menschlichen Lebens tiefgreifend gestört und fehlgesteuert wird. Zu den auslösenden Hauptursachen zählen nach Hildegard Fehlentscheidungen in der Lebensführung, Diätfehler (Küchengifte, Rohkost, siehe das Kapitel »Milzerkrankungen«) oder auch Umwelteinflüsse, die sie als Noxen beschreibt, krebsauslösende Stoffe in den Lebensmitteln, in der Luft und im Trinkwasser. Das Resultat des gestörten Säfte- und Stoffwechselgleichgewichtes ist eine fehlgesteuerte Eiweißsynthese im Körper. Die Krebszellen wachsen unkontrolliert und verdrängen das gesunde Zellwachstum. Bösartige Zellen produzieren massenhaft ihr eigenes Eiweiß, so daß der ganze Körper anschwillt und vergiftet wird.

Als Vorzeichen der Krebskrankheit beschreibt Hildegard Aufstoßen und Schluckauf: »Wenn das Trockene oder das Lauwarme, die jetzt den Schleim des Feuchten und Schaumigen bilden, ihr Maß überschreiten, so erzeugen sie im Menschen geräuschvolles Aufstoßen und Schluckauf. So kann auch im Menschen Krebs entstehen und bewirken, daß ihn die Viren verzehren. Außerdem lassen sie die Körperzellen zu unförmigen Geschwüren anschwellen, so daß durch die wachsende Geschwulst ein Arm oder ein Bein größer wird als das andere. Das tun sie so lange, bis sie von dieser Verseuchung abgelassen haben. Daher kann der Mensch nicht lange leben.«

Die Präkanzerose oder »Vichtkrankheit«

Aussichtsreicher als die Krebsbehandlung ist die Früherkennung in der Phase der Präkanzerose (Krebsvorstadium), die Hildegard als »Vichtkrankheit« beschreibt. Hier liegt der Schlüssel zur möglichen Verhütung des Krebses, der im Endstadium als Krebsgeschwulst nur noch sehr schwer zu behandeln ist, wenn überhaupt, dann nur mit sehr aggressiven Methoden wie Operation, Bestrahlung und Chemotherapie.
Die Symptome der Präkanzerose sind relativ leicht festzustellen. Der Patient klagt über ständige Müdigkeit und Erschöpfung; es gibt drei charakteristische Frühwarnsymptome:

– Beschwerden ohne einen eigenen organischen Befund (Herzschmerzen, Herzschwindel, Herzschwäche),
– Magen-Darm-Störungen (Blähungen, Aufstoßen, Schluckauf, Sodbrennen),
– ständige Erkältungen, rheumatische Schmerzen, Hexenschuß, Ischias, Rheuma).

Die Präkanzerose wird u. a. von einer Art Krebsvirus ausgelöst. Hildegard konnte zwar noch keine Viren kennen, dennoch beschreibt sie sie als *pediculi* (was soviel wie »Läuse« *[pediculidae]* heißt) und ihre Reifung (das Aufplatzen) bis zum Krebssprung und ihre Streuung durch den ganzen Körper. Der Prozeß findet im Zellkern statt, in dem die Zellvermehrung gesteuert wird und die Arbeitsteilung der Zellen beginnt. Wie die beiden Nobelpreisträger (1962) James Dewey Watson und Francis Harry Crick beschrieben haben, wird diese Steuerung durch die DNS (Desoxyribonukleinsäure) übernommen. Sie hat die Form einer Doppelhelix und sieht aus wie eine Wendeltreppe, wobei die Stufen die beiden Stränge zusammenhalten. Die DNS-Doppelhelix in den Genen enthält den genetischen Code, das eigentliche Erbgut, das für den Bau und die Entwicklung der Zelle verantwortlich ist. Tausende von Genen sitzen auf den Chromosomen im Zellkern, wobei jede menschliche Zelle 46 paarweise angeordnete Chromosomen enthält. Zur Zellvermehrung trennen sich die beiden Stränge, und aus dem angebotenen Baumaterial der Zelle bildet jeder Einzelstrang für sich eine neue Doppelhelix, die mit der ursprünglichen Doppelhelix ganz genau identisch ist.

Hildegard beschreibt mit den Worten, die dem Wissensstand ihrer Zeit entsprechen, wie der natürliche Zellvermehrungsprozeß durch die DNS-Krebsviren gestört werden kann, weil durch die Gift- und Fäulnisstoffe (Eiweißtoxine) ein falsches Baumaterial (in die Doppelhelix, wie wir heute wissen) eingebaut wird. Sie beschreibt sogar, wie gefährliche Krebsviren (aus der DNS im Zellkern) heraussprudeln. Das sind die von Hildegard erkannten Krebsviren, die sie »bösartige winzige Lebewesen« nennt. Wie sollte auch Hildegard diese kleinen Verderber vor 800 Jahren nennen, denn diese Krebserreger wurden erst in unserer Zeit als Viren im Elektronenmikroskop erkannt und benannt.

Der Fettstoffwechsel

Besonders anfällig für die Krebserkrankung sind entweder zu dicke oder zu dünne Menschen mit einer Störung des Gesamtstoffwechsels und einem Überschuß an »schlechten Säften«. Diese Störung nennt man heute Dyskrasie (fehlerhafte Blutzusammensetzung). Durch die Erkenntnisse der modernen Medizin über die Stoffwechselentgleisungen, die Störungen der Hormonregulation, die Immunschwäche sowie die Störungen der Blutbildung und -zusammensetzung (Viskosität, Gerinnung, Elektrolytgehalt) ist die Dyskrasie als Erklärung schwerer innerer Erkrankungen wieder ganz aktuell geworden.

Hildegard nennt sogar die fünf Organe, die durch einen gestörten Stoffwechsel Gift- und Fäulnisstoffe bilden und den Krebs auslösen können. Es sind dies das Herz, die Leber, die Lunge, der Magen und die Eingeweidedrüsen.

Eine wichtige Voraussetzung für die Entstehung des Krebses ist auch der Überschuß an Gallenfarbstoffen, der sogenannten Schwarzgalle oder Melanche, die psychopathologische Störungen wie Streß, Kummer, Sorge und Angst in der Leber bilden können. Diese Gallenfarbstoffe verursachen eine Art Blutverdichtung und durchdringen den ganzen Körper.

Diese Gift- und Gärungsstoffe liegen zunächst als verkapselte Herde (rheumatoide Herde) wie schlafende Hunde im Bindegewebe. Von Zeit zu Zeit gehen von ihnen bei ungünstiger Abwehrlage des Patienten starke Schmerzschübe aus und quälen den Menschen mit großer Schärfe, als ob sie ihn beißen und anfressen wollten. Es handelt sich bei diesen Streuherden um keine Krankheitserreger, sondern um sogenannte Viren»kristalle«, die noch kein eigenes Leben haben. Diese tumorauslösenden Viren, auch »Onkogene« genannt, sind zum Wachstum und zur Vermehrung auf einen Wirt angewiesen und kaum übertragbar. Erst bei der Magen- und Darmpassage durch Blutungen (Magen- und Darmbluten) findet der eigentliche auslösende Krebssprung statt vom nicht vermehrungsfähigen krebsauslösenden Stoff zum virulenten tumorauslösenden Prozeß. Erst diese Krebsviren können in den ganzen Körper eindringen und Tumore bilden.

Hildegard beschreibt den ganzen Krebsmechanismus, den die moderne Medizin bis heute nur annähernd enträtselt hat, in ihrer einfachen und anschaulichen Sprache: »Menschen mit mittlerem Körperbau, die weder zu fett noch zu mager sind, haben auch meist einen ausgeglichenen Säftehaushalt und werden nur selten von der sogenannten Vicht befallen, weil die Säfte, aus denen dieses Leiden entsteht, nicht im Übermaß in ihnen vorhanden sind. Solche Menschen aber, die entweder zu dick oder zu mager sind, besitzen dagegen einen Überfluß an schlechten Säften, weil sie nicht die richtige Beschaffenheit und Ausgeglichenheit in sich haben; so erheben sich zuweilen diese schlechten Säfte vom Herzen, von der Leber, der Lunge, vom Magen und den Eingeweiden, gelangen zur Schwarzgalle, erzeugen dort einen Rauch und einen ganz schlimmen Schleim, etwa wie zuweilen bei einem stehenden Gewässer fauler Schlamm das Ufer überschwemmt und überwuchert.

Dieser Schleim gelangt dann entweder an den Magen oder an die Eingeweide oder irgendeine andere Stelle zwischen Haut und Fleisch, haftet sich an und quält dort den Menschen mit großer Schärfe, als ob er ihn beißen und anfressen würde. Er hat aber noch nicht die Lebendigkeit, um in den Menschen einzudringen, sondern nur eine Art scharfer Säure. Es sieht so ähnlich aus wie Knospen, und dieser Stoff liegt in den Körperzellen der Menschen wie eine Linse im Gewebe. Manchmal zieht er sich in die Länge, ein anders Mal rollt er sich wie eine Kugel zusammen, so ähnlich wie Eidotter, und so produziert er manchmal eine Art von Schaum, den er durch den ganzen Körper streut und so dem Menschen Schmerzen bereitet.

Wenn aber dieser Schaum den Magen durchschreitet, sprudelt aus ihm eine Art von Würmern *[vermi]* hervor, woraus in den Körperzellen besonders bösartige, winzige Lebewesen entstehen...«

Die Erkennung der Präkanzerose und ihr Nachweis im Harnsediment

Entscheidend für eine Verhütung der Krebskrankheit ist die rechtzeitige Erkennung von Frühformen, die man bereits im Urin feststellen kann. Schon Jahre vor den heutigen medizinischen Früherkennungsmethoden konnte man im Harnsediment erstaunliche Phänomene unter dem Mikroskop beobachten. Nach Anfärbung oder in der Phasenkontrastmikroskopie sieht man in der Zeit der Präkanzerose zahlreiche granulierende (körnchenbildende) und phagozytierende (Fremdstoffe in sich aufnehmende) Zellen, die als Leukozyten identifiziert wurden und das Fortschreiten der Erkrankung anzeigen können.

Im ersten Stadium der Präkanzerose kann man vereinzelte phagozytierende Zellen sehen, die größer als normale Leukozyten sind und eine geschlossene, gut begrenzte Zellform aufweisen. Im zweiten Stadium kann man zahlreiche Zellen beobachten, in deren geschlossener Form kugelige Hohlräume auftreten, wobei der Kern granuliert. Sie werden von uns als »kalbende Leukozyten« bezeichnet. Im dritten Stadium ist die Zellwand geplatzt, und kleine kugelige Blasen hängen wie ein Morgenstern an der Zelle. Wir nennen diese Zellen »explodierende Leukozyten« und beobachten dieses Stadium nach dem Krebssprung bei Patienten mit fortgeschrittenem Erkrankungszustand.

Die erfolgversprechendste Krebsbehandlung in der Hildegard-Heilkunde ist die Früherkennung und Therapie der Präkanzerose. Hierbei hat sich folgender Plan bewährt:
- Hildegard-Fasten (1mal jährlich kurzes Fasten und Aufbaukost, siehe Anhang),
- Hildegard-Psychotherapie zur Entwicklung eines starken seelischen Abwehrsystems (siehe Anhang),
- Hildegard-Aderlaß (siehe Anhang), der nicht nur den Gesamtstoffwechsel verbessert, sondern auch die Selbstheilungskräfte des Körpers stimuliert und die schlechten, krankmachenden Säfte entfernt, die die Selbstheilung blockieren können,
- die Anwendung der weiter unten beschriebenen Hildegard-Heilmittel für die Krebsbehandlung.

Die Krebskrankheit

Die Krebskrankheit ist von vielen inneren und äußeren Faktoren begünstigt. Hildegard nennt 35 seelisch auslösende Risikofaktoren als Belastungen (Laster), die krankheitsauslösende Wirkung ausüben können. In dem Buch *Die Psychotherapie der heiligen Hildegard. Heilen mit der Kraft der Seele* (siehe Literaturverzeichnis) werden diese Risikofaktoren ausführlich beschrieben. Besonders angstbetonte Persönlichkeiten, chronische Hoffnungslosigkeit oder Verzweiflung, Unglaube und Depression, der im Weltschmerz, der pessimistischen Welttraurigkeit, enden kann, fördern den Krebs. Die Hoffnungslosigkeit tötet im Menschen alle körperlichen und seelischen Heilkräfte. Daher gehört zur Basistherapie ein ausführliches Gespräch, das beim Patienten die Stärkung des seelischen Abwehrsystems initiieren soll. Die neueste Krebsforschung kann sogar bestätigen, daß es einen direkten tiefenpsychologischen Zusammenhang von seelischen Schutzfaktoren wie Hoffnung, Freude und Zuwendung gibt, die die Abwehrkräfte des Immunsystems stärken (Psychoimmunologie).

Neben den seelischen Risikofaktoren spielen auch noch ernährungsbedingte Faktoren eine Rolle, die zu einer unterschwelligen Krebsangst führen. Darüber hinaus können auch anlagebedingte Faktoren krebsauslösend sein, wenn z. B. Vater oder Mutter oder nähere Verwandte an Krebs gestorben sind. Hildegard beschreibt ebenso konstitutionelle Einflüsse wie Knochen- und Körperbau, das Nervensystem, Stoffwechsel- und Hormonstörungen, die bei der Krebsentstehung verantwortlich sein können. Insgesamt sieht sie verschiedene Persönlichkeitsstrukturen, die entweder zu Hautkrebs, zu gutartigen oder aber zu bösartigen Geschwülsten neigen können. Interessant ist dabei die Beobachtung, daß ein feines, weißes Fettgewebe gesund ist, während blutrotgefärbtes Fettgewebe Krebsviren enthalten kann und auf Metastasierung hinweist. Diese Tatsache kann bei der Tumoroperation ein Hinweis sein, ob es sich um ein gutartiges oder bösartiges Geschehen handelt.

Feingliedrig gebaute, »grazile« Menschen mit guten Nerven

»Es gibt auch Menschen mit grazilem Knochen- und Gliederbau – die auch grazile Gefäße haben, aber mit fetten, gesunden und gut entwickelten Körperzellen – die weder verstopft noch zu brüchig sind. Sie haben gutes [Nerven-]Knochenmark von der richtigen [Körper-]Wärme und daher auch eine aufrechte, leistungsfähige Haltung, die allerdings auch manchmal zum eitlen ausgelassenen Übermut neigt. Sie sind leicht zu beeindrucken und zartfühlend. Weil sie ein so vollwertiges Knochenmark haben, haben sie auch ein festes, feines, weißes und gesundes Fett, frei von *pediculi* [= ›Läuse‹, gemeint sind Viren]. Scheidet dieses Fett einmal Schweiß aus, so erzeugt dieser Schweiß an der äußeren Haut vereinzelt Viren und ernährt sie [Hautkrebs].«

Grober Knochenbau, schwache Nerven

»Andere Menschen aber haben einen groben Knochenbau, plumpe Gliedmaßen und grobe Gefäße mit schlecht entwickeltem Knochenmark und weniger [Körper-]Wärme und wegen des schwachen Knochenmarks einen behinderten [debilen] Verstand. Sie neigen zur ständigen Freßsucht, können aber für kurze Zeit tüchtig arbeiten, allerdings ohne Durchhaltevermögen, weil ihre Körperzellen ziemlich durchlässig sind und ihre Gefäße sehr eng.
Da sie ein schlecht entwickeltes Knochenmark haben, ist auch ihr Fettgewebe um so dünner und schwächer. Wenn sie einmal schwitzen, dringt ihr Schweiß rasch durch die Körperzellen, weil es ziemlich durchlässig ist, und erzeugt so im Zellgewebe viele

Viren, die im Übermaß aus dem Menschen herausquellen [Myome, Osteome, Lipome]. Solche Leute sind aber nicht sehr schwach und können mitunter lange leben.«

Diese Menschen mit grobem Knochenbau und starken Blutgefäßen können den Hormon- und Stoffwechsel-Säfteüberschuß nicht ausscheiden und produzieren dadurch viele bösartige tumorauslösende Viren, »die das Körperfett so sehr durchbohren und verzehren, daß es sich blutrot färbt [innere Blutungen]. Diese blassen [anämischen] krebskranken Melancholiker resignieren, haben keine Freude mehr am Leben, tragen viele Schmerzen und leiden an Herz-Kreislauf-Schwäche und sehnen sich nach dem erlösenden Tod.«

Grober Knochenbau, gute Nerven

»Noch andere Menschen haben einen groben Knochenbau und plumpe Gliedmaßen und dicke Gefäße, dabei aber festes und fettes Knochenmark. Weil ihre Knochen mit festem, feurigem Knochenmark gefüllt sind, sind sie wegen dieser Festigkeit, Fettigkeit und Menge ihres Knochenmarks klug und tüchtig. Ihre Körperzellen sind kräftig, ziemlich derb und wenig durchlässig, weil es von derben, straffen Gefäßen durchzogen ist. Weil bei diesen Menschen die Körperzellen ziemlich kräftig und hart sind, liefern sie nur wenig und dünnen Schweiß. Dicke und kräftige Gefäße halten ihre Körperzellen so fest zusammen, daß sie nur wenig schwitzen können. Durch die große Menge und Hitze ihres Knochenmarks und infolge des Säfteüberflusses, der aus ihnen nicht ausgeschieden werden kann, wird das Körperfett ein wenig rot, wie das Blut, und ist dann schwach und nicht gesund.«

Dann entstehen in ihnen reichlich Viren, »die aus den Körperzellen nicht herausfinden können, sondern im Körperfett bleiben und dies überall durchbohren und verzehren. Aus diesem Grund haben solche Menschen viele Schmerzen und wissen nicht einmal, woran sie leiden.« Sie sind träge, haben an nichts Freude, essen wenig und leiden oft an Herz-Kreislauf-Schwäche und »lassen an Körperkräften nach [schlechter Allgemeinzustand]. Sie bekommen eine blasse Gesichtsfarbe, die aber mehr grün als wachsfarben erscheint. Solche Leute können nicht lange leben, sondern sterben früh, weil ihr Fettgewebe, so wie oben beschrieben«, inwendig von Viren geschädigt ist.

Brustkrebs

Hildegard widmet der Entstehung und Behandlung von Brustkrebs ein eigenes Kapitel, wobei sie das Wort »Tumor« für die Krebsgeschwulst verwendet. Die Auslösung von Brustkrebs wird genauso beschrieben wie beim Krebs und ist daher die Schlüsselstelle für die Zusammenhänge beider Erkrankungen.
»Durch verschiedene [gute wie schlechte] Säfte schwellen Gewebe und Gefäße des Menschen an, so wie das Mehl durch Hefe aufgetrieben wird und aufquillt. Die Säfte, die vom Herzen, der Leber, dem Magen und von den übrigen inneren Organen stammen, werden, wenn sie sich einmal falsch zusammengesetzt und im Übermaß entwickelt haben, manchmal schwerfließend, schmierig und nur lauwarm. Und wenn sie im Menschen zurückbleiben, bringen sie ihm Krankheit, wenn sie aber ausbrechen, machen sie ihn gesünder.«
Für harmlose Bindegewebszysten von der Art einer Mastopathie (Vorkrebsform) empfiehlt Hildegard die Veilchensalbe, die auch in vielen Fällen die Bindegewebsknoten zum Verschwinden gebracht hat.

Keine Operation ohne Schafgarbenschutz!

Ein operabler Tumor sollte prinzipiell operativ entfernt werden, damit der Körper von der Belastung des Tumorstoffwechsels befreit wird. Jeder Einschnitt in eine Krebsgeschwulst birgt aber die Gefahr der Metastasierung. Die meisten Metastasen entstehen bei der Erstoperation. Vier von fünf Krebspatienten sterben an Metastasen, nicht am Ersttumor! Die ungeschützte Krebsoperation ohne Schafgarbenschutz ist ein Kunstfehler, deshalb empfehlen wir allen unseren Patienten, eine Operation nur unter Schafgarbenschutz durchzuführen (s. S. 125). Auch zum Schutz vor Strahlungsschäden des gesunden Gewebes sollte die Schafgarbenbehandlung angewendet werden.

Index der Heilmittel bei Krebs und Präkanzerose

Amethystsauna – bei Präkanzerose, zur Schmerzbehandlung bei Knochenmetastasen und zur Therapie bei Krebs 168

Anguillan – als Tumoroperation-Nachbehandlung, Alternative zur Chemotherapie 165

Dinkel – als diätetisches Mittel bei Präkanzerose und Krebs 169

Pflaumenaschenlauge – bei Haarausfall durch Chemotherapie 165

Rehleber – als diätetisches Mittel bei Präkanzerose und Krebs 168

Veilchencreme – bei Krebsgeschwüren, Lymphdrüsenschwellung, Mastopathie und Myomen, zur Behandlung von Operationsnarben 166

Wasserlinsenelixier – bei Präkanzerose, Krämpfen, Koliken und den typischen Früherkennungssymptomen der Vorkrebskrankheit (Herzschmerzen, rheumatische Schmerzen, Magen-Darm-Beschwerden), bei Abwehrschwäche, als Tumorrezidivprophylaxe 167

Heilmittel bei Krebs und Präkanzerose

Haarausfall durch Chemotherapie

Pflaumenaschenlauge
Durch die Chemotherapie wird meistens ein starker Haarausfall ausgelöst. Der kann durch die vorzeitige Anwendung der Pflaumenaschenlauge (Rezept s. S. 116) verhindert werden, oder die Haare werden wieder zu neuem Wachstum angeregt. Wenn die Haarwurzeln bereits zerstört sind, ist aber ein Haarwachstum nicht mehr möglich.

Krebs (Tumoroperation-Nachbehandlung, Alternative zur Chemotherapie)

Anguillan
- 6 g Aalgalle (Anguillae)
- 2 ml Weinessig
- 8 g Honig
- 1 g Ingwerwurzelpulver
- 2 g langer Pfeffer
- 24 mg Basilikumkrautpulver
- 3 g Geierschnabelpulver
- 4 g Elfenbeinpulver
- 1 l Weißwein

Alle Zutaten in Wein kochen, verrühren und zu gleichen Teilen auf D6, D12 und D30 potenzieren (d. h. die Ausgangssubstanz [homöopathisch] schrittweise verdünnen; der Code D6 z. B. zeigt an, daß die Ursubstanz 6mal potenziert worden ist, jeweils im Verhältnis 1:10).
Zunächst nimmt man D6, dann D12 und schließlich D30 – 3mal täglich 10 Tropfen in Petersilie-Honig-Wein (Rezept s. S.

132) vor und nach dem Essen, bis die Flasche jeweils aufgebraucht ist.

Anguillan wirkt auflösend und kann bei der Metastasierung Schmerzen verhindern. Besonders interessant ist die Beobachtung, daß Anguillan in der Lage ist, den Krebs im Endstadium zu humanisieren, d. h., beim Sterben das Leiden zu lindern und das Sterben selbst zu erleichtern.

Krebsgeschwüre, Lymphdrüsenschwellung, Mastopathie, Myome (Behandlung von Operationsnarben)

Veilchencreme
Die Veilchencreme (Rezept s. S. 82) wird 2- bis 3mal täglich an den betreffenden Hautpartien einmassiert.
Besonders bewährt hat sich die Anwendung bei Bindegewebszysten in der Brust von der Art einer Mastopathie (Vorkrebsform). Durch diese Behandlung konnten Brustzysten wieder zum Verschwinden gebracht werden. Auch zur allgemeinen Zystenbehandlung in der Niere, an den Eierstöcken und zur Behandlung von Myomen kann die Veilchencreme einmassiert werden. Hier muß die Anwendung unbedingt mit dem Wasserlinsenelixier (siehe unten) und der Aderlaßtherapie (siehe Anhang) kombiniert werden.
Als Prophylaxe gegen Tumoren, die sich gerne an Operationsnarben bilden, wurde Veilchencreme erfolgreich eingesetzt. Bereits 10 Tage nach der Tumoroperation kann man die Operationsnarben am Rand mit Veilchencreme einmassieren und zum Lymphsystem ausmassieren.

Präkanzerose, Krämpfe, Koliken und die typischen Früherkennungssymptome der Vorkrebskrankheit (Herzschmerzen, rheumatische Schmerzen, Magen-Darm-Beschwerden), Abwehrschwäche (Tumorrezidivprophylaxe)

Wasserlinsenelixier

10 g weißer Pfeffer
5 g Ingwerwurzel
45 g Zimtrinde
3 ml Salbei-Urtinktur
7 ml Fenchel-Urtinktur
70 ml abgeschäumter Honig
1 l Weißwein
20 g Wasserlinsen
40 g Blutwurzblätter
40 g Ackersenf
20 g Labkraut

Pfeffer, Ingwer, Zimt, Salbei, Fenchel und Honig mit Weißwein vermischen. Das Ganze durch eine Mischung der übrigen Zutaten filtrieren. Täglich 1 Likörglas vor dem Frühstück und 1 Likörglas vor dem Schlafengehen nehmen. Das erste und das letzte soll also das Wasserlinsenelixier sein. Insgesamt 3 l einmal im Jahr zur Vorbeugung anwenden. Bereits operierte Tumorpatienten sollten ständig das Wasserlinsenelixier einnehmen.

Das Wasserlinsenelixier hat sich tausendfach bewährt und gehört zu unseren besten Maßnahmen zur Krebsprophylaxe. Bereits nach der Einnahme von einer Woche verschwinden die typischen schmerzhaften Zustände, die Müdigkeitserscheinungen lassen nach, und die Kräfte kehren wieder.

Der Einsatz dieses Mittels hat sich auch alternativ oder begleitend bei der Chemotherapie oder bei der Bestrahlung bewährt. Chemotherapeutische Arzneimittel werden besser vertragen, oder die Nebenwirkungen treten nicht so stark auf. Die Wasserlinsenkur kann auch immer da eingesetzt werden, wenn Erkältungszustände auftreten, wie z. B. Virusgrippeinfektionen und allgemein bakterielle Infektionen. Die Wasserlinsenkur ist eine echte Alternative zu Antibiotikabehandlungen, da sie ganz unspezifisch das Immunsystem stärkt und die körpereigenen Kräfte anregt.

Präkanzerose (zur Schmerzbehandlung bei Knochenmetastasen, Therapie bei Krebs)

Amethystsauna

Der Amethyst wird 5 Tage und 5 Nächte in Wasser gelegt. Anschließend dieses Wasser aufkochen und den Amethyst eine Weile über den Wasserdampf halten, so daß das Kondenswasser in den Topf herabtropfen kann. Danach den Stein nochmals für 1 Stunde in das gleiche Wasser legen. Das Amethystwasser wird tropfenweise auf den Saunasteinen verdampft und inhaliert.
Durch diese Behandlung können die durch die Metastasierung auftretenden Knochenschmerzen beseitigt werden. Es kommt wieder zu einer Mobilisation, und das Krebsleiden wird dadurch erträglicher. Nach 5 Wochen kann man die Amethystsauna wiederholen.

Präkanzerose und Krebs (Diätmittel)

Rehleber

»Ein Mensch, der von der Präkanzerose geplagt wird, esse oft [2- bis 3mal wöchentlich] Rehleber, und es räumt mit der Präkanzerose auf.«
Mehrmals wöchentlich Rehleber zu Leberknödeln, Leberspätzle oder gebratener Leber zum Mittagessen mitreichen. Die Rehleber gehört bei den Jägern zum »Aufbruch« und wird von ihnen

als Delikatesse geschätzt. Vermutlich treten deshalb Krebsleiden bei Jägern und Förstern nicht so häufig auf.

Dinkel

Die Dinkeldiät ist die Grundvoraussetzung für die Ausheilung und Entgiftung von Präkanzerose und Krebs. Durch die ständige Dinkelkost (3mal täglich) wird die Gesundheit des Patienten gestärkt und verbessert, daß allein schon durch sie das Leiden gelindert oder – wie in vielen Fällen bereits geschehen – sogar zum Verschwinden gebracht werden kann.

Magen-Darm-Erkrankungen und Hildegard-Ernährungslehre

Die falsche Ernährung

Wenn morgens bereits Müsli, möglichst noch mit einem kalten Joghurt angerührt, mittags Rohkost und abends eingeweichte Körner oder Keimlinge gegessen werden, ist die Verdauungsstörung bereits mit Sicherheit programmiert: »Wenn aber die Menschen zuweilen übermäßig viele Speisen gegessen haben, die entweder zu roh und ungekocht oder halbgar und insbesondere außergewöhnlich fett und schwer, aber auch saftlos und trocken waren, dann können manchmal das Herz, die Leber und die Lunge und die anderen Wärmespeicher, die im Menschen sind, dem Magen nicht mit soviel und so starker Wärme beispringen, so daß diese Speisen gar gekocht werden. Daher gerinnen sie im Magen, verhärten sich und werden schimmelig, so daß sie den Magen bisweilen etwas grün oder blaugrün oder auch bleifarbig machen oder mit viel Schleim belasten, so daß die schlechten Säfte die schädlichen, übel riechenden Darmgase wie ein faulender Düngerhaufen durch den ganzen Körper aussenden.«
Diese Angaben Hildegards sind über 800 Jahre alt und stehen in glänzender Übereinstimmung mit den Erkenntnissen der modernen Gastroenterologie, so als wenn Hildegard mit einem Gastroskop die blaugrüne Magenschleimhaut beobachtet hätte. Das ganze Übel der Magen-Darm-Erkrankungen beginnt also mit den Ernährungs- bzw. Diätfehlern (siehe das Kapitel »Milzerkrankungen«).
Die Deutsche Gesellschaft für Ernährung (DGE) veröffentlichte alarmierende Zahlen über die Ernährungsgewohnheiten der

Deutschen. Trotz ernährungsbewußter Aufklärung essen die meisten (und da gibt es kaum Unterschiede zu den Schweizern, Österreichern und Amerikanern) zu fett, zu süß, zuviel Fleisch, Eier, Käse, Zucker, und sie trinken zuviel Bier und anderen Alkohol. Hinzu kommen noch eine ganze Reihe chemischer Arzneimittel, die die Magenschleimhaut angreifen und zerstören (Azetylsalicylsäure, Antazida) oder sogar Magengeschwüre erzeugen (Cortison) oder, noch viel schlimmer, einen Magendurchbruch verursachen (»Lötlampeneffekt« von entzündungshemmenden Substanzen wie Antirheumamittel).

Dinkel, das Universalgetreide für alle Magen-Darm-Leiden

Schon allein mit der Dinkeldiät sind wir in der Lage, die meisten chronischen Zivilisationskrankheiten, die mit einer Fehlernährung in Zusammenhang stehen, zu vermeiden. Dinkel enthält alle für das Leben notwendigen Stoffe, die der menschliche Körper zur Gesunderhaltung benötigt: hochwertige Eiweiße, komplexe Kohlenhydrate, lebensnotwendige Mineralien, gesunderhaltende Vitamine und Spurenelemente. Im Dinkel befinden sich darüber hinaus vitale Inhaltsstoffe, sogenannte sekundäre Inhaltsstoffe, wie z.B. Thiocyanat, das das Immunsystem stimuliert und die Gesundheit erhält. Außerdem enthält der Dinkel Grünstoffe, die bisher noch nicht isoliert wurden, sowie Assimilationsfaktoren, die für die gute Wasserlöslichkeit des Dinkels im Magen und Darm verantwortlich sind.
Dadurch erhält der Dinkel wertvolle Magen-Darm-freundliche Eigenschaften, so daß die Ergebnisse der großen Verdauungsarbeit im Blut resorbiert und transportiert werden können. Aufgrund der hervorragenden Wasserlöslichkeit werden die vitalen

Inhaltsstoffe des Dinkels wie flüssige Nahrung vom Körper rasch aufgenommen und dem gesamten Organismus zur Verfügung gestellt. Dadurch werden alle Körperzellen, Nerven, Knochen, Muskel- und Organzellen optimal ernährt, gestärkt und zur Höchstleistung befähigt. Der ganze Organismus wird durch den Dinkel mit Vitaminen und Vitalstoffen geradezu überflutet, daß sich dadurch die Gefäße erweitern und eine gute Durchblutung und Verdauung einsetzt.

Dinkel als Universalbasisdiät hat sich bei folgenden Krankheiten als Heilmittel bewährt:

- Magen-Darm-Leiden (Colitis ulcerosa, Morbus Crohn, Durchfall, Obstipation, Hämorrhoiden, Divertikulose, Darmkrämpfe, Zöliakie),
- Neurodermitis und anderen Allergien,
- Stoffwechselkrankheiten, Rheuma und Gicht,
- chronisch entzündlichen Infektionen,
- rheumatischen Erkrankungen,
- Geschwulsterkrankungen,
- Nervenleiden,
- Arzneimittelschäden,
- Nahrungsmittelallergien und bei
- Fasten- und Aufbaukuren.

Jedes Wort, das Hildegard über den Dinkel sagt, spiegelt ein pharmakologisches Prinzip wider, das wir erst heute durch die wissenschaftlichen Erkenntnisse erklären können. Unsere eigenen klinischen Erfahrungen mit Tausenden von Patienten über einen Zeitraum von über 30 Jahren zeigt eine 80%ige Heilungsrate bei allen ernährungsbedingten Krankheiten durch die Dinkeldiät. Wegen dieser Heilkraft konnte Hildegard auch mit Recht schreiben: »Dinkel ist das beste Getreide. Es wirkt wärmend [durchblutend] und fettend [für die Nerven], ist hochwertig [eiweißreich] und milder als alle anderen Getreidekörner [leicht verdaulich]. Wer Dinkel ißt, bildet gutes Muskelfleisch. Dinkel führt zu einem guten Blut, gibt ein aufgelockertes Gemüt und die Gabe des Frohsinns.« Wie immer zubereitet Sie Dinkel essen – so oder so –, als Brot oder als eine andere Speise gekocht, Dinkel ist mit einem Wort gut und leicht verdaulich.

Dinkel oder Spelt *(Triticum spelta)* ist kein Weizen *(Triticum sativum)*, sondern ein Urkorn, das zu den ältesten den Menschen bekannten Getreidearten gehört. Unsere Heilungserfolge mit der Dinkelkost lassen sich nur mit 100%ig reinen Dinkelprodukten erreichen. Eine Verfälschung oder Vermischung mit Weizen oder anderen Getreidearten ist heute verbreitet, läßt sich aber durch die Elektrophorese (Verfahren zum Trennen von Substanzgemischen) sehr leicht entdecken, da die Eiweißspeicher des Dinkels und des Weizens deutlich voneinander unterschieden werden können.

Zu den Inhaltsstoffen des Dinkels gehören auch das neuerdings isolierte Thiocyanat. Thiocyanat ist eine körpereigene, lebensnotwendige Substanz, die in der Infektabwehr und Immunstimulation eine außerordentlich große und lebensnotwendige Rolle spielt. Wie der Chemiker und Arzt Prof. Dr. Dr. W. Weuffen (ehemaliger Direktor des Hygieneinstituts der Universität Greifswald) in jahrzehntelanger Forschungsarbeit herausfand, hat das Thiocyanat eine lebensnotwendige Rolle im menschlichen, tierischen, pflanzlichen Organismus zu übernehmen. Besonders die Vitalisierung des Thiocyanats durch Dinkel, Obst und Gemüse, seine biologische, medizinische und ernährungstherapeutische Wirkung wurden durch Prof. Weuffen erforscht:

– Proliferationsförderung: Zelltätigkeit wird gefördert, was sich besonders an »arbeitenden Zellen« auswirkt, also an stark proliferierenden Geweben wie blutbildende Zellen, immunkompetente Zellen, Keimzellen und im Wachstum befindliche Zellen,

- antiinfektiöse Wirkung: Mitwirkung am Wasserstoffsuperoxid-Peroxidase-Halogenid-System, zugleich Förderung der Immunantwort durch den proliferationsfördernden Effekt,
- protektive Wirkung: antiinfektiös, antimutagen, antiteratogen (teratogen = Mißbildungen bewirkend), antitoxisch und antiallergisch.

Die Ernährung bei Magen- und Darmerkrankungen

Gesundheit durch bewußte Lebensführung

Aus ganzheitlicher Sicht ist die Ernährungslehre der heiligen Hildegard untrennbar mit ihrer Heilslehre verbunden, wobei weder Gesunde noch Kranke ohne die hohe Kunst der Lebensführung im Sinne einer Diätetik bzw. Lebensordnung auskommen.

Zu einer gesunden, maßvollen Lebensführung gehören die sechs Lebensregeln, die dem Menschen nicht von Natur aus mitgegeben wurden, sondern die er aus Selbstverantwortung für seine Gesundheit ständig regulieren, ordnen und mitgestalten soll:

- Schöpfen Sie Lebensenergie aus den vier Weltelementen, dem kosmischen Feuer, der Luft, dem Wasser und der Erde.
- Achten Sie beim Essen und Trinken auf die Subtilität (den Heilwert) der Lebensmittel, also auf die nützlichen Kräfte, die die Natur für den Menschen bereithält.
- Bringen Sie Bewegung und Ruhe in ein gesundes Gleichgewicht.
- Regulieren Sie Schlafen und Wachen zur Regeneration überstrapazierter Nerven.

- Fördern Sie die Ausleitung von Verunreinigungen und Schadstoffen aus dem Bindegewebe durch Aderlaß und Schröpfen (siehe Anhang).
- Stabilisieren Sie die seelischen Abwehrkräfte durch Erkennen der eigenen Schwächen (Laster, Risikofaktoren) und versuchen Sie sie durch heilende Abwehrkräfte (Tugenden) auszugleichen.

In einer Dinkel-Obst-und-Gemüse-Diät sind wertvolle komplexe Kohlehydrate und Pflanzenfasern vorhanden, die das Übergewicht abbauen helfen und vor ernährungsbedingten Zivilisationskrankheiten schützen können. Alle großen Gesundheitsorganisationen der Welt sind sich heute darin einig, daß eine pflanzenfaserreiche Diät (30–40 g Pflanzenfasern pro Tag, 60 bis 65% komplexe Kohlehydrate von der Gesamtkalorienmenge) lebensnotwendige Schutzfaktoren enthalten. Eine pflanzenfaserreiche Diät hilft, das Gewicht zu reduzieren, Herz-Kreislauf-Krankheiten zu verhindern und vor verschiedenen Krebsarten (Brust-, Darm-, Prostata-, Speicheldrüsen-, Gebärmutter- und Eierstockkrebs) zu schützen. 50–80% aller Krebsarten sind von Faktoren verursacht, die in der eigenen Verantwortung des Menschen liegen: im Lebensstil und in seiner Diät.

In der Hildegard-Küche ist man vor Über- und Untertreibungen sicher. Da Lebensmittel aus allen Bereichen verwendet werden:

- Dinkel, Dinkelprodukte, Getreide und andere Zerealien mit komplexen Kohlehydraten, Pflanzenfasern, Ballaststoffen, Eiweißstoffen, Vitaminen und Mineralien. Wir empfehlen allen unseren Patienten, 3mal täglich Dinkel in irgendeiner Form zu sich zu nehmen: morgens Dinkelhabermus, mittags Dinkelkopfsalat, Dinkelreis, -nudeln, -grieß, -mehlsuppen, -knödel, -spätzle, -brot und -schrotbrei, abends Dinkelbrot.
- Obst und Gemüse, komplexe Kohlehydrate, einfache Kohlehydrate, Pflanzenfasern, Ballaststoffe, Vitamine, Mineralien,

teilweise Eiweiße. Alle von Hildegard als »gut« beschriebenen Früchte und Gemüse sollen jedoch niemals roh, sondern immer gekocht, gedünstet oder gebacken verzehrt werden: Fenchel, Sellerie, Bohnen, Kürbis, Rüben, Möhren, Meerrettich, Brunnenkresse, junge Brennessel, Gundelrebe.
- Milch- und Milchprodukte, besonders Sauermilchprodukte: Buttermilch, Joghurt, Frischkäse, Camembert, Butter.
- Fleisch- und Fleischprodukte, tierisches Eiweiß und Fett: Geflügel, Ziege und Hammel, Fisch, Reh und Hirsch, Kalb und Rind. Kein Schweine-, Puten- und Straußenfleisch.
- Frische Kräuter und Gewürze, wenig salzen.
- Naturbelassene, kaltgepreßte Pflanzenöle, besonders Sonnenblumenöl, Mandelöl, Walnußöl.
- Honig und Konfitüre aus Quitten, Himbeeren, Kornelkirschen, Mispeln, Brombeeren, Johannisbeeren.
- Getränke: Fencheltee, Dinkelkaffee, Dinkelbier, Wein, besonders gelöschter Wein, Johannisbeersaft, Apfelsaft.

Lebensmittel, von denen in der Gesundheitsküche abgeraten wird:
- fettes Fleisch, Wurst, Speck, Schweinefleisch, geräuchertes, gepökeltes Fleisch, Fleischkonserven, Hausgänse und Enten,
- geräucherte Fische, Ölsardinen, Aal, Bücklinge, Fischkonserven, Krebse, Karpfen und Zuchtforellen,
- Raffinadezucker, Schokolade, Eisspeisen, zucker- und fettreiche Süßspeisen, Konfitüre, außer Quitten-, Mispel-, Kornelkirsch-, Himbeer-, Brombeer- und Johannisbeermarmelade,
- vollraffinierte, gehärtete Fette, Margarine, Braten- und Backfette, Olivenöl,
- Auszugsmehlprodukte, fette Backwaren (Torten),
- Bohnenkaffee, Alkohol, Nikotin,
- gesüßte Obstsäfte, Cola-Getränke, Spirituosen, Mineralwasser,

- Küchengifte (Erdbeeren, Pfirsiche, Pflaumen, Lauch) und Rohkost,
- Konserven und Konservierungsmittel.

Krankendiäten

Kost bei Krankheiten allgemein

Wenn jemand plötzlich krank wird, macht sein Körper instinktiv das Richtige, indem er auf Fasten umschaltet (Appetitmangel) und Fieber erzeugt. Dadurch verbrennen die Viren und Bakterien, Gift- und Schlackenstoffe werden ausgeschieden, und neue gesunde Zellen regenerieren sich.

Dr. Gottfried Hertzka schlägt folgende 3-Stufen-Diät vor, ganz gleich, um welche Krankheit es sich handelt:

1. Tag

Absolutes Fasten. Nichts essen, nur trinken: ungezuckerten Fencheltee, soviel der Kranke will, eventuell mit Dinkelzwieback. Für Schwerkranke mit hohem Fieber (über 38 °C) wird Dinkelreis empfohlen. Bei Virusinfektionen im Sommer oder im Herbst, wenn Fieber mit Durchfall besteht, nimmt der Kranke ein Glas Wasser und löst darin zwei Galganttabletten auf. Bei Durchfall kann man auch leichten schwarzen Tee trinken.

2. Tag

Am 2. Krankheitstag darf man eine dünne Dinkelgrießsuppe mit etwas Salz und Petersilie essen. Bei Durchfall nimmt man am Morgen eine dünne Dinkelmehlsuppe, mit Quendel gewürzt. Am 2. Tag darf der Kranke so viel Dinkelzwieback essen, wie er will, am besten in Tee eingetaucht. Dazu gekochte Apfelstücke (kein Apfelmus), am besten mit viel Wasser gekocht, das Kochwasser mittrinken.

3. Tag

Am 3. Tag (wenn kein Durchfall besteht) kann man Hühnerbouillon und Hühnerfleisch ohne Haut essen. Auch gelöschter Wein ist ein gutes Getränk. Außer Äpfeln gibt es keine Früchte, am besten wieder Apfelstücke, in Wasser gekocht.

Ab dem 4. Tag kann man wieder die übliche Dinkel-Obst-Gemüse-Kost der Hildegard-Küche verzehren. Doch wenn im Verlauf einer Krankheit Komplikationen auftreten, sollte man immer wieder auf die 3-Tage-Diät zurückkommen.

Krankenkost bei Durchfall

Die folgende beschriebene Kost dient zur Verhütung und Behandlung von Durchfall und bei Reizkolon (Darmreizung), Colitis ulcerosa (entzündliche Erkrankung des Dickdarms), Crohn-Krankheit (Magen-Darm-Entzündung) sowie Zöliakie (Erkrankung der Dünndarmschleimhaut).

– 1–2 Fasttage bei Fenchel- oder Schwarztee.
– Dünne Dinkelmehlsuppe, etwas gesalzen (die mehligen Anteile stopfen).
– Das Durchfall-Ei (als Fertigpräparat, es handelt sich um ein Mutterkümmel-Pfeffer-Eigelb-Granulat): Zuerst ein kleines Stück altes Weißbrot (Dinkelbrot) essen, danach 1 EL mürbe gebackenes Durchfall-Ei ohne Salz. In schweren Fällen auch 2- bis 3mal pro Tag. Bei gewöhnlichem Durchfall genügt es ein einziges Mal, bei Sommerdiarrhöe 3–4 Tage lang. Am längsten braucht man das Durchfall-Ei bei der oft jahrelang bestehenden Colitis ulcerosa, wo es täglich je nach seelischer Belastung zu 6–10 und mehr »Stuhlgängen« kommen kann. Dann muß man den Kranken wochen- und monatelang geduldig 1- bis 2mal täglich Durchfall-Ei reichen, natürlich immer auch eine Dinkelmehlsuppe. Besonders bewährt hat

sich das Durchfall-Ei bei der Diarrhöe in tropischen Ländern, und es sollte daher in keiner Reise-Apotheke fehlen.

Absolut verboten sind während der ganzen Behandlungsdauer:
- Milch und sämtliche Milchprodukte wie Käse, Quark und Sahne (Butter ist in beschränkter Menge später erlaubt),
- Schwarzbrot, Gersten- und Mehrfruchtbrot, Grobschrotbrote, frisches Hefegebäck,
- Wasser, Mineralwasser,
- alles Kalte,
- alles Geröstete und Gebratene, Pikantes (Senf, Paprika),
- Rohkost, Salate, rohes Obst,
- grobes Gemüse, namentlich Lauch (Porree) und Gurken,
- Kartoffelbrei,
- Rindfleisch, Konserven, Wurstwaren sowie
- Zucker, Zuckerwaren, und Marmeladen (Konfitüren).

Ab dem 3. Tag der Erkrankung oder überhaupt bei Neigung zu dünnen Stuhlgängen sind erlaubt:
- Weißbrot, altes Hefegebäck, Zwieback,
- Dinkelgrieß, Dinkelmehl und das daraus Zubereitete (z. B. Spätzle, Klöße, Nudeln),
- Weißwein (gewärmt, Rotwein ist manchmal noch besser),
- Huhn und Hühnerbrühe,
- später gekochtes Apfelkompott (nicht Apfelmus),
- nicht ganz frischer Apfelkuchen (schwach süß),
- gedünstetes Kalbfleisch und Leber sowie
- gekochte Himbeeren, Kirschen und Brombeeren.

Vorbeugung und Behandlung von Magen-Darm-Leiden

Die folgenden Maßnahmen und Nahrungsmittel helfen bei chronischer Verstopfung, Hämorrhoiden, Divertikulose, Verdauungsstörungen (Dyspepsie), Gastritis, Magen-Darm-Geschwüren, Gallensteinen, Zwerchfellbruch (Hiatushernie) und Magen-Darm-Krebs.

Therapieplan
Zur Sanierung eines durch chronische Verstopfung gereizten Darmes wird Hildegard-Fasten und eine anschließende Aufbaudiät nach Hildegard empfohlen.

- Strenges Hildegard-Fasten: 8–14 Tage nicht essen, nur trinken, und zwar Fencheltee, Dinkelkaffee, Apfel- und Traubensaft, eventuell Dinkelgrießsuppe mit viel Gemüse.
- Mittlerer Schwierigkeitsgrad: Reduktionskost im 2tägigen Wechsel normale Hildegard-Diät, an den Reduktionstagen Dinkelbrot und Fencheltee, soviel man will.
- Leichteste Fastenform: Dinkel, Obst und Gemüse für längere Zeit.

Kost bei Magen-Darm-Leiden
- Dinkel, Obst und Gemüse, besonders mehlfreie Dinkel-Ganzkornprodukte, wie Dinkelflocken, -grütze, -graupen, -kleie und Flohsamen,
- Dinkel mit Blattsalat,
- naturbelassenes, kaltgepreßtes Sonnenblumenöl, frische Sahne und Butter,
- salzarme Küche mit frischen Kräutern und Gewürzen (z. B. Bertram),
- Buttermilch, Sauermilch, körniger Frischkäse, Quark,
- Kräutertees, Dinkelkaffee zum Frühstück, Dinkelbier, Rotwein, Apfelmost.

Zu meiden sind:
- fettes Fleisch, Wurst, Speck, Schweinefleisch, geräuchertes, gepökeltes Fleisch, Fleischkonserven, Eier, Käse,

Magen-Darm-Erkrankungen und Hildegard-Ernährungslehre

- geräucherter Fisch, Ölsardinen, Aal, Bückling, Fischkonserven,
- Raffinadezucker, Schokolade, Eisspeisen, zucker- und fettreiche Süßspeisen, Konfitüre, außer Quitten-, Mispel-, Kornelkirsch-, Himbeer-, Brombeer- und Johannisbeermarmelade,
- vollraffinierte, gehärtete Fette, Margarine, Braten- und Backfette,
- Auszugsmehlprodukte, fette Backwaren (Torten),
- Bohnenkaffee, Alkohol, Nikotin,
- gesüßte Obstsäfte, Cola-Getränke, Spirituosen, Mineralwasser,
- Küchengifte (Erdbeeren, Pfirsiche, Pflaumen, Lauch) und Rohkost,
- Konserven und Konservierungsmittel.

Tagesmenü bei Magen-Darm-Leiden

Morgens:
- Habermus (siehe Anhang),
- Dinkel-Edelkastanien-Suppe (bei Magen-Darm-Geschwüren) aus: 2 EL Dinkelgrieß, 2 EL Kastanienmehl in $^1/_2$ Liter Wasser zu Brei gekocht, mit 1 gehäuften TL Süßholzpulver, 1 gestrichenen TL Engelsüßpulver.

Mittags:
- Minestrone mit Dinkelkörnern,
- Dinkelauflauf mit Gemüse,
- Apfel mit Vanille.

Abends:
- Dinkelfrikadellen, Dinkelbratlinge.

Abc der Kräuter und Gewürze für Magen-Darm- und andere Erkrankungen

Kräuter und Gewürze im Essen bringen nicht nur eine Abwechslung in die Küche, sondern sorgen auch für eine gute Verdauung und Durchblutung: »Wenn der Mensch ißt und trinkt, dann lenkt ein feinstoffliches [Hormon-]System die Geschmacks- und Duftstoffe zum Gehirn und fördert seine gute Durchwärmung [Sauerstoffversorgung].... Aber auch das Herz, die Lunge und die Leber nehmen von den feinen Geschmacksstoffen sowie von den Duftstoffen auf, damit sie davon ernährt werden, wie ein alter, ausgetrockneter Darm, der von viel Wasser wieder weich und voll wird!«

Ackerminze
Mentha arvensis

Anwendung: Bei Gastritis, Verdauungsschwäche, Dyspepsie.
Verwendung: Feingewiegte Minzblätter und zarte junge Triebe für Saucen (Minzsauce ist in England eine Nationalspeise) zu Hammelbraten, Quark, grünem Salat.

Bach-Ehrenpreis
Veronica Beccabunga

Anwendung: Bei Hämorrhoidalblutungen, Blutungsanämie.
Verwendung: Die fleischigen Frischblätter wie Spinat in wenig Wasser dünsten, mit Knoblauch und Salz abschmecken. Wenn man keine Frischpflanzen hat, kann man auch Beccabunga-Urtinktur mit Gemüse kochen: 40 Tropfen oder 1 TL ins heiße Essen, 1mal täglich 4 Wochen lang.

Bachminze
Mentha aquitana

Anwendung: Bei Übergewicht, Verfettung, Völlegefühl, Blähungen, Magenkrämpfen, Verdauungsschwäche.

Verwendung: Feingewiegte Frischblätter oder Pulver in Saucen, Suppen, Gemüsen, Fleischgerichten.

Basilikum
Ocinum basilicum

Anwendung: Bei Zungenlähmung, Schlaganfall, Fieber.
Verwendung: Gemüseeintöpfe, Minestrone, grüner Salat, Basilikumsauce, Fisch, Lamm, Wild, Kräuterbutter, Mayonnaise und die berühmte Sauce Vinaigrette für Fleisch, Sülze, Schwarzwurzel und Spargel.

Beifuß
Artemisia vulgaris

Anwendung: Bei Magen- und Zwölffingerdarmgeschwüren, Diätfehlern, Sodbrennen, Gastritis, Magenempfindlichkeit, Bindegewebsschwäche, Hämorrhoiden, Krampfadern.
Verwendung: Frische, kleingewiegte Blätter oder 1–3 Msp. Beifußpulver in Geflügel-, Fleisch- und Fischgerichten mitkochen. Beifuß hilft Fett besser verdauen (Gänse- und Entenbraten), auch in Kräutersuppen und Salat.

Bertram
Anacyclus pyrethrum

Anwendung: Bei Verdauungsstörungen, als Resorptionsmittel, bei perniziöser Anämie, Fehlernährung, Diabetes, Dyspepsie, Verschleimung.
Verwendung: 1–3 Msp. über jedes Essen streuen oder mitkochen (für Saucen, Suppen, Dinkelgerichte, auf Brot).

Bohnenkraut
Satureja hortensis

Anwendung: Bei Parkinson, Gicht, Rheuma.
Verwendung: Zu grünen und trockenen Bohnen, Eintöpfen, Gemüsesuppen, Fisch, Lamm und Ziegenfleisch, Saucen und Salat,

Kräuterdinkelbratlingen. Frische Stengel und Blätter 5–10 Minuten mitkochen.

Brennessel
Urtica dioica L.

Anwendung: Bei Magenverschleimung (Gastritis), als Blutreinigungskur (Frühjahr).
Verwendung: Wenn man frische Brennesseln, junge Triebe, hat, kann man daraus sogar ein Gemüse (wie Spinat) bereiten. Der Hildegard-Text läßt aber auch die Deutung zu, daß man Brennessel(pulver) anderen Speisen zusetzt – auf alle Fälle aber nur gekocht bzw. mitgekocht. Da die Brennesseln in der Karwoche meist noch jung sind – ältere werden durch die holzigen Fasern ungenießbar –, ist eine Frühlingskur (Blutreinigungskur) mit einem Gründonnerstag-Brennessel-Spinat-Omelett zweckmäßig und jedem nur wärmstens zu empfehlen.

Brunnenkresse
Nasturtium officinale

Anwendung: Bei Verdauungsschwäche, Colitis, Diabetes.
Verwendung: Mit etwas Butter oder Öl in der Pfanne wie Spinat dünsten.

Dill
Herba Anethi

Anwendung: Als Diätkur bei Rheuma.
Verwendung: Am zweckmäßigsten ißt man Dill in Sauce, etwa in der »Grünen Sauce«, Goethes Lieblingsessen, das neben der hessischen auch in der böhmisch-österreichischen Küche bekannt war. Dillsauce schmeckt vorzüglich zu gekochtem Fleisch und Fisch und gilt bei den Schweden als Nationalgewürz.

Diptam
Dictamnus albus

Anwendung: Bei Arteriosklerose, Blutfett, Gallen- und Nierensteinen.
Verwendung: 1 TL pro Tag über das Essen streuen, in Gemüsesuppen, Saucen und auf Kräuterbrot.

(Gelber) Enzian
Gentiana lutea L.

Anwendung: Herzdauerschmerz, Intensivschmerz, Herzschwäche.
Verwendung: 1–3 Msp. Enzianpulver werden über heiße Dinkelgrießsuppe gestreut. Dann löffelt man zunächst den Enzian ab und spült ihn anschließend mit der restlichen Suppe hinunter, damit der bittere Enziangeschmack wieder verschwindet. 1- bis 2mal wöchentlich kräftigt der Enzian so den Herzmuskel, so daß er nicht mehr schmerzt.

Estragon
Artemisia dranunculus

Anwendung: Verdauungsschwäche.
Verwendung: Estragon schmeckt vorzüglich in Marinaden für Geflügel-, Fisch- und Fleischgerichte, zum Einreiben des Bratens und zu grünem Salat. Estragon-Weinessig (150 g Estragon in 1 l Weinessig 3–4 Wochen einlegen) ist eine Delikatesse und macht grünen Salat und Kürbis süß-sauer. Verwendet werden die frischen Blätter und Zweigspitzen.

Galgant
Alpinia officinarum Hance

Anwendung: Bei Magen-Darm-Krämpfen, Herzschmerz, Herzschwäche, Angina-pectoris-Anfällen, zur Nachbehandlung und Verhütung von Infarkt, bei Menstruationsbeschwerden, Kopf-

schmerzen, pseudoepileptischen Anfällen, Durchblutungsstörungen, Erschöpfungs- und Schwächezuständen.
Galgant ist ein 100%ig wirksames Mittel gegen alle akuten Herzschmerzen vom Typ Angina pectoris. Es wirkt rasch und erlösend wie ein Nitroglyzerinpräparat (ohne dessen unangenehme Nebenwirkungen) bei Herzschmerzen, Herzschwäche und Herzschwindel (»Ohnmacht«).
Verwendung: 1–3 Msp. Galgantpulver, ins Essen gestreut, verleiht besonders Fleischgerichten eine angenehme prickelndscharfe Würze und sorgt für eine gute Durchblutung und Vitalisierung. Quitten-Galgant-Konfekt mit 5–10% Galgantanteil schmeckt lecker und wirkt wie Galgant, wobei der Zucker Energie für die Nervenzellen liefert. Galgant als Pulver oder Wurzelstücke kann auch für Marinaden, Kürbis und Obstsalate, Kompott und Marmeladen verwendet werden, wo es mit 3–7% Anteil für eine natürliche Konservierung sorgt.

Gewürznelken
Caryophyllus aromaticus

Anwendung: Bei echter Gicht, Podagra (Harnsäurewert-Erhöhung), Arteriosklerose, Nierensklerose (Nierenwassersucht), Kopfbrummen (arteriosklerotischem Hochdruck).
Verwendung: Bei Gicht und Wassersucht 3–4 Gewürznelken täglich kauen. Ganz oder gemahlen nimmt man Nelken zu Fleischgerichten, zu Ragout, Kompott und zum Backen.

Gundelrebe
Herba Glechomae

Anwendung: Bei Kraftlosigkeit im Alter.
Verwendung: Die kleingewiegte frische Gundelrebe in Breigerichten wie Habermus (siehe Anhang) oder mit Fleischgerichten oder in Pfannkuchen gekocht oft essen.

Ingwer
Zingiber officinale Roscol

Anwendung: Bei Magerkeit, Abmagerung, Appetitlosigkeit. Nicht geeignet für Gesunde. Nur für kranke, schwache Menschen.

Verwendung: Nur in Verbindung mit anderen Ingredienzen als Ingwersuppe oder -brot in kleinen Mengen jeweils vor dem Essen. Nur so lange nehmen, wie man sich krank und schwach fühlt, denn »Ingwer essen schadet einem gesunden und beleibten Menschen, weil er diesen unkonzentriert, vergeßlich und täppisch sowie lasziv macht ...«

Katzenminze
Nebeta cataria

Anwendung: Bei Halsdrüsenschwellung, Skrofeln am Hals nach einer Infektion mit tierischen Tuberkulosebakterien. Es handelt sich hier nicht um eine Lymphdrüsen-, sondern um eine dicke, bläulich-weiße tuberkulöse Halsdrüsenschwellung.

Verwendung: Täglich 1 TL Katzenminzepulver, auf Brot oder über das Essen gestreut, kann diese lästigen Skrofeln wieder zum Verschwinden bringen (gute Erfolge wurden bei den gleichen Beschwerden auch mit der Akelei-Behandlung erzielt).

Knoblauch
Allium sativum

Anwendung: Bei Arteriosklerose und als Mittel zur Senkung des Blutdrucks und des Cholesterinspiegels sowie zur Stärkung und Vitalisierung im Alter.

Verwendung: Trotz seines charakteristischen scharfen Geschmacks und seines leicht schwefligen Geruchs hat der Knoblauch mehr Freunde als Feinde. Der sparsame Umgang mit Knoblauch will jedoch gelernt sein – am besten von den Franzosen. Um einen Salat köstlich anzumachen, genügt es beispielsweise, eine Schüssel mit Knoblauch auszureiben. 1–2 Zehen reichen aus, um einen Hammel- oder Rehbraten schmackhaft zu würzen. Alles gewinnt durch Knoblauch: der Gemüseeintopf, die Suppe, das Butterbrot. Mit Brot, Schafskäse und Knoblauch ist schon manch einer steinalt geworden ...

Krauseminze
Mentha crispa

Anwendung: Bei Gastritis und Verdauungsschwäche.
Verwendung: Frische kleingehackte Krauseminzenblätter vor der Blüte zu Suppen und Kräutersaucen, Salat, Omeletts (Fines Herbes), Schaf-, Hammel- und Wildgerichten.

Lavendel
Lavendula officinalis

Anwendung: Bei Leberleiden.
Verwendung: Vor der Blüte geerntet, eignet sich Lavendel als Würze oder Marinade zu Fisch- und Fleischgerichten, Kräutersaucen, Gemüseeintopf und vor allem zu Hammelfleisch. Kenner loben Lavendel, besonders den Speiklavendel, für Wildgerichte. Mit Lavendel und Salbei, feingehackt, läßt sich eine delikate Kräuterbutter herstellen.

Liebstöckel
Levisticum officinale

Anwendung: Bei Magenproblemen, verhaltener Menstruation, prämenstruellen Beschwerden.
Verwendung: Im Mittelalter durfte Liebstöckel an keiner Speise fehlen, heute verwendet man es vor allem zu Suppen, Saucen und Fleischgerichten, insbesondere Hammelbraten. Alle Teile der Pflanzen sind zu verwenden.

Lorbeer
Laurus nobilis

Anwendung: Bei Magenschmerzen.
Verwendung: Lorbeerblätter gehören zu den drei Küchenkräu-

tern des »Bouquet garni« (Kräutersträußchen der französischen Küche). Für Marinaden und Fischsud verwendet man Lorbeerblätter genauso wie für Fleischgerichte und Eintöpfe und zum Aromatisieren von Weinessig.

Melde
Atriplex hortense L.

Anwendung: Bei Verdauungsschwäche, Verstopfung, als Blutreinigungsmittel bei Lymphknotenschwellungen durch Virusinfektionen (Abwehrschwäche).
Verwendung: Als Salat oder ohne Zutaten. Wer hätte je gedacht, daß die als Unkraut verschriene Melde die Abwehr dermaßen stimuliert und die Verdauung in Gang hält; nicht umsonst wird sie nämlich in manchen Regionen vom Volksmund auch derb, aber deutlich als »Scheißmelde« bezeichnet.

Mohn
Papaver somniferum

Anwendung: Bei Juckreiz, Neurodermitis, Schlaflosigkeit.
Verwendung: 1 EL Schlafmohn, mit Apfelscheiben vor dem Schlafen gegessen, bewirkt guten Schlaf und lebhafte Träume. Die Mohnsamen, die keine narkotischen Stoffe enthalten und daher auch keine Droge sind, werden im Mohnstrudel, -kuchen oder auf Mohnbrötchen gebacken.

Muskatnuß
Myristica fragrans

Anwendung: Als Universalnervenmittel, gegen Trübsinn; zur Blutreinigung, Entgiftung, bei Ermüdbarkeit, Trägheit, Konzentrationsschwäche, Unbegabtheit, Gehemmtheit; Herzdruck. Neben ihrer entzündungs- und blutgerinnungshemmenden, verdauungsfördernden und antimikrobiellen Wirkung hat die Muskatnuß auch psychotrope und psychoaktive Eigenschaften, die bei Überdosierung und Mißbrauch (3–5 Nüsse) zu leichten Be-

wußtseinsveränderungen bis hin zu Halluzinationen führen können. In noch größeren Mengen wirkt die Droge abortiv. Wegen dieser Risiken wird die Muskatnuß vom Bundesgesundheitsamt für therapeutische Zwecke nicht empfohlen. Gegen die Anwendung als Gewürz bestehen dagegen keine Bedenken.
Verwendung: Viele Gerichte erhalten erst durch einen Hauch geriebene Muskatnuß ihren richtigen Pfiff: Fleisch- und Gemüsegerichte, Käseauflauf, Kürbissuppe, Obstsalat und Pasteten.

Mutterkümmel
Fructus Cumini

Anwendung: Bei Allergien, Käseunverträglichkeit, Lebensmittelallergie.
Verwendung: Über das Essen streuen.

Petersilie
Herba Petroselini

Anwendung: Bei Fieber. Tausendfach bewährt hat sich der Petersilie-Honig-Wein (s. S. 132) als Universalherzmittel.
Verwendung: Petersilie ist das beliebteste Gewürzkraut und kommt in zwei Arten vor: die sehr aromatische mit glatten Blättern und eine weniger würzige mit krausen Blättern, die gut zum Garnieren geeignet ist. Feingewiegte Petersilie paßt zu Salaten, Suppen und Eintopfgerichten. Petersiliensauce ist eine Delikatesse für Fleisch- und Fischgerichte. Petersilie sollte nicht mitgekocht werden, weil sie dann leicht ihre Würze verliert (erst am Schluß der Garzeit den Speisen zugeben). Wurzelpetersilie wird zur Verstärkung des Aromas im Petersilie-Honig-Wein, in Suppen und Fleischgerichten mitgekocht.

Pfeffer
Piper nigrum (schwarzer) bzw. *album* (weißer)

Anwendung: Bei Appetitlosigkeit, psychisch bedingter Magersucht, »Milzsüchtigkeit«.

Verwendung: Bei fast allen Gerichten. Durch die Inhaltsstoffe des Pfeffers wird nicht nur der Wohlgeschmack der Speisen erhöht, sondern auch der Appetit. Die Magensaftsekretion und damit die Verdauung werden angeregt. Der Organismus ist also imstande, die zugeführte Nahrung besser zu verdauen. Bei geringer Magensaftsekretion, geringem Salzsäuregehalt im Magen und wenig Verdauungsfermenten bleibt die Nahrung zu lange im Magen-Darm-Trakt liegen und kann in Gärung übergehen. Die Folge davon können Dyspepsie, Blähungen und Verstopfung sein. Als »Magensaftlocker« ist Pfeffer daher ein wichtiges Gewürz für eine gute Verdauung.

Pfefferkraut
Sedum acre

Anwendung: Bei Traurigkeit, Melancholie, Stimmungsschwankungen besonders bei älteren Menschen mit Sehschwäche (grauem Star). Die Droge hat blutdrucksenkende Eigenschaften und wird auch bei Magen- und Darmbeschwerden empfohlen.
Verwendung: Pfefferkraut wird roh gegessen: »Wenn ein Mensch ein schwach gewordenes Herz hat und einen kranken Magen, der esse dieses Kraut roh.«
Pfefferkraut oder Mauer- bzw. Steinpfeffer darf nicht mit Bohnenkraut verwechselt werden.

Poleiminze
Mentha pulegium L.

Anwendung: Bei Gastritis, Eitermagen, Anazidität, Kolitis, Aufstoßen, Sodbrennen.
Verwendung: In Saucen, für Gemüse, Hammel- und Ziegenfleisch, Marinaden, Sülze oder Kräuteressig.

Quendel
Thymus serpyllum

Anwendung: Bei Hautausschlägen, Akne, Neurodermitis, zur Blutreinigung.

Verwendung: Quendel kann wie Gartenthymian als Würze in Fleisch-, besonders Hammelgerichten, Gemüseeintöpfen, Leberknödeln oder auch in Salaten verwendet werden.

Rainfarn
Chrysanthemium vulgaris herba sine floribus

Anwendung: Bei Erkältung, chronischen Katarrhen, »Familienschnupfen«, Polypen, Adenoiden, Lymphatismus, Fluor.

Verwendung: Wir verwenden Rainfarn (der kein Farnkraut ist, sondern nur so heißt) immer ohne Blüten. Wer das Heilkraut im Garten hat, kann die frischen Blätter kochen. Wenn man die Blüten wegläßt, ist das Kraut in diesen kleinen Mengen ungiftig. Wenn die ganze Familie immer wieder an Schnupfen erkrankt, wirkt es bei regelmäßiger Verwendung in kleinen Mengen (1 Msp. pro Person täglich als Gewürz in allen Speisen mitgekocht) sehr sicher, wenn man es lang genug anwendet (einige Monate). Die Suppe hilft rasch bei Husten (Dinkelgrieß- oder dünne Dinkelmehlsuppe mit Rainfarngewürz). Eine Wirkung gegen Fluor (Weißfluß) ist auch möglich, vor allem wenn keine spezifische Infektion vorliegt. Dazu mischt man 1 Msp. Rainfarnpulver mit 1 EL Dinkelmehlsuppe. Wenn man diese Suppe täglich 1mal ißt, verschwindet der Ausfluß normalerweise nach 14 Tagen. Bei der angegebenen Dosierung und Verwendung der Rainfarnblätter ist keine toxische Wirkung zu befürchten, zumal Rainfarn immer mitgekocht wird und sich eventuelle Mengen Thujon über den Wasserdampf verflüchtigen.

Salbei
Salvia officinalis

Anwendung: Bei Atemgeruch, Verschleimung durch Umweltgifte, Diätfehlern, Infektionskrankheiten, Magengeschwüren und Blutbrechen.
Verwendung: Kleingehackte Blätter zu Suppen und Saucen, für Fisch, Geflügel, Hammel und Wild. Macht alles schmackhafter. Hühnerleber, mit Salbei zubereitet, ist eine Delikatesse und ein Heilmittel gegen Blutarmut. Sogar ein Gebäck läßt sich aus Salbei zubereiten. Gottfried Keller schreibt über die »Salbei-Mäuschen«, von einer Schweizerin zubereitet: »Auch nahm sie eine Handvoll Salbeiblätter [5 Stengel], tauchte sie in einen Eierteig [4 EL Dinkelmehl mit 1 Ei und 3 EL Dinkelbier zu einem zähen Teig verrühren] und buk sie in heißer Butter [oder Sonnenblumenöl] zu sogenannten Salbei-Mäuschen, da die Stiele wie Mäuseschwänzchen aussahen.«

Taubnessel
Lamium album

Anwendung: Bei Traurigkeit.
Verwendung: Feingehackte Taubnesselblätter kann man in Frühlings- und Gemüsesuppen, Kräutersaucen und Salaten essen.

Weinraute
Ruta graveolens

Anwendung: Bei Depressionen, Wallungen, Zwischenblutungen, Diabetes, Hormonregulationsstörungen, Verdauungsstörungen, Gallenstau, Duodenalulkus und zu starker, schmerzhafter Menstruation (Melancholikerin).
Verwendung: Kleingehackt eignen sich die stark aromatischen Blätter als Zugabe zu Spinat, Käse- und Quarkspeisen, auf Butterbrot, in Wildbretbeize, zu gekochtem Fisch und Hammelfleisch. Weinraute nur in geringen Maßen als Gewürz verwen-

den, nicht während der Schwangerschaft, weil sie die Östrogenbildung fördert.

Ysop
Hyssopus officinalis
Anwendung: Als Idealgewürz bei Leber- und Lungenleiden, Husten, zur Blutreinigung, als Krankendiät gegen Depressionen und Traurigkeit (Ursache für Leber- und Magen-Darm-Leiden).
Verwendung: Gekocht oder gepulvert, ist er als Gewürz nützlicher als roh für Geflügel, an Suppen und Saucen, Käsequark, Gemüseeintopf und Kalbsragout. Gibt würzige Strenge.

Zimt
Cinnamomum ceylanicum
Anwendung: Gegen »Fehlsäfte«, bei hormonellen Fehlsteuerungen, Stoffwechselstörungen (Harnsäuregicht), Diabetes und Malaria.
Verwendung: Im täglichen Habermus (siehe Anhang), zu Milch und Mehlspeisen, Kompott und Kuchen (Lebkuchen). In kleinen Prisen zu Hammel- und Geflügelbraten, ideal als Apfel-, Bratapfel-, Apfelsaftgewürz beim Fasten, im Winter zu Glühwein und Punsch mit zugehörigen Zimtsternen – alles bekommt durch Zimt das gewisse wohlschmeckende Etwas: »Streut darüber Zucker und Zimt, und es mundet auch bestimmt«, sagt ein Schweizer Spruch.

Index der Heilmittel bei Magen-Darm-Erkrankungen

Bergkristallwasser – bei Magen-Darm-Beschwerden sowie Herzrasen bei Schilddrüsenüber- und -unterfunktion 149
Bernsteinwasser – bei Magen-Darm-Schmerzen 209

Dinkelvollkornprodukte – bei atonischer Obstipation (Verstopfung) und Divertikulose (Darmausbuchtungen) 196

Fenchelmischpulver – bei Verdauungsbeschwerden, als Universalmittel bei Magen-Darm-Leiden, zur Verbesserung von Stoffwechsel und Kreislauf, zur Rekonvaleszenz nach Krankheiten und Operationen, auch bei häufigen Schweißausbrüchen 205

Fenchelsamen – bei Verdauungsbeschwerden, Blähungen, Sodbrennen, Magenschmerzen, Übersäuerung, Gastritis, Magen- und Zwölffingerdarmgeschwüren sowie bei Unpäßlichkeit nach dem Genuß von zu fetten Speisen (Diätfehler) 205

Flohsamen – als Universalverdauungshilfe bei Verdauungsbeschwerden und als Karminativum (Mittel gegen Blähungen), auch bei Depressionen 204

Galganttabletten – beim Roemheld-Syndrom (gastrokardiale Herzschmerzen), bei Blähungen und Zwerchfellhochstand 203

Ingwer-Ausleitungskekse – bei Völlegefühl, als Reinigungs- (Purgier-)Mittel bei allen Magen-Darm-Erkrankungen, bei Stoffwechselstörungen und Gallenleiden sowie als milde Fastenausleitungskur anstelle von Glaubersalz 206

Ingwermischpulver – bei Magenschmerzen, Magen- und Zwölffingerdarmgeschwüren, Colitis und Verdauungsschwäche 207

Lorbeerwein – bei Magenschmerzen, Gastritis und Narbenschmerzen bei ausgeheilten Darmgeschwüren 201

Muskatellersalbeielixier – bei Gastritis, Verdauungsschwäche und Appetitlosigkeit 198

Onyx-Wein-Kraftbrühe – gegen Magenschmerzen bei Magen- und Darmgeschwüren sowie Gastritis 202

Pfingstrosenelixier – bei Verdauungsstörungen, Gastritis, chronischen Magen-Darm-Beschwerden, gehört zur »Großen Magenkur« 198

Pfingstrosensuppe – siehe Pfingstrosenelixier 199

Sanikelelixier – bei der Crohn-Krankheit, Durchfall, Eingeweideschmerzen, Magen-Darm-Geschwüren, Colitis, Verdauungs- und Drüsenstörungen 197

Sardonyx – bei Darmgrippe mit Darmfieber und Durchfall sowie Schweißausbrüchen 197

Smaragd – beim Roemheld-Syndrom (gastrokardiale Herzschmerzen) 203

Süßholzwurzelmischpulver – bei Magengeschwüren, Zwölffingerdarmgeschwüren, Gastritis, Bauchschmerzen, Bauchspeicheldrüsen-, Leber- und Gallenerkrankungen 200

Tannencreme – bei Magen- und Milzschmerzen, Bauchspeicheldrüsenschwäche, nervösem Magen und nervös bedingten Magen-Darm-Leiden 202

Ysopwein – siehe Pfingstrosenelixier 199

Hildegard-Heilmittel bei Magen-Darm-Erkrankungen und »Großer Magenkur«

Atonische Obstipation (Verstopfung), Divertikulose (Darmausbuchtungen)

Dinkelvollkornprodukte

Wie in der modernen Ernährungslehre werden auch in der Hildegard-Medizin bei Verstopfungen Ballast- und Faserstoffe eingesetzt, die in Dinkelkörnern, -schrot, -grütze und besonders in der Dinkelkleie angereichert sind. Hierzu gehört auch das regelmäßige Essen des Dinkelkopfsalats, wobei 1–3 EL kalte gekochte Dinkelkörner in einen Kopfsalat untergerührt und täglich zum Essen zur Hauptmahlzeit mitgegessen werden.

Crohn-Krankheit, Durchfall, Eingeweideschmerzen, Magen-Darm-Geschwüre, Verdauungsstörungen, Colitis, Drüsenstörungen

Sanikelelixier

100 g frisch gewaschenes Sanikelkraut mit Wurzel
2 l Wasser
300 g Honig
50 g Süßholzsaft

Das Sanikelkraut wird mit Wurzel kleingeschnitten und mit Wasser 5 Minuten kräftig zu einem Sanikeltee ausgekocht. Zu diesem Tee gibt man Honig und Süßholz, kocht dies noch mal 2 Minuten auf, filtriert es und füllt es in sterilen Flaschen ab. Davon nimmt man 3mal täglich 1 Likörglas nach dem Essen.

Das Sanikelelixier hilft ausdrücklich bei allen Eingeweideleiden, wobei Hildegard zu den Eingeweiden alle Bauchorgane, namentlich Magen, Leber, Milz, Galle, Bauchspeicheldrüse, Dünndarm, Dickdarm und sogar die Organe des Unterleibs wie Gebärmutter zusammenfaßt.

Darmgrippe mit Darmfieber und Durchfall, Schweißausbrüche

Sardonyx

»Wenn ein Mensch plötzlich von einer Sucht [Virusgrippe] befallen wird und er hernach dabei ins Schwitzen kam und es ihm dann besser geworden ist, stecke er den Sardonyx, in einen Ring gefaßt, an seinen Finger, und er wird nicht wieder in die Sucht zurückfallen.«

Gastritis, Verdauungsschwäche, Appetitlosigkeit

Muskatellersalbeielixier

10 g Muskatellersalbeiblätter
6 g Poleiminze
2 g Fenchelsamen
50 g abgeschäumter Honig
1 l Weißwein

Die Kräuter werden 3–5 Minuten lang mit Wein unter Zugabe von Honig aufgekocht, abgesiebt und steril abgefüllt. 1–2 Likörgläser (bei empfindlichem Magen nur teelöffelweise) nach dem Mittag- und nach dem Abendessen nehmen.
Es handelt sich hier um eine hochwirksame Arznei gegen die Gastritis, die es bekanntlich in der Schulmedizin nicht gibt. Das Mittel schmeckt nicht nur ausgezeichnet, sondern ist eine effektive Verdauungshilfe.

Große Magenkur, Verdauungsstörungen, Gastritis, chronische Magen-Darm-Beschwerden

Pfingstrosenelixier

200 ml Pfingstrosensaft-Urtinktur
50 ml Stabwurzsaft-Urtinktur
40 g Fünffingerkrautpflanzenbrei
600 ml Weinessig
3 Msp. Galgantpulver
3 Msp. weißer Pfeffer

Die Kräutersäfte und der Weinessig werden 3 Minuten miteinander aufgekocht und abgesiebt. Das Filtrat mit einem Stahltauchsieder 2- bis 3mal zum Sieden bringen. In die siedende Flüssigkeit gibt man Galgant- und Pfefferpulver. Täglich 1mal 1 Likörglas vor der Hauptmahlzeit im Mund einspeicheln, und zwar 5 Tage hintereinander.

Danach für 5 Tage eine Suppe herstellen und 1mal täglich vor der Hauptmahlzeit essen. Anschließend einen Ysopwein nach der Hauptmahlzeit trinken.

Pfingstrosensuppe
20 ml Pfingstrosenelixier
1 Eidotter
1 EL Dinkelmehl
¼ l Wasser

Alle Zutaten werden zu einer Suppe verrührt und aufgekocht.

Ysopwein
3 EL frische Ysopkräuter
1 l Wein

Ysop über 24 Stunden im Wein stehenlassen, absieben und davon täglich 1 Likörglas nach dem Essen trinken.

Magen-Darm-Beschwerden, Herzrasen bei Schilddrüsenüber- oder -unterfunktion

Bergkristallwasser
»Wer im Herzen oder Magen oder Bauch leidet, wärme den Bergkristall in der Sonne und gieße über den sonnengewärmten Stein Wasser, lege sogleich denselben Kristall in dieses Wasser für eine kleine Weile und trinke dieses Wasser oft [täglich], solange die Sonne scheint, und es wird mit dem Herzen, mit dem Magen und mit dem Bauch bessergehen.«
Das Bergkristallwasser reinigt nicht nur den sogenannten »Gift-

kropf«, sondern beruhigt die streßbedingten Magen- und Bauchschmerzen.

Magen-Darm-Schmerzen

Bernsteinwasser

»Ein Mensch, der im Magen-Darm starke Schmerzen hat, lege einen Bernstein entweder in Wein oder in Bier oder in Wasser für 1–2 Stunden. Dann nehme er ihn heraus, und jene Flüssigkeit wird von den Kräften dieses Steines so durchstrahlt, daß sie davon Kräfte annimmt. Das soll er 14 Tage lang machen und gebe davon ein wenig nach dem Essen zu trinken, und ja nicht auf nüchternen Magen. Kein Fieber und keine Verseuchung in seinem Magen ist so stark, daß nicht sein Magen-Darm gesäubert, gereinigt und geheilt würde, außer der Tod steht schon bevor. Aber kein anderer Mensch trinke diese Zubereitung aus einem anderen Grunde als nur gegen Magen-Darm-Schmerzen! Er könnte das nicht überleben, weil die Stärke dieses Trankes so groß ist, daß er sein Herz verzehren und geradezu spalten würde.«

Magengeschwüre, Zwölffingerdarmgeschwüre, Gastritis, Bauchschmerzen, Bauchspeicheldrüsen-, Leber- und Gallenerkrankungen

Süßholzwurzelmischpulver

60 g Süßholzwurzelpulver
40 g Engelsüßpulver
Habermus (Rezept siehe Anhang)
1 TL Edelkastanienmehl

1 TL des Pulvers morgens ins Habermus geben, mit Kastanienmehl aufkochen. 4–6 Wochen lang zum Frühstück essen.

Dieser Morgenbrei läßt in kurzer Zeit Magen- und Darmgeschwüre ausheilen und verhütet gleichzeitig, im Frühling und Herbst gegessen, daß alte Magen- und Darmgeschwüre aufbrechen. Auch andere Magenschmerzen und Krämpfe lassen sich mit diesem Morgenfrühstück beseitigen.

Magenschmerzen, Gastritis, Narbenschmerzen bei ausgeheilten Darmgeschwüren

Lorbeerwein

2–3 TL Lorbeeren
500 ml Rotwein

Lorbeeren in Wein 3 Minuten aufkochen und absieben. Warm schluckweise als Verdauungshilfe nach dem Essen oder vor dem Schlafengehen trinken. Der Lorbeerwein hilft ausgezeichnet bei dieser Art Magenschmerzen, aber nicht bei Magenschmerzen durch Tumorleiden.

Magenschmerzen, Magen- und Zwölffingerdarmgeschwüre, Colitis, Verdauungsschwäche

Ingwermischpulver

10 g Ingwer
20 g Galgantpulver
5 g Zitwer

1–3 Msp. des Pulvers werden in 1 Likörglas Wein nach dem Essen und vor dem Schlafengehen eingenommen. Dieses Magenpulver räumt mit den unangenehmen Oberbauchbeschwerden auf.

Magenschmerzen bei Magen- und Darmgeschwüren, Gastritis

Onyx-Wein-Kraftbrühe

»Und wer Magenschmerzen hat, bereite den Onyxwein, indem er einen Onyx über kochenden Wein hält, so daß sich mit jenem Wein das vom Stein austretende Kondensat vermischt. Und schließlich lege er den Stein in dem warmen Wein selber ein. Daraus koche er mit Hühnereiern und Mehl eine Suppe, und das tue er täglich, und es wird seinen Magen reinigen und heilen. Wie mit dem gelöschten Wein wird mit der Onyx-Wein-Suppe die überschüssige Gallensäure neutralisiert, die für die Magenschmerzen und besonders für das Sodbrennen verantwortlich sind.«

Bekanntlich ist bei den Magenschmerzen nicht nur die hohe Magensäureproduktion, sondern vor allem bei der Gastritis der hohe Anteil an Gallensäure verantwortlich.

Magen- und Milzschmerzen, Bauspeicheldrüsenschwäche, nervöser Magen, nervös bedingte Magen-Darm-Leiden

Tannencreme

Mit der Tannencreme (Rezept s. S. 149) 1- bis 2mal täglich das Herz und das Sonnengeflecht zwischen Brustbein und Bauchnabel einmassieren. Bei Kopfschmerzen, besonders bei Bluthochdruck, kann man auch die Schläfen und die Stirn einmassieren.

Besonders bewährt hat sich die Anwendung der Tannencreme bei streßbedingten Magen-Darm-Beschwerden und auch zur Anregung der Verdauung bei einer Bauchspeicheldrüsenschwäche. Auch bei der Zuckerkrankheit kann die Bauchspeicheldrüse durch die Tannencreme zur Insulinproduktion angeregt werden.

Roemheld-Syndrom, gastrokardiale Herzschmerzen

Smaragd

»Wenn jemand im Herzen und im Magen oder an der Seite Schmerzen leidet, der trage einen Smaragd bei sich, so daß sein Körperfleisch von jenem Smaragd warm werde, und es wird ihm bessergehen.«

Man nimmt entweder eine Smaragdkette aus unbehandelten Smaragden oder eine sechseckige Smaragdscheibe, die man auch im Bauchnabel mit Leukosilk ankleben kann. Der Smaragd hat sich außerordentlich gut bei allen Schwäche- und Erschöpfungszuständen, besonders bei Magen-Darm-Leiden, bewährt.

Roemheld-Syndrom, gastrokardiale Herzschmerzen, Blähungen, Zwerchfellhochstand

Galganttabletten

Nach dem Essen 1–2 Galgant- oder noch besser Fenchel-Galgant-Tabletten langsam auf der Zunge zergehen lassen. Die Fenchel-Galgant-Tabletten sind eine rasche Hilfe zur Beseitigung der Blähungen und oft sogar lebensrettend. Nach spätestens 5 Minuten verschwindet der Druck durch ein Aufstoßen oder durch einen abgehenden Wind, und der Zustand hat sich wieder normalisiert.

Die rasche und zuverlässige Wirkung beruht u. a. auf den ätherischen Ölen, die krampfstillend und reinigend sind. Dadurch werden Magen und Darm beruhigt, wobei die Wirkung schon sensorisch durch die Nervenreizung auf der Zunge einsetzt.

Daneben hat der Galgant noch antibakterielle und leicht desinfizierende Eigenschaften, die zu einer Beseitigung der gasbildenden Fäulnisbakterien im Darm beitragen. Zum pharmakologischen Wirkungsprofil, das noch lange nicht vollständig erforscht worden ist, gehören auch entzündungshemmende, antiphlogistische Eigenschaften, die bei akuten und chronischen Entzündungszuständen der Magen-Darm-Schleimhaut eine heilende, wundheilungsfördernde Wirkung ausüben können.

Schließlich soll man bei Roemheld-Syndrom auf eine Diät achten, um Gasbildung zu verhindern. Dabei verzichtet man längere Zeit auf den Genuß von Kartoffeln, Zwiebeln, Kohl, Rettich, Gurkensalat und Hülsenfrüchten. Gleichzeitig sorgt man dafür, daß die Leber wieder gut funktioniert, indem man z. B. Hühnchen mit Ysop kocht und Ysopwein (siehe oben, »Große Magenkur«) nach dem Essen trinkt.

Verdauungsbeschwerden (Universalverdauungshilfe), Depressionen nach Blähungen

Flohsamen
1 gehäuften TL Flohsamen über jedes Essen streuen und mit viel Flüssigkeit, z. B. Fencheltee, hinunterspülen.

Die Flohsamenkörner *(Semen Psyllii)* bestehen aus den getrockneten, reifen Samen von *Plantago psyllium L.* und *Plantago indica L.*, dem indischen Flohsamen, die beide Schleimstoffe enthalten und im Magen-Darm-Trakt auch zum 10- bis 40fachen ihres Volumens aufquellen. Mit diesen Schleimschichten können nicht nur die Gift- und Schlackenstoffe aus dem Darm, sondern auch allergieauslösende Stoffe absorbiert und ausgeschieden werden. Im Unterschied dazu entfernt Leinsamen durch seine Schleimschicht auch gute, lebenswichtige Stoffe wie Kalzium und Vitamine. Flohsamen dagegen ist völlig neutral und mild, weil er nur die krankheitserregenden Stoffe entfernt.

Die Flohsamen sind vom Bundesgesundheitsamt zur Therapie

von Verstopfungen und beim Colon irritabile (Reizdarm) als wirksam und unbedenklich bis zur mittleren Tagesdosis von 15 g zugelassen (*Bundesanzeiger* vom 30. 11. 1985).

Verdauungsbeschwerden (Universalgesundheitsmittel bei Magen-Darm-Leiden, zur Verbesserung von Stoffwechsel und Kreislauf, zur Rekonvaleszenz nach Krankheiten und Operationen, auch bei häufigen Schweißausbrüchen)

Fenchelmischpulver (Sivesan)
16 g Fenchelsamen
8 g Galgantpulver
4 g Diptampulver
2 g Habichtskrautpulver

Alles miteinander mischen und 2–3 Msp. in 1 Likörglas warmem Wein nach dem Mittagessen trinken.

Verdauungsbeschwerden, Blähungen, Sodbrennen, Magenschmerzen, Übersäuerung, Gastritis, Magen- und Zwölffingerdarmgeschwüre, bei Unpäßlichkeit nach dem Genuß von zu fetten Speisen (Diätfehler)

Fenchelsamen
Fenchelsamen und besonders Fencheltablette, 3–5 Stück vor dem Essen genommen, beseitigen sicher zuviel Magensäure und den Nüchternbrennschmerz. Die Wirksamkeit ist genauso sicher wie die von den allopathischen (schulmedizinisch verordneten) Säureblockern, die gefährliche Nebenwirkungen haben. Wer nachts mit Nüchternschmerz aufwacht, kann schon vor dem Essen 3–5 Fencheltabletten nehmen und wird ohne Beschwerden durchschlafen können.
Fenchel ist in jeder Form (Fencheltee, -gemüse, -öl, -samen oder

-tabletten) eines der wenigen 100%ig gesunden Heilmittel, die auch roh gegessen werden können: »Auch roh gegessen schadet Fenchel nicht. Wie immer man Fenchel ißt, macht er fröhlich und verleiht gute Gesichtsfarbe und guten Körpergeruch und macht eine gute Verdauung. Für die Gesundheit ist der Samen besonders nützlich. Auch als Beigabe zu anderen Mitteln. Wer Fenchel oder Fenchelsamen täglich nüchtern ißt [wir nehmen auf jeden Fall nur Fencheltabletten], dem mildert er die üblen Säfte und Eiterungen, nimmt den stinkenden Atem und macht die Augen heller.«

Fenchel ist als Karminativum bekannt, d. h., es reinigt den Darm auf natürliche Art und Weise und läßt die Stoffwechselendprodukte der Verdauung auf natürliche Weise ausscheiden. Fencheltabletten sind »das Antazidum der Hildegard-Medizin« und lassen nicht nur die Magen-Darm-Schmerzen verschwinden, sondern heilen auch Magen-Darm-Geschwüre, selbst wenn sie noch so alt sind. Ein Kameramann, der auf der Insel Reichenau einen Hildegard-Film drehte, konnte nach 45 Jahren zum erstenmal wieder ohne Magenschmerzen schlafen, nachdem er vor dem Schlafengehen 5 Fencheltabletten eingenommen hatte.

Völlegefühl (Reinigungsmittel bei allen Magen-Darm-Erkrankungen), Stoffwechselstörungen, Gallenleiden (milde Fastenausleitungskur anstelle von Glaubersalz)

Ingwer-Ausleitungskekse

12 g Ingwerpulver
6 g Süßholzwurzelpulver
4 g Zitwerpulver
22 g brauner Rohrzucker
5 g Dinkelmehl
1 Tropfen Wolfsmilchsaft

Aus dem Kräuterpulver und dem Mehl einen Keks backen, ihn entweder im Sommer in der Sonne trocknen oder im Ofen bei 180 °C 5 Minuten backen. Mit einem Tropfen Wolfsmilchsaft befeuchten. (Die Kekse sind auch als Fertigprodukt erhältlich.) Man nimmt vor dem Aufstehen einen Ingwer-Ausleitungskeks und läßt ihn langsam im Munde zergehen.

Ein drastischer Stuhlgang wie beim Glaubersalz ist nicht zu erwarten, sondern eine milde Ausleitung über Leber, Darm und Niere. Nach der Wirkung soll man erst zum Mittagessen ein Habermus (Rezept siehe Anhang) essen oder ein leichtes Gericht aus Dinkel, Junghühnchen und Gemüse. »Grobe« Speisen wie Roggen oder Gerste, Rindfleisch, Gebratenes und Geröstetes soll man meiden. Auch vor Käse und Rohkost wird gewarnt. Wein kann man trinken, besonders gelöschten Wein, Wasser dagegen nicht. Fencheltee ist in jedem Fall erlaubt.

Die Ingwer-Ausleitungskekse sind in der Lage, Stoffwechselstörungen bei Rheumatikern zu normalisieren, die Harnsäure zu senken und sogar Cholesterin- und erhöhte Serumtriglyceridspiegel zu senken, wie man sie bei übergewichtigen Patienten oft findet. Zusammen mit der Hildegard-Diät ist die Kur mit den Ingwer-Ausleitungskeksen eines der wichtigsten Methoden, um ernährungsbedingte Zivilisationskrankheiten zu verhüten. Die Ingwer-Ausleitungskekse beseitigen dabei nicht nur die Schlakken- und Giftstoffe, sondern auch die krebserregenden Fäulnisstoffe aus Magen und Darm. Deshalb kann man sie mit Recht als Universalheilmittel bezeichnen, da sie auch die Gesundheit erhalten und die Krankheit verhüten. Das gilt für Rheumatiker genauso wie für Menschen, die sich weder krank noch gesund fühlen.

Milzerkrankungen

Ernährung als Medizin

Nach dem neuesten Stand der Forschung bietet die Hildegard-Kochkunst einen optimalen Schutz vor Infektionen und Krankheiten, weil sie die Milz, das größte Abwehrorgan des Körpers, in einen optimalen Gesundheitszustand erhält.
Durch den Kochvorgang werden in den pflanzlichen Lebensmitteln die »Antinährstoffe« und Toxine vernichtet, die die Pflanzen produzieren, um sich etwa gegen Schädlinge zu verteidigen. Außerdem werden bittere Stoffe durch das Kochen in süße verwandelt, wodurch die Speisen nicht nur bekömmlicher werden, sondern auch ernährungsphysiologische Vorteile erlangen.
Auf diese Weise können die Lebensmittel in der Hildegard-Medizin genauso wie die gekochten Speisen in der östlichen Medizin als Heilmittel eingesetzt werden. In diesem Sinne gibt es kaum wesentliche Unterschiede zwischen der Hildegard-Kochküche und der Kochkunst der Ayurvedamedizin der Inder, der Makrobiotik der Japaner und der chinesischen Heilkunde, wo die Speisen als Arzneien eingesetzt werden.
Am meisten leidet die Milz unter Diätfehlern: den schädlichen Säften der Rohkost und der Küchengifte (z. B. Erdbeeren, Pfirsiche, Pflaumen, Porree [Lauch], Nachtschattengewächse [z. B. Tomaten], Kaffee, schwarzer Tee, Colagetränke und Schokolade). Nach Hildegard ist das Kochen aller Speisen, wozu auch die liebevolle Zubereitung von Salaten durch Beizen mit Essig, Salz und Öl gehört, eine notwendige Voraussetzung für eine gute Verdauung. Die Milz ist das Kontrollzentrum für die körpereigene Abwehr und das gesamte Blutbildungssystem, denn in ihr

werden nicht nur viele Blutzellen auf- und abgebaut, sondern auch die Zellen der körpereigenen Abwehr, z. B. Killerzellen und Antikörper, die für die Immunabwehr verantwortlich sind. Durch die Rohkost und die Küchengifte kann also alles, was wir im Laufe unseres Lebens an Abwehrstoffen erworben haben, wieder zerstört werden. Dadurch werden dem unkontrollierten Wachstum von Tumorzellen und der Fehlsteuerung beim Wachstum von Blutzellen (Über- und Unterfunktion) Tür und Tor geöffnet. Das kann zu fatalen Blutkrankheiten führen, sogar zur Leukämie, Anämie, Thrombopenie.

Darüber hinaus kann durch Rohkost und Küchengifte die Milz so in Mitleidenschaft gezogen werden, daß das Herz geschädigt wird, weil die Milz das Schutz- und Entgiftungsorgan des Herzens ist.

Im Unterschied zu vielen anderen Naturheilverfahren vermeidet daher die Hildegard-Heilkunde die Rohkost, denn wenn »der Mensch rohe Äpfel oder Birnen oder rohes Gemüse oder sonstige ungekochten Speisen genossen hat, die weder auf dem Feuer noch mit irgendeinem Gewürz zurechtgemacht waren, so können diese in seinem Magen nicht leicht fertiggekocht werden, weil sie vorher nicht zurechtgemacht waren. So steigen die schlechten Säfte aus den Speisen, die eigentlich auf dem Feuer oder mit irgendeinem Gewürz wie Salz oder Essig hätten zubereitet und neutralisiert werden müssen, zur Milz auf und verwandeln diese in eine schmerzhafte Geschwulst. Weil nämlich die Milz naß ist und durch die Säfte feucht gehalten werden muß, nimmt sie sowohl schlechte wie gute Säfte auf. Haben sich also die genannten schlechten Säfte erhoben, dann steigen sie zur Milz auf, beschädigen sie und machen sie schmerzhaft.«

Die Hildegard-Heilkunde kennt daher eine Reihe von hochwirksamen Milzheilmitteln, die in allen Fällen von Rohkostschäden, Tumorleiden oder bei Fehlsteuerung der Blutbildungen mit Erfolg eingesetzt werden können. Natürlich hilft auch hier ganz besonders die Hildegard-Diät mit Dinkel, Obst und Gemüse, Edelkastanien und im Falle der Leukämie sogar das »Nachtschattenverbot«, d. h. keine Kartoffeln, Paprika, Tomaten und Auberginen. In vielen Fällen konnte beobachten werden, daß die Leukozytenzahl nach dem Genuß von Nachtschatten steigt und wieder fällt, wenn Dinkel-, Obst- und Gemüsekost gegeben werden.

Index der Heilmittel bei Milzerkrankungen

Edelkastanien, geröstet – bei Milzschwellung, -schmerzen, Herzleiden, Arteriosklerose, Kopfschmerzen und Magenleiden 213

Kerbel-Dill-Knödel – als »Große Milzkur«, bei Leukämie, Polyzythämie (Rotblütigkeit), Leukopenie, Thrombopenie, nach Rohkostschäden und Diätfehlern 211

Onyx-Wein-Suppe – bei Milzleiden, -schwellung, Leukämie, Leukopenie und Polyzythämie 212

Pfaffenhütchenfrüchte – bei Milzschwellung, -leiden, Leukämie und Fehlsteuerung der Blutbildung 202

Zedern-Honig-Latwerge – bei Milzschwellung, Milzleiden und Fehlregulation der Bildung von Blutzellen 213

Milzheilmittel und »Große Milzkur«

Große Milzkur, Leukämie, Polyzythämie (Rotblütigkeit), Leukopenie, Thrombopenie, Rohkostschaden, Diätfehler

Kerbel-Dill-Knödel
»Wenn ein Mensch einmal eine rohe Speise zu sich nimmt, so erheben sich die schlechten Säfte aus diesen Speisen manchmal bis zur Milz und lassen sie schmerzhaft anschwellen, weil sie durch kein Gewürz gemäßigt sind. Deshalb soll dieser Mensch Kerbel-Dill-Knödel bereiten und davon essen.«

- 500 ml Milch
- 3 Eier
- 2 EL Dinkelmehl
- Etwas Salz und Pfeffer
- 500 g Weizen- oder Dinkelvollkornbrot
- 2 Knoblauchzehen
- 2 EL Kerbel
- 1 EL Dill
- 2 EL Weinessig
- 3 EL Sonnenblumenöl
- 2 TL Salz
- 2 l Wasser

500 ml Milch mit Eiern, Dinkelmehl und Gewürzen verquirlen und über das kleingehackte Brot in einer Schüssel gießen, $1/2$ Stunde durchziehen lassen. Dann den Knoblauch und die gehackten Kräuter, Essig sowie Öl unterbreiten. Den Teig kräftig durchkneten und wenigstens 3 Stunden ruhen lassen. Das Brot muß ganz aufgeweicht sein. Danach ca. 15 Klöße mit angefeuchteten Händen formen und den Teig mit 2 Löffeln abstechen und

in 1,5 l kochendes Salzwasser geben. Die Knödel 15 Minuten auf kleiner Flamme gar kochen.
Knödel in einer Gemüse- oder Kalbsfußbrühe oder zu sonstigen Gulasch- oder Fleischgerichten servieren.

Milzleiden, Milzschwellung, Leukämie, Leukopenie, Polyzythämie

Onyx-Wein-Suppe

Einen Onyxstein in den Händen anwärmen und über kochendem Wein auf einer Gabel halten, bis sich das Kondenswasser an ihm abscheidet. Anschließend den Onyx zum kochenden Wein zugeben. Mit diesem Onyxwein und gekochtem Ziegen- oder jungem Schaffleisch eine Suppe bereiten und 1- bis 2mal wöchentlich essen. »Das mache er oft, und die Milz wird geheilt und wird nicht mehr weiter anschwellen.«

Milzschwellungen, Milzleiden, Leukämie, Fehlsteuerung der Blutbildung

Pfaffenhütchenfrüchte

»Wer an der Milz leidet, der koche Pfaffenhütchenfrüchte in reinem Wein, siebe den Absud durch ein Filtertuch und trinke ihn oft nach dem Essen, und seine Milz wird geheilt.«

1–3 EL getrocknete Pfaffenhütchenfrüchte
1 l Weißwein

Pfaffenhütchenfrüchte 3–5 Minuten in Wein kochen. Von diesem Wein nimmt man 4 Wochen lang 1 Likörglas nach dem Essen.

Achtung: Pfaffenhütchenfrüchte sind giftig und sollen nicht roh gegessen werden sondern nur in der angegebenen Dosierung in Wein gekocht. Dieser Wein eignet sich zur Regulation sowohl bei der Über- als auch bei der Unterproduktion von Leukozyten.

Milzschwellung, Milzleiden, Fehlregulation der Bildung von Blutzellen

Zedern-Honig-Latwerge

1 Handvoll Zedernzweige
500 g abgeschäumter Honig

Die kleingehackten Zedernzweige werden im Wolf oder im Mixer zu einem grünen Pflanzenbrei verarbeitet und mit dem Honig vermischt. Davon nimmt man 3mal täglich 1–3 Msp. nach dem Essen.

Milzschwellung, Milzschmerzen, Herzleiden, Arteriosklerose, Kopfschmerzen, Magenleiden

Edelkastanien, geröstet

»Wer an Milzschmerzen leidet, röste die Edelkastanien im Feuer, esse sie oft mäßig warm und strebt nach völliger Gesundheit.«

3–5 Maronen täglich essen. Mit dieser einfachen Methode kann man nicht nur leicht die Milz- und Herzschmerzen beseitigen, sondern auch das Nervensystem stärken, weil die Edelkastanien den Nervenstoffwechsel unterstützen.

Bei der Behandlung der Milz hat sich darüber hinaus auch immer wieder ein Hildegard-Aderlaß (siehe Anhang) bewährt. Besonders bei der Fehlsteuerung der Blutzellenbildung, z.B. der Polyzythämie, steigt gewöhnlich die Thrombozytenzahl an und kann durch den halbjährigen Aderlaß und durch die Anwendung der Milzheilmittel der Hildegard-Heilmittel unter Kontrolle gebracht werden. Dadurch erübrigt sich meistens die Einnahme von chemotherapeutischen Mitteln.

Nervenkrankheiten

»Ein Schiff, von Stürmen herumgeworfen«

Im Prinzip beschreibt Hildegard nur eine Nervenkrankheit, die sie *amentia* (= »Unsinnigkeit«) nennt und die sich ganz gezielt mit der »Großen Nervenkur« (Nerventee und Nervenmorgensuppe) behandeln läßt. Da die meisten Nervenleiden, insbesondere die Psychosen, eine Folge der Schlaflosigkeit sind, muß auch die Schlafqualität reguliert werden, denn durch einen guten natürlichen Schlaf regenerieren sich die Nerven, so als wenn man eine verbrauchte Batterie wieder aufladen würde. Außerdem gehört zu jeder Nervenkur eine Nervendiät.

Die eigentlichen Ursachen der Nervenkrankheiten sieht Hildegard aber im Umherschweifen der Gedanken, die durch eine Laisser-fair-Erziehung in der Jugend ausgelöst worden sein kann: »Beschäftigt sich ein Mensch ohne den leitenden Einfluß seiner Erzieher und ohne jede Not lediglich nach seinem Willen häufig mit vielen verschiedenen Gedanken, dann nehmen seine Säfte nicht mehr den rechten Weg, so daß er einmal in seinen Handlungen überstürzt, dann wieder träge und ohne rechte Disziplin reagiert. Dadurch wird der Kopf eines solchen Menschen zum Schwindel verdreht, so daß sein Wissen und sein Gefühl schwinden. Kommen die eben genannten krankhaften Zustände auf einmal zusammen, so daß sie gleichzeitig im Kopf des Menschen wüten, dann machen sie ihn sinnlos, bringen ihn durcheinander und machen ihn leer von Einsicht, geradeso wie wenn ein Schiff von Stürmen herumgeworfen wird und zerbricht.«

Bleibt ein solches Nervenleiden durch die Hildegard-Medizin unbehandelt, dann kann das zunächst fortschreitende Leiden

z. B. auch in einen religiösen Wahn (Paranoia) übergehen, wobei die Klarheit des übrigen Denkens, des Wollens und Handelns allerdings erhalten bleiben.

Bei Nervenkrankheiten empfehlen wir folgende Hildegard-Therapiemaßnahmen:

– »Große Nervenkur« (Nerventee und Nervenmorgensuppe, siehe unten),
– Nervendiät,
– Schlafregulation,
– Hildegard-Aderlaß (siehe Anhang) und
– Hildegard-Psychotherapie (siehe Anhang).

Index der Heilmittel bei Nervenerkrankungen

Aronstabwurzelwein – bei Melancholie, schweren Depressionen und Stimmungsschwankungen 222

Balsamkräuter-Fenchel-Tee – als »Nerventee« bei Gehirnleiden, Neurosen, Psychosen, Wahnvorstellungen, Schizophrenie, Paranoia und Schwangerschaftspsychose, gehört zur »Großen Nervenkur« 218

Bertram – bei Melancholie als nervenstärkendes und frohmachendes Mittel 219

Chalzedonarmband oder -kette – bei Streß, Zorn, Ärger, Aufregung und Melancholie 223

Dinkelgetreide – siehe Bertram 219

Fenchel – siehe Bertram 220

Flohsamen – siehe Bertram 220

Hafer – siehe Bertram 220

Himmelschlüsselchenkompresse – bei Depressionen aus Sorge und Kummer 218

Iriswurzelmischung – siehe Balsamkräuter-Fenchel-Tee 219
Mandelkerne, süß – siehe Bertram 221
Muskat-Zimt-Kekse (Nervenkekse) – siehe Bertram 221
Nervendiät – siehe Balsamkräuter-Fenchel-Tee 219
Onyx – bei Traurigkeit durch Krankheiten, z. B. Krebs 224
Pfefferkraut – gegen Traurigkeit bei Herzschwäche, Magenleiden und Sehtrübung 224
Storchenschnabelmischpulver – gegen Traurigkeit bei Herzleiden und familiär bedingter Herztraurigkeit 223
Süßholzwurzelpulver – bei Depressionen und manisch-depressiven Verstimmungen 217
Veilchenelixier – bei chronischen Depressionen, Schwermut und Unlustgefühl mit und ohne Lungenschädigung, frühklimakterischen Depressionen mit Lungenbeteiligung 216
Wein, gelöschter – bei Stimmungsschwankungen und Nervenbeschwerden durch Kummer, Sorge und Ärger (bestes Antimelancholikum) 222
Weinrautetabletten – bei Depressionen, klimakterischen Beschwerden und Stimmungsschwankungen 217
Ysop – gegen Traurigkeit bei Leberschwäche 224

Nervenheilmittel und »Große Nervenkur«

Chronische Depressionen, Schwermut und Unlustgefühl mit und ohne Lungenschädigung, frühklimakterische Depressionen mit Lungenbeteiligung

Veilchenelixier

15 g Veilchenblätter mit Blüten
1 l Wein

10 g Galgantpulver
20 g Süßholzpulver

Veilchenblätter mit -blüten 3 Minuten in Wein aufkochen und absieben. Galgant- und Süßholzpulver hinzufügen, über Nacht stehenlassen, nochmals 3 Minuten aufkochen und abfiltrieren. Dreimal täglich 1 Likörglas 1–3 Monate lang einnehmen.

Patienten mit endogenen Depressionen sollten nicht fasten, da sich beim Fasten die Depressionen verstärken und bis zum Selbstmord aufschaukeln können. Handelt es sich dagegen um eine Nahrungsmitteldepression, ausgelöst z. B. durch die Küchengifte (Erdbeeren, Pfirsiche, Pflaumen und Lauch usw.), so verschwinden diese Depressionen sofort durch Weglassen dieser Früchte oder auch durch Fastentherapie.

Depressionen, klimakterische Beschwerden, Stimmungsschwankungen

Weinrautetabletten
Regelmäßig nach dem Essen 1 Weinrautetablette oder ein frisches Weinrauteblatt nehmen. Das vertreibt nicht nur die Melancholie, sondern auch das lästige Sodbrennen nach dem Essen.

Depressionen, manisch-depressive Verstimmungen

Süßholzwurzelpulver
1–3 Msp. Süßholzwurzelpulver unters Essen mischen und den süßlichen Geschmack mit ein wenig Essig neutralisieren.

Wie immer gegessen, d. h. als Tee aus Süßholzwurzeln oder Süßholzpulver ins Essen gemischt oder als Lakritze (»Bärendreck«), macht das Süßholz nicht nur die Augen klar, sondern auch noch eine helle Stimme. Es verschafft ein friedliches Gemüt und macht den Magen fähig, besser zu verdauen.

Bei Heiserkeit kann man auch echte Lakritzbonbons aus dem eingedickten Saft der Süßholzwurzel kauen.

Depressionen aus Sorge und Kummer

Himmelschlüsselchenkompresse

Im Frühling hilft das Himmelschlüsselchen den Melancholikern, den Himmel wieder aufzuschließen. Man sammelt sich einen großen Strauß Himmelschlüsselchen und bindet ihn über Nacht als Kompresse auf das Herz.

Große Nervenkur, Gehirnleiden, Neurose, Psychosen, Wahnvorstellungen, Schizophrenie, Paranoia, Schwangerschaftspsychose

Balsamkräuter-Fenchel-Tee

25 g Balsamkraut
75 g Fencheltee
250 ml Wasser

1 EL der Balsam-Fenchel-Mischung in Wasser 3 Minuten abkochen, absieben. 3–6 Tassen dieses Nerventees täglich 3–6 Monate lang trinken.

Iriswurzelmischung

10 g getrocknete Iriswurzeln, gestoßen
10 g getrocknete Breitwegerichwurzel, geschnitten
30 g Muskatnußpulver
60 g Galgantwurzelpulver

1 gehäuften TL Iriswurzelmischung in eine leicht gesalzene, dünne Dinkelmehlsuppe (Rezept s. S. 282) einkochen. Als Nervenmorgensuppe täglich 1–3 Monate lang essen.

Nervendiät

- Gute und wohlschmeckende Speisen aus Dinkel, gekochtem Gemüse und Obst,
- 3mal täglich Dinkel in irgendeiner Form,
- Habermus (Rezept siehe Anhang) mit etwas Butter, Zimt und Gewürzen,
- Bier, besonders Dinkelbier,
- kein Wein, kein Honig, kein Mineralwasser.
- Zusätzlich, schreibt Hildegard, soll man eine (Basken-)Mütze tragen, möglichst auch nachts.

Melancholie (nervenstärkende und frohmachende Mittel der Hildegard-Medizin)

Hildegards Medizin ist eine frohmachende und nervenstärkende Medizin, wobei es darum geht, die familiär bedingte Schwarzgalligkeit zu beseitigen oder die Galle zu neutralisieren, die durch Kummer, Sorge, Zorn oder sonstige negative Kräfte in der Leber produziert wird. Besonders solche negativen Eigenschaften wie Zorn, Streitsucht, Unglückseligkeit, Sorge um das tägliche Leben oder der Weltschmerz lassen in uns die Galle überlaufen und verändern unsere Stimmung. So gibt es in der Hildegard-Medizin sehr viele frohmachende Kräfte (die Antimelancholika), die diese Zerstörungskräfte beseitigen können und in der Lage sind, die Schwarzgalle zu neutralisieren.

Bertram

1–3 Msp. dieses Universalgewürzes übers Essen streuen. »Weil er die Schadstoffe im Blut vermindert und das gute Blut vermehrt, schafft er einen klaren Kopf.«

Dinkelgetreide

Zur Nervenstärkung und allgemein zur Gesunderhaltung sollte man 3mal täglich Dinkel in irgendeiner Form mit Obst und Gemüse essen.

Der Dinkel enthält die Aminosäure Tryptophan und unterstützt die Neurotransmitter, die für die gute Nervenreizleitung verantwortlich sind. Hildegard beschreibt den Dinkel als frohmachendes Getreide, das dem Essen die Gabe des Frohsinns verleiht und die Schwarzgalle beseitigt.

Fenchel

Was der Dinkel unter den Getreidearten, ist der Fenchel unter dem Gemüse: ein frohmachendes, verdauungsförderndes Mittel (Karminativum), denn wie »immer gegessen, macht der Fenchel den Menschen lustig und froh, gibt ihm eine schöne Gesichtsfarbe und guten Körpergeruch und eine gute Verdauung«.

Wir empfehlen Fenchel in allen Formen: Als Fencheltee, -gemüse oder -tabletten (3mal täglich 3–5 Tabletten vor dem Essen nehmen). Bei Sodbrennen und Aufstoßen nimmt man noch zusätzlich 3 Tabletten nach dem Essen. Das beseitigt nicht nur die Schwarzgalle, sondern neutralisiert darüber hinaus die Gallensäure.

Flohsamen

3mal täglich 1 TL Flohsamen über geeignete Speisen streuen. Mit viel Flüssigkeit, vorzugsweise Fencheltee, trinken.

Der Flohsamen erfreut das bedrückte Gemüt des Menschen durch sein »süßes Temperament«, d.h., er sorgt für eine gute Verdauung und Blutreinigung im Darm, wodurch die Verdauungsendprodukte auf natürliche Weise den Darm verlassen und nicht das Blut belasten.

Hafer

Als Haferflockenfrühstück oder Porridge gegessen wirkt dieses Getreide Wunder, denn »Hafer erwärmt insbesondere die Geschmacksnerven und den Geruchssinn. Gesunden Menschen wird Hafer zur Freude und Gesundheit dienen. Sie fördern ein fröhliches Gemüt und eine reine helle Aufgeschlossenheit in diesen Menschen. Außerdem wird die Haut schön und das Fleisch kernig gesund.«

Hafer hat dieselben frohmachenden Eigenschaften wie der Dinkel. Nur kranken Menschen taugt der Hafer nicht zum Essen, weil er zur Verstopfung beitragen kann.

Mandelkerne, süße

Oft gegessen, sind süße Mandeln die beste Nervennahrung, denn sie füllen das »leere Gehirn« und geben eine gesunde Gesichtsfarbe. Das »leere Gehirn« und die schlechte Gesichtsfarbe lassen auf Störungen des Fetthaushaltes schließen. Darüber hinaus enthalten süße Mandeln alle 24 hochwertigen Eiweißstoffe, die für den Nervenstoffwechsel und die Nervenregeneration verantwortlich sind. Man ißt täglich 5–10 süße Mandeln oder nimmt gehackte Mandeln, die sich unter das Habermus (Rezept siehe Anhang) mischen lassen.

Muskat-Zimt-Kekse (Nervenkekse)

45 g Muskatnußpulver
45 g Zimtpulver
10 g Gewürznelkenpulver
1,5 kg Dinkelfeinmehl
375 g Butter
300 g Zucker
300 g süße gemahlene Mandeln
4 Eier
$^1/_2$ TL Salz
Wasser oder Milch

Die Pulver mit Dinkelmehl und Butter, Zucker, Mandeln, Eiern, Salz sowie ausreichend Flüssigkeit zu einem Teig verrühren. Kekse ausstechen und bei 180 °C ca. 20–25 Minuten lang zu

Keksen verbacken. Erwachsene essen täglich 4–5 Kekse, Kinder bis zu 3 Keksen.

Die Gesundheit beruht vor allen Dingen auf einem guten Zusammenspiel aller 5 Sinnesorgane: den Augen, einem guten Gehör, einem feinen Geruchs- und einen guten Geschmackssinn sowie einem guten Tastsinn. Nervenkekse haben den Vorteil, daß sie alle 5 Sinnesorgane stärken und deren Alterung verhindern. Sie schaffen ein fröhliches Gemüt, einen starken Mut und stärken die Nerven; sie beseitigen im Menschen alle Bitternis. Vermutlich ist diese Wirkung auch auf die darin enthaltene Muskatnuß zurückzuführen, von der bekannt ist, daß sie psychotrop wirkt und die Nerven stimuliert.

Melancholie, schwere Depressionen, Stimmungsschwankungen

Aronstabwurzelwein
12 g Aronstabwurzeln
1 l Wein

Aronstab 5 Minuten in Wein kochen und absieben. 1- bis 3mal täglich 1 Likörglas bei Bedarf trinken.
Vorsicht: Aronstab, besonders die roten Aronstabbeeren, sind giftig. Die Aronstabwurzel ist absolut ungiftig. Da der Aronstab unter Naturschutz steht, wird er für unsere Zwecke eigens angebaut.

Stimmungsschwankungen, Nervenbeschwerden durch Kummer, Sorge und Ärger (bestes Antimelancholikum)

Gelöschter Wein
Herstellung und Anwendung s. S. 86

Streß, Zorn, Ärger, Aufregung, Melancholie

Chalzedonarmband oder -kette
Der Chalzedon wird als Armband oder Halskette über den Gefäßen getragen, so daß die »Zornesader« gar nicht erst »anschwellen« kann, wenn man einmal von einem Mitmenschen geärgert wird: »Auf diese Weise wendet der Chalzedon Krankheiten vom Menschen ab und verleiht ihm eine ganz starke Einstellung gegen den Jähzorn, wodurch sein Verhalten so friedfertig wird, daß sich kaum jemand finden dürfte, der ihn durch Ungerechtigkeit beleidigen und ihn zum Zorn verleiten könnte, auch nicht zu einem gerechten Zorn.«

Der Chalzedon ist neben dem gelöschten Wein das beste Antistreßmittel, das sich übrigens auch beim Autofahren bewährt hat.

Traurigkeit bei Herzleiden, familiär bedingte Herztraurigkeit

Storchenschnabelmischpulver
Dieses herzerfreuende Mischpulver (Rezept und Anwendung s. S. 133) stärkt das Herz und macht es fröhlich. Daher wird es auch erfolgreich bei den verschiedenen Formen der Traurigkeit angewendet, die eine Folge eines Herzleidens sind. Prinzipiell eignet es sich für jedes Herzleiden, insbesondere handelt es sich um ein schwaches, wahrscheinlich um ein weiches Herz, also um Menschen, die leicht weinen. Auch bei Patienten, die aus sogenannten »Herzfamilien« stammen, hat sich dieses Pulver bewährt.

Traurigkeit bei Herzschwäche, Magenleiden, Sehtrübung

Pfefferkraut
1 TL Pfefferkraut kleinschneiden und wie Petersilie übers Essen streuen.

»Wenn ein Mensch ein schwachgewordenes Herz hat und einen kranken Magen, dann esse er Pfefferkraut roh, und es macht ihn wieder kräftig. Auch wer ein trauriges Gemüt hat, den macht es froh, wenn er es ißt. Gegessen heilt und klärt es außerdem die Augen des Menschen.«
Pfefferkraut ist also eine große Hilfe nicht nur bei altersschwachen Herzen und Magenleiden, sondern auch für die durch das Alter getrübten Augen (grauer Star).

Traurigkeit durch Krankheiten, z.B. Krebs

Onyx
»Wenn du vom Traurigsein bedrückt wirst, dann schaue einen Onyx eindringlich an, und stecke diesen Stein sogleich in deinen Mund, und die gedrückte Stimmung wird dich verlassen.«
Dies hat sich bei der reaktiven Traurigkeit bewährt, also der Traurigkeit, die dadurch entsteht, daß man eine schwere Krankheit hat. Der Stein kann auch mit Speichel befeuchtet werden und z.B. bei beginnender Gallenkolik über der Schmerzstelle eingerieben werden. Auf diese Weise kommt die Kolik in vielen Fällen gar nicht erst zum Ausbruch.

Traurigkeit bei Leberschwäche

Ysop
Ysopkraut wird im Mörser zu Pulver zerrieben. Geben Sie davon 1–3 Msp. als Gewürz ins Essen, z.B. mit Hühnchen.

Außerdem kann man Ysopblätter über Nacht in Wein legen und sie als bittere Kräuter nach dem Essen durchkauen. Zusätzlich trinkt man 1 Likörglas von dem so zubereiteten Ysopwein nach dem Essen. Auf diese Weise hat man durch die Ysopbehandlung noch ein Heilmittel bei Leberkrankheiten.

»Wenn die Leber eines Menschen vor Traurigkeit krank wird, so soll er Hähnchen mit Ysop kochen, noch ehe die Krankheit in ihm überhandgenommen hat. Man soll den Ysop samt den Hähnchen mehrmals täglich essen. Auch frischen Ysop, in Wein gelegt, soll er oft verspeisen und auch diesen Wein trinken, denn für eine derartige Erkrankung [Melancholie] ist dieser nützlicher als für jemanden, der bloß an der Lunge leidet.«

Nierenerkrankungen

Das »Firmament und der Wärmespeicher des menschlichen Körpers«

Die Nieren sind das Vitalitäts- und Energiezentrum des Menschen. Jedes Nierenleiden verkürzt das Leben, und jedes Hildegard-Nierenmittel wirkt dem Alterungsprozeß entgegen.
Als wichtiges Organ des Kreislaufs wärmen die Nieren das Blut und entfernen Gift- und Schlackenstoffe. Pro Minute fließen 0,75–1,2 l Blut durch die Nieren, das sind etwas 1440 l in 24 Stunden, wobei das abfließende Blut um 0,1 °C wärmer ist als das zufließende.
Das Nierenpaar reagiert sehr empfindlich auf emotionelle Reize. Besonders können Partnerschaftsprobleme »an die Nieren gehen«. Beide Nieren sind in Fettpolster aufgehängt, und die Nieren wandern (Wanderniere), wenn diese Fettpolster, vor allem bei sehr schlanken Menschen, fehlen.
Hildegard beschreibt einen natürlichen Zusammenhang zwischen Nierenleiden sowie Magen- und Verdauungsschwäche. Daher muß bei jedem Nierenleiden auch der Magen und die Verdauung mitbehandelt werden: »Die Nieren bilden das Firmament und den Wärmespeicher des menschlichen Körpers und halten die Lenden des Menschen zusammen wie bewaffnete Soldaten, die ihren Herrn verteidigen. Sie sind deshalb zu zweit, damit sie das Feuer um so kräftiger in sich zurückhalten können. Dies tun sie bei der Frau wie beim Manne, weil sie in der Nähe der männlichen Lenden und auch mit der weiblichen Gebärmutter verbunden sind. Sie sind in Fett eingehüllt, damit sie durch keinerlei Kälte zu Schaden kommen und ihre Kraft behalten ...

In den Nieren selbst aber liegen sehr starke Gefäße, die sie kräftig festhalten und durch die auch der gesamte menschliche Körper gestützt wird. Wenn aber ein Mensch an ihnen Schmerzen empfindet, so kommt das von der Schwäche des Magens.«
Auch die Augen leiden unter der Nierenschwäche; wenn die Nieren die Schlacken- und Giftstoffe nicht mehr vollständig entfernen, leidet die Sehkraft der Augen. Diese Naturdiagnose offenbart uns Hildegard in der Wirkungsbeschreibung des Wermutweins. Der Funktionszusammenhang von Niere und Auge beim Menschen wurde 1950 nachgewiesen, die Harnbildung beim gesunden Menschen unterbleibt, wenn man die Augen verbindet.

Nierensteine und Therapieplan bei Nierenerkrankungen

Täglich muß die Niere etwa 1440 l Blut filtrieren und 1,5 l als Harn ausscheiden, um harnpflichtige Substanzen (Harnsäure, Harnstoff, Kreatinin) und andere Endprodukte des Stoffwechsels zu entfernen. Weiterhin wird der Säftehaushalt und der Elektrolythaushalt (Natrium, Kalium, Kalzium) durch die Nieren reguliert. Bei Nierenfunktionsstörungen kann es zu Wasseransammlungen (Ödemen), erhöhtem Blutdruck, Eiweißausscheidungen im Harn sowie zu Nierensteinbildung kommen. Als Ursache für die Entstehung von Nierensteinen wird die Übersättigung des Urins mit steinbildenden Substanzen angesehen. Aber auch durch eine streßvolle und unvernünftige Lebensweise kann der Mensch innerlich versteinern.
Der Hauptanteil aller Nierensteine (60%) besteht aus Kalzium-Oxalat und entsteht aufgrund einer zu hohen Aufnahme von Oxalsäure und/oder eines gesteigerten Kalziumabbaus aus den

Knochen durch zu hohen Zuckerverbrauch oder Fleischkonsum. Zur Neutralisation der daraus entstehenden Harnsäure benutzt der Körper das Kalzium der Knochen. Hier liegt die eigentliche Ursache für die Entstehung der Osteoporose. Daher muß bei der Osteoporose der Fleischkonsum eingeschränkt werden zugunsten einer Küche mit viel Dinkel, Obst und Gemüse.

Für die Steinbildung wird auch ein Mangel an kristallisationshemmenden Substanzen (Magnesium, Pyrophosphat-Citrat) durch Streß verantwortlich gemacht. Bei der Behandlung von Kalzium-Oxalat-Steinen ist daher außer auf die Streßverminderung auch auf eine Einschränkung von kalziumhaltigen Lebensmitteln (Milch und Milchprodukten) sowie oxalsäurehaltigen Speisen (Mangold, Spinat, Rhabarber, Kakao, Schokolade, Kaffee und Schwarztee) und auf eine Erhöhung der Trinkmenge auf 2–3 l pro Tag zu achten. Besonders Dinkelgrießsuppe mit viel Gemüse führt zu einer gründlichen Nierenspülung.

Phosphatsteine entstehen besonders bei Harnwegsinfektionen. Hier empfiehlt sich eine Ansäuerung des Urins zur Vermeidung von Rezidiven. Dinkelgrießsuppen, Dinkelbier und Salbeitee sowie ein paar Tropfen Weinessig über alles Essen werden empfohlen.

Eine Übersättigung des Urins mit Harnsäure durch tierisches Eiweiß, Innereien, Salz und Matjeshering sowie Bohnenkaffee kann zu Gicht und Harnsäuresteinen führen. Eine basenreiche vegetarische Kost auf der Basis von Dinkelprodukten, besonders von Dinkelgrießsuppen, Kichererbsen, Gemüse und Salaten mit reichlich Flüssigkeit, Kräutertee und Dinkelbier, wird empfohlen.

Bei chronischen Störungen der Nierenfunktion und ungenügender Cystinresorption durch die Niere entstehen gelbe Cystinkristalle. Die Cystinausscheidung kann ebenfalls durch eine basische Kost auf der Grundlage von Dinkel, Obst und Gemüse gesenkt werden.

Zur Vorbeugung und Behandlung von Nierenerkrankungen ergibt sich damit folgender Therapieplan:

- Hildegard-Fasten (siehe Anhang) zur Anregung der Stoffwechselschlacken-Ausscheidung durch die Niere.
- Hildegard-Aderlaß (siehe Anhang) zur Verbesserung der Ausscheidungsfunktionen der Nieren. Diese Maßnahme kann bei der Vergiftung des Körpers durch harnpflichtige Substanzen manchmal lebensrettend sein. Weiterhin wird durch den 1- bis 2maligen Aderlaß der Blutdruck auf natürliche Weise reguliert. Durch den Aderlaß wird die Niere besser durchblutet, vasopressorische Substanzen, die die Blutgefäße verengen, werden auf natürliche Weise entfernt. Der Aderlaß wirkt der vermehrten Bildung von Renin und Angiotensin entgegen, wodurch der renale (die Nieren betreffende) Bluthochdruck gesenkt wird. Diese natürliche Blutdruckregulation durch den Hildegard-Aderlaß hat große Vorteile zum Vergleich zur Dauertherapie mit chemischen Blutdrucksenkern und besonders zur Behandlung mit den sogenannten ACE-Hemmern (Angiotensin-Converting-Enzyme-Hemmern), die sehr schwere Nebenwirkungen haben, dauernd genommen werden müssen, weil sie keine Heilmittel sind, und darüber hinaus alle inneren Organe schwer schädigen.
- Hildegard-Diät mit Dinkel, Obst und Gemüse, mit Kochsalz- und Eiweißbeschränkung. Hier hat sich besonders die Dinkelgrießsuppe mit viel Gemüse bewährt. Zum Würzen kann man anstelle von Kochsalz die Hildegard-Kräuter benutzen.

Index der Heilmittel bei Nierenerkrankungen

Dachsfellgürtel – bei Nieren- und Rückenschmerzen, zur Schmerzbeseitigung allgemein, bei Durchblutungsstörungen und Abwehrschwäche 233

Hildegard-Aderlaß – bei nierenbedingtem Bluthochdruck, essentieller Hypertonie und arteriosklerotischem Bluthochdruck 232

Weinrautensalbe – bei Nierenschmerzen, -leiden, Bluthochdruck, Schrumpf- und Zystenniere, die »Große Nierenkur« 230

Wermutwein – bei Niereninsuffienz, -steinen, -grießbildung, als Universalmittel bei Nierenkrankheiten, bei Verdauungsstörungen. Magen-, Sehschwäche und Augenleiden allgemein 231

Hildegard-Heilmittel bei Nierenerkrankungen und »Große Nierenkur«

Große Nierenkur, Nierenschmerzen, Nierenleiden, Bluthochdruck, Schrumpfniere, Zystenniere

Weinrautensalbe
20 g Weinrautenblätter
20 g Wermutblätter
5 Tropfen Rosenöl
50 g Bärenfett

Die noch grünen und frischen Weinrauten- und Wermutblätter werden zu einem Brei verrieben und mit dem Rosenöl und Bärenfett zu einer Salbe gemischt. Mit dieser Salbe werden die

Nieren in rhythmischen Bewegungen ca. 10–15 Minuten lang vor dem Holzfeuer 2- bis 3mal wöchentlich einmassiert.

Am wirkungsvollsten ist das Ulmenholzfeuer, das schon allein eine gewisse Heilwirkung hat. Durch diese Nierenmassage kann besonders der Bluthochdruck wirkungsvoll beseitigt werden. Selbst in Notfällen bei Bluthochdruck über 220 mmHg kann man sofort Erste Hilfe mit der Nierenmassage leisten. Zur kurmäßigen Einreibung sind 2mal wöchentlich mindestens 10 Massagen insgesamt notwendig. Behelfsmäßig kann die Nierenmassage auch unter dem Rotlicht durchgeführt werden.

Niereninsuffizienz, Nierensteine, Nierengrießbildung Universalheilmittel für die Nieren, Magenschwäche, Verdauungsstörungen, Sehschwäche, Augenleiden allgemein

Wermutwein
»Der Wermutwein unterdrückt die Nierenerkrankung und die Melancholie in dir, und er macht deine Augen klar und stärkt das Herz, und läßt nicht zu, daß die Lunge krank wird, erwärmt den Magen, reinigt die Eingeweide und bereitet eine gute Verdauung.«
Mit dem Wermutwein (Rezept und Anwendung s. S. 65) haben wir ein Universalheilmittel für Nieren, Magen, Darm, das Herz und die Augen. Die ganze Funktionseinheit der inneren großen Organe, zu denen bei Hildegard auch die Eingeweide und das Nierenorgan zählen, werden durch den Wermutwein besser durchblutet. Die Wirkung geht u. a. auf den Gehalt von Bitterstoffen aus dem Wermut zurück und auf aromatische Öle, die für eine gute Magen- und Nierendurchblutung sorgen. Die gesamte Sekretion von Verdauungsflüssigkeit wird durch den Wermutwein angeregt: also der Speichel, die Magensäfte, Zwölffingerdarm, Leber- und Gallensekretion. Darüber hinaus wird durch

die Bitterstoffe das gesamte Körperimmunsystem stimuliert, da Wermut auf der Schleimhaut vom Mund über den Magen und den Darm Abwehrstoffe freisetzt.

Nierenbedingter Bluthochdruck, essentielle Hypertonie, arteriosklerotischer Bluthochdruck

Der Bluthochdruck wird von den Nebennieren durch die Hormone Adrenalin und Noradrenalin gesteuert. Bei Durchblutungsstörungen der Niere entstehen vasopressorische Substanzen, die die Blutgefäße verengen. Dadurch wird vermehrt Renin und Angiotensin gebildet, das dann den Bluthochdruck auslösen kann. Um diese Kette zu durchbrechen, haben sich in der Hildegard-Medizin folgende Maßnahmen bewährt:
– Hildegard-Aderlaß (siehe Anhang). Bereits nach wenigen Minuten sinkt der erhöhte Blutdruck deutlich ab. Durch diese zum Teil lebensrettende Maßnahme hat man zunächst Zeit gewonnen, um die folgenden Methoden aus der Hildegard-Heilkunde einzusetzen:
– Hildegard-Fasten (siehe Anhang),
– Nierenmassage (siehe oben),
– Wermutwein und
– Hildegard-Diät (siehe Anhang).

Die salzarme Dinkelgrießsuppe mit viel Gemüse hat sich bei der Behandlung von Bluthochdruck bewährt. Dazu wird 1mal wöchentlich 1 Fastentag mit Dinkelgrießsuppe eingehalten. Außerdem achtet man auf möglichst kochsalzarme Ernährung und die Reduktion von tierischem Eiweiß.

Nierenschmerzen, Rückenschmerzen, Schmerzbeseitigung allgemein, Durchblutungsstörungen. Abwehrschwäche

Dachsfellgürtel

Durch den Dachsfellgürtel oder das Dachsfell wird der Schmerz ziemlich rasch beseitigt, ganz gleich, ob es sich um Kopfschmerzen, Rückenschmerzen, Ischias oder Hexenschuß handelt.

Ohrenerkrankungen

Das Ohr als Gehör- und Gleichgewichtsorgan

»Wenn die Lebergefäße mit verändertem Stoffwechsel in Kontakt kommen, beeinträchtigen sie auch die Gefäße des Ohrs und erschüttern die Hörfähigkeit, weil dem Menschen über sein Gehör Gesundheit und Krankheit zugetragen wird. So wird das Gehör überglücklich durch Freude gereizt oder übertraurig im Unglück gehemmt.«
Aber auch durch Magenleiden kann das Gehör geschädigt werden. Es bestehen enge Zusammenhänge zwischen der Verdauung und dem Gehör. Man muß für eine gute Verdauung sorgen, um die Ursache zu beheben. Laut Hildegard steigen schlechte Säfte vom Magen auf und schädigen das Gehörorgan.
Eine gute Durchblutung der Innenohrhaargefäße (Kapillaren) ist nicht nur für die Aufrechterhaltung der Hörfähigkeit von Bedeutung, sondern auch für die Funktion des Gleichgewichtsorgans, das sich im Ohr befindet.

Index der Heilmittel bei Ohrenerkrankungen

Dost-Galgant-Aloe-Pulver – bei Schwerhörigkeit durch ständige Katarrhe, Mittelohr-, Nebenhöhlenentzündungen, Grippe oder Masern 237
Gundelrebenkrautkompressen – bei Ohrensausen (Tinnitus), Schwerhörigkeit und Durchblutungsstörungen 236
Hildegard-Schröpftherapie – bei Hörsturz, Ohrenschmer-

zen, Ohrensausen. Durchblutungsstörungen, Schwerhörigkeit 235

Jaspisohrolive – bei Schwerhörigkeit durch Katarrhe und Ohrensausen 237

Rebtropfen, ölige – bei Ohrenschmerzen und beginnender Mittelohrentzündung, besonders bei Kindern 236

Tausendgüldenkraut-Wein oder -Tee – bei Ohrensausen und Hörsturz 235

Weihrauch, weißer – bei Schwerhörigkeit, Hörverlust und Ertauben nach einer Krankheit 237

Ohrheilmittel

Hörsturz, Ohrenschmerzen, Ohrensausen (Tinnitus), Durchblutungsstörungen, Schwerhörigkeit

Hildegard-Schröpfen
Alle Belastungen und Erkrankungen des Gehörorgans kann man erfolgreich mit dem Schröpfen behandeln (siehe Anhang). Diese Therapie bewirkt spontane Erleichterung und kann 1mal monatlich durchgeführt werden.

Ohrensausen, Hörsturz

Tausendgüldenkraut-Wein oder -Tee
1 TL Tausendgüldenkraut
250 ml kochendes Wasser (oder Wein)

Kraut in Wasser oder Wein 3 Minuten ziehen lassen, abgießen und den Tee oder Wein schluckweise warm trinken. Diese Anwendung hat sich bei frischem Gehörsturz bewährt, sie wirkt bereits nach einigen Stunden.

Ohrensausen, Schwerhörigkeit, Durchblutungsstörungen

Gundelrebenkrautkompressen
2 EL Gundelrebenkraut
500 ml Wasser

Pro Ohr 1 EL Gundelrebenkraut 1–3 Minuten in Wasser kochen, absieben und das Kraut warm als Kompresse über die Ohren binden. 1 Stunde aufliegen lassen.

Ohrenschmerzen, beginnende Mittelohrentzündung, besonders bei Kindern

Ölige Rebtropfen
40 ml Rebstocksaft
60 ml Olivenöl

Flüssigkeiten mischen und vor Gebrauch kräftig schütteln. Die öligen Rebtropfen (ca. 10 ml) vor und hinter dem Ohr kräftig einmassieren. Durch diese Anwendung verschwinden die Ohrenschmerzen in wenigen Minuten.

Das Mittel hat sich auch bei schwersten Ohrenschmerzen, besonders bei Kindern, bestens bewährt. Bei Kopfschmerzen, besonders schmerzenden Kopfpartien durch Neuralgien oder durch Erkältungen ausgelöst, kann man die öligen Rebtropfen ebenso kräftig einreiben. Die Wirkung läßt sich noch verstärken, wenn man zu den öligen Rebtropfen noch 1–2 Tropfen echtes Rosenöl hinzugibt.

Schwerhörigkeit, Hörverlust, Ertauben nach Krankheit

Weißer Weihrauch

»Wird die Hörkraft eines Menschen durch irgendein Phlegma oder durch eine andere Krankheit geschädigt, so soll er weißen Weihrauch auf glühenden Kohlen verräuchern und diesen Rauch in das verstopfte Ohr aufsteigen lassen. Doch soll er dies nicht oft tun [nicht täglich], damit es ihm nicht durch übertriebene Anwendung schlechter geht als zuvor.«
1 Msp. weißer Weihrauch wird auf glühenden Holzkohlen verräuchert, den Weihrauch am Gehör einfächeln.

Schwerhörigkeit durch ständige Katarrhe, Mittelohrentzündungen, Nebenhöhlenentzündungen, Grippe oder Masern

Dost-Galgant-Aloe-Pulver

6 g Oregano (Dost)
3 g Galgantpulver
1 g Aloepulver
6 g Pfirsichblätterpulver

Das Pulver miteinander mischen und anfangs nach dem Essen 1–2 Msp. einnehmen, später auch 1 Msp. vor dem Essen. Bei starkem Widerwillen kann man das Pulver auch in Fencheltee oder Petersilie-Honig-Wein (Rezept s. S. 132) trinken.
Durch Aloe hat das Gehörpulver eine verdauungsfördernde, leicht abführende Wirkung, die durchaus zur Reinigung erwünscht wird. Bei Durchfall sollte man das Pulver nicht mehr nehmen.

Schwerhörigkeit durch Katarrhe, Ohrensausen

Jaspisohrolive

Die Jaspisohrolive an einem Silberkettchen wird mit Speichel befeuchtet und 10–15 Minuten lang ins betreffende Ohr gesteckt.

Rheumatischer Formenkreis

Vergiftetes Bindegewebe

Beim rheumatischen Formenkreis (Rheuma) handelt es sich um Erkrankungen mit quälenden Schmerzen an Gelenken, Muskeln und Nerven, Sehnen und Bändern, die hier und da anschwellen, sich entzünden oder verkrüppeln können.
In Übereinstimmung mit den heutigen wissenschaftlichen Ergebnissen beschreibt Hildegard das Rheuma als eine Stoffwechselstörung am Bindegewebe als Folge einer schlechten Mischung der Säfte (Dyskrasie): »Wenn der Stoffwechsel durch Krankheiten oder krankmachende und ungesunde Ernährung durcheinandergebracht wird, treiben und drängen mitunter die Säfte selber die unverdauten Speisen und Getränke wieder raus ... Wenn die schlechten Säfte überhandnehmen, bereiten sie im ganzen Menschen einen nebelhaften Rauch [faulende Darmgase, Blähungen]. Diese verteilen sich in den Eingeweiden, im Magen und im ganzen Körper und lösen alle übrigen schweren Krankheiten im Menschen aus.«
Rheuma ist eine Erkrankung des Bindegewebes. Das Bindegewebe, auch Zwischengewebe oder Mesenchym genannt, entsteht in der embryonalen Entwicklung aus dem mittleren Keimblatt – im Unterschied zu den Stoffwechselorganen, die aus dem inneren Keimblatt (Entoderm) entstehen, und dem Sinnes- und Nervensystem des äußeren Keimblattes, des sogenannten Ektoderms. Dieses weiche Binde- oder auch Grundgewebe ist überall im Körper vorhanden und verbindet die entferntesten Organe und das Gewebe miteinander. Zusätzlich fließt durch dieses Gewebe wie ein großer Fluß die Lymphe, ca. 16 l Interzellular-

flüssigkeit, um den Körper mit Nährstoffen zu versorgen und um Giftstoffe und Toxine abzubauen und herauszutransportieren. Die einwandfreie Funktion dieses Regulationssystems ist eine Voraussetzung für die Gesundheit. Beim Rheumakranken ist diese natürliche Grundregulation des Bindegewebes blockiert. Giftstoffe – sogenannte Toxine – lagern sich in der Gelenkinnenhaut und im Bindegewebe ab und werden vom Organismus mit Zellinfiltraten – sogenannten Rheumaknötchen – im Bindegewebe isoliert, wobei aus diesen Giftdepots von Zeit zu Zeit schwere Rheumaattacken ausgelöst werden können.

»Der kalte und feuchte Unrat aus den Säften wird in den ausführenden Wegen der Nase und der Kehle angesammelt, weil das Gehirn ihn nicht ertragen kann, sondern ihn durch die natürliche Reinigung des Menschen auswirft, und durch einen Luftstoß wird er herausbefördert. Würde auf irgendwelche Weise bei einem Menschen diese natürliche Reinigung verhindert, so würde er von Sinnen kommen und vertrocknen, weil hierdurch sein Magen vernichtet und sein Gehirn verfaulen würde ...

Denn diejenigen, welche den Überfluß an Giftstoffen besitzen und dieses Gift nicht ausscheiden, belasten sich mit krankem und schwachem Fleisch, sind deshalb nicht gesund und können nicht gesund sein. Die aber ein Übermaß an Giftstoffen haben, sind, wenn sie das Gift ausscheiden, ziemlich mager und körperlich gesund, weil sie die Unreinigkeiten nicht bei sich behalten. Die aber das Gift nicht ausscheiden und davon – wie oben gesagt wurde – krank werden, sollen Reinigungsmittel [Purgiermittel] gebrauchen, um sich damit zu reinigen.«

Man darf also bei der Behandlung niemals übersehen, daß die Giftstoffe die eigentliche Ursache des Rheumas sind. Zu diesen Toxinen zählen nicht nur die Bakterien, Virusgifte und die Giftstoffe aus dem Stoffwechsel von Parasiten, sondern auch Belastungen durch Amalgamplomben, chemische Arzneimittel oder ganz besonders auch durch Diätfehler wie Küchengifte und Rohkost (siehe das Kapitel »Milzerkrankungen«). Darüber hinaus sieht Hildegard die Ursachen des Rheumas neben maßlosem Essen und Trinken ebenso in einer zerstörten Lebensordnung mit zuviel Streß und in anderen seelischen Auslösern, nämlich Ungeduld, Angst und Zorn, die das Rheuma begünstigen können: »Wenn nämlich ein Mensch an allerlei Mühsal und Angst und den Folgen von vielerlei Speisen und Getränken leidet, so daß sich durch ungeeignete Speisen und Getränke verschiedene und verkehrte Säfte und Schleime [Schlackenstoffe] angesammelt haben, dann kommt die erschütterte und ermüdete Seele, von Widerwärtigkeiten geplagt, zum Erliegen und stellt ihre Lebendigkeit zu einem gewissen Grade ein.«

Die Rheumabehandlung mit Cortison und entzündungshemmenden Schmerzmitteln

Es ist ganz klar, daß eine Rheumatherapie mit Cortison und entzündungshemmenden Schmerzmitteln die auslösenden Ursachen dieser Krankheit nicht beseitigen kann. Ganz im Gegenteil, durch die Substanzen wird die Grundregulation und Entgiftung des Bindegewebes ein für allemal blockiert und ganz unmöglich gemacht. Außerdem haben die Medikamente ganz erhebliche Nebenwirkungen, z. B. Magen- und Darmgeschwüre, Leber- und Nierenschäden sowie lebensbedrohliche Störungen des Blutbildes und eine erhebliche Unterdrückung des Abwehrsystems. Außerdem wird der fortschreitende Verlauf des Rheumas durch diese Mittel in keiner Weise beeinflußt, sondern man unterdrückt nur das Symptom, die Schmerzen, für einige Zeit.

Die Rheumabehandlung in der Hildegard-Heilkunde

Die Rheumabehandlung in der Hildegard-Heilkunde wendet sich daher an den ganzen Menschen, weil das Rheuma kein lokales Geschehen, sondern eine Erkrankung des gesamten Menschen ist. In allererster Linie muß daher der Organismus entgiftet, entschlackt und neu generiert werden. Das erfordert sowohl vom Patienten als auch vom Behandler enorme Sorgfalt, Ausdauer und Geduld sowie den Verzicht auf alle synthetischen Arzneimittel, die der Heilung im Wege stehen.

Dazu gehört auch die Herdsanierung, weil Entzündungsherde in einzelnen Organen, z.B. den Mandeln, den Nebenhöhlen oder Zysten, ständig Stoffwechselschlacken und Toxine absondern, die sich über den Lymphstrom durch den gesamten Organismus ausbreiten und über diesen Weg eine Fernwirkung auf die einzelnen Organe ausüben können.

Als Therapieplan beim rheumatischen Formenkreis haben sich die folgenden Maßnahmen in der Praxis bewährt:

– Die Hildegard-Fastenkur (siehe Anhang) ist der beste Schutz gegen Rheuma, weil hier auf natürliche Art und Weise die Gift- und Schlackenstoffe aus dem Körper abgebaut werden. Darüber hinaus hat sich auch ein wöchentlicher Fastentag mit Dinkel, Obst und Gemüse sowie mit der Dinkelgrießsuppe mit viel Gemüse bewährt. Ganz allgemein wirken die Hildegard-Mittel besser nach dem Hildegard-Fasten, weil auch hier die Reinigungs- und Heilungsvorgänge der Seele berücksichtigt werden.
– Hildegard-Psychotherapie (siehe Anhang). Da Hildegard den Zorn als rheumaauslösenden Risikofaktor beschrieben hat, ist die Geduld die Tugend, die man praktizieren muß, um das Rheuma zu kurieren. Der Chalzedon mit seiner zornbeseiti-

genden und Melanche neutralisierenden Wirkung und der gelöschte Wein (siehe das Kapitel »Nervenkrankheiten«) gehören zu den wichtigsten psychotherapeutischen Maßnahmen gegen Rheuma.

- Hildegard-Aderlaß (siehe Anhang) 1- bis 2mal jährlich mit Schröpfen (siehe Anhang) zur Reinigung des gesamten Organismus bzw. des Bindegewebes als Grundvoraussetzung für die Rheumatherapie.
- Hildegard-Diät mit Dinkel, Obst und Gemüse und dem Vermeiden von Küchengiften, Rohkost und rheumaauslösenden Lebensmitteln, z.B. Schweinefleisch, Wurst, Weißzucker und Auszugsmehl.
- Folgende Hildegard-Rheumaheilmittel.

Index der Heilmittel beim rheumatischen Formenkreis

Chrysopras – bei Gelenkrheuma, Arthritis, Arthrose sowie Rheumaschmerzen 245

Dachslebersalbe – bei Rheuma-, Rücken- und Arthritisschmerzen an den Gelenken 254

Dillkraut, gekocht – bei Rheuma als Diätkur 251

Edelkastanien-Saunaaufguß – zur Ausleitung von Schlackenstoffen bei Rheumatikern, die ungeduldig bzw. jähzornig sind, bei Gelenk- und Muskelrheuma, gehört zur »Großen Ausleitungskur« 247

Eschenblätterpackung – bei Gelenkrheuma, Finger- und Polyarthritis 245

Fenchelmischpulver – zur allgemeinen Herdsanierung bei Rheuma, gehört zur »Großen Ausleitungskur« 246

Frühlingsfarnbad – zur Ausleitung der Schlackenstoffe und Schmerzlinderung, gehört zur »Großen Ausleitungskur« 247

Galgantwurzelwein – bei Ischialgie, Rheuma- und Rückenschmerzen 249

Goldteig und Goldkeks – bei Rheuma und Gicht, Magenkatarrh, Arthritis und Polyarthritis sowie Grippeanfälligkeit (Universalmittel zur Vorbeugung und Beseitigung der genannten Krankheiten) 251

Haferdampfsauna – zur Entschlackung und Wiederherstellung eines natürlichen Schlafs bei Rheumatikern, die zu Neurosen, Psychosen oder sogar Verfolgungswahn neigen, gehört zur »Großen Ausleitungskur« 248

Ingwer-Ausleitungskekse – zur Ausleitung und Reinigung des Magen-Darm-Trakts, gehört zur »Großen Ausleitungskur« 246

Kornelkirschbad – zur Entschlackung und bei Rheuma, Harnsäuregicht, rheumatischem Fieber bei Jugendlichen und Greisen, gehört zur »Großen Ausleitungskur« 248

Krauseminzenelixier – bei Rheumaschmerzen, Muskel-, Nerven- und Weichteilrheuma 254

Lorbeerfruchtöl – bei Ischialgie, Rheuma- und Rückenschmerzen 250

Odermennigtabletten – zum Reinigen der oberen Schleimhäute, zur Beseitigung schlechter Säfte, rheumaauslösender Schlakken- und Schleimstoffe, gehört zur »Großen Ausleitungskur« 245

Quittenfrucht – bei rheumatischem Formenkreis und Gicht, Arthrose, Arteriosklerose und zur Rheumaprophylaxe 255

Saphir – bei Rheuma- und Gichtschmerzen, auch im Anfall 253

Selleriesamenpulver – bei Rheuma, Schmerzen ganz allgemein, Arthritis, Arthrose, Fingerarthritis, Gliederzittern, Parkinson und zur Herdsanierung 252

Wegerichwein – bei Rheuma- und Gichtschmerzen 253

Wermutsalbe – bei Fingerarthritis, Rheuma-, Hüft-, Knie- und Rückenschmerzen allgemein 244

Wermutwein – bei Rheuma, Arteriosklerose, Universalheilmittel zur Vorbeugung und zur Reinigung von Giftstoffen 251

Wermut-Eisenkraut-Wein – zur Herdsanierung der Zähne bei Rheumakranken 249

Zwiebeln – bei Harnsäuregicht, Rheuma, rheumatischem Fieber, auch im Anfall 249

Hildegard-Heilmittel beim rheumatischen Formenkreis und »Große Ausleitungskur«

Fingerarthritis, Rheumaschmerzen, Hüftschmerzen, Knieschmerzen, Rückenschmerzen allgemein

Wermutsalbe (Arthritissalbe)
80 g Wermutfrischsaft
20 g Hirschtalg
10 g Hirschfett
100 g Ziegenfett

Der Wermutsaft wird im Wasserbad mit Hirschtalg und -fett sowie Ziegenfett erwärmt und zu einer Salbe gerührt. Das Wasser abpressen und in Salbentiegel füllen. Mehrmals täglich kann man die Wermutsalbe auf die schmerzhaften Gelenke einmassieren.

Die Wirkung verbessert sich durch die zusätzliche Massage vor einem Holzfeuer, besonders Ulmenholzfeuer. Diese Anwendung wirkt Wunder. Bereits in wenigen Minuten nach Anwendung verschwinden die Schmerzen, und die Gelenke werden wieder beweglich.

Achtung: Wärme sollte bei entzündlichem Rheuma bzw. Arthritis nicht angewendet werden, da sich die Entzündungszustände durch die Wärmeeinwirkung verschlimmern. Hier kann Kälte helfen.

Gelenkrheuma, Arthrose, Arthritis, Rheumaschmerzen

Chrysopras
Die Schmerzbeseitigung mit dem apfelgrünen Chrysopras ist rasch und setzt innerhalb von 5–10 Minuten ein. Man kann die flachen Chrysoprasscheiben mit Leukosilk auf die Gelenke kleben oder auch einen Chrysoprasschmeichelstein in die Hand nehmen und für einige Zeit festhalten. Bei manchen Patienten wirkt dieser Halbedelstein recht bald, bei manchen hingegen tritt keine Heilung ein. Am besten probieren Sie einfach mal aus, zu welcher Gruppe Sie gehören.

Gelenkrheuma, Fingerarthritis, Polyarthritis

Eschenblätterpackung
2–3 Handvoll Eschenblätter
500 ml Wasser

Für die Hände werden Eschenblätter 5 Minuten in Wasser aufgekocht, das Wasser wird abgegossen, und die warmen Eschenblätter bindet man für 1–2 Stunden mit einer Mullbinde als Kompresse um die Hände. Für den ganzen Körper eignen sich auch Eschenblätterpackungen, wobei man entsprechend mehr Eschenblätter in Wasser kochen muß und den ganzen Körper mit einem Bettlaken in Eschenblätter einpackt.

Frische Eschenblätter sind als Packung angenehm. Getrocknete Eschenblätter, die man im Winter verwenden kann, sollten über Nacht eingeweicht und dann erst gekocht werden. Besonders bewährt haben sich die kleinen Kompressen um Hände und Gelenke, die großen Ganzkörperpackungen sind vorzugsweise im Kurhaus anzuwenden.

Große Ausleitungskur

Fenchelmischpulver
Zur allgemeinen Herdsanierung bei Rheuma nehme man regelmäßig Fenchelmischpulver (Rezept und Anwendung s. S. 205).

Ingwer-Ausleitungskekse
Zur Ausleitung und Reinigung des Magen-Darm-Trakts verwendet man Ingwer-Ausleitungskekse (Rezept und Anwendung s. S. 206).

Odermennigtabletten
Zum Reinigen der oberen Schleimhäute, zur Beseitigung von schlechten Säften, rheumaauslösenden Schlacken- und Schleimstoffen mit Störung der Schleimsekretion im Nasen-und-Rachen-Raum und der Sekretion der Bauchspeicheldrüse bei Diabetes haben sich Odermennigtabletten (Rezept und Anwendung s. S. 38) bewährt.

Saunaaufgüsse und Bäder
Mit der Sauna kann man nicht nur Rheuma heilen, sondern auch Erkältungskrankheiten vorbeugen, die Durchblutung fördern und den Stoffwechsel verbessern. Die Sauna beruhigt die Psyche und verhilft zu einem guten Schlaf. Muskeln und Gefäße werden trainiert. Krampfaderleidende können auch die Sauna benutzen, wenn sie die Beine auf den Bänken flach lagern und nicht herunterhängen lassen. Nach der Sauna sollte man die Gefäße mit kalten Kneipp-Güssen straffen.
Jeder darf in die Sauna, wenn er nicht akute oder fieberhafte Erkrankungen hat oder an einem akuten Rheumaschub leidet.

Die Sauna hat sich selbst bei Kindern mit chronischen Haut- und Atemwegsleiden bewährt. Bronchitis, Allergien, Asthma, Heuschnupfen und die Anfälligkeit gegenüber Infekten gehen zurück. Die Haut wird besser durchblutet, die Schleimhäute werden gefestigt. Herz-Kreislauf-Patienten sollten allerdings zuerst ihren Arzt fragen, bevor sie die Sauna benutzen.

Edelkastanien-Saunaaufguß
   Edelkastanienblätter
   Edelkastanienschalen
   Edelkastanienfrüchte
   Wasser

Die Blätter, Schalen und Früchte werden zerkleinert und in Wasser aufgekocht, abgesiebt, und der Extrakt wird steril abgefüllt. Von diesem Extrakt gibt man $^1/_2$ Tasse in eine halbe Tasse Wasser und läßt diese Flüssigkeit tropfenweise auf den heißen Saunasteinen in der Sauna verdampfen und inhaliert.

Besonders bewährt hat sich die Edelkastanien-Saunaanwendung bei Rheumatikern, die darüber hinaus noch sehr ungeduldig und jähzornig sind. Die Edelkastaniensauna hat sich sowohl bei Gelenk- als auch bei Muskelrheuma bewährt, sollte aber niemals während eines akuten Schubes oder einer akuten Entzündung angewendet werden.

Frühlingsfarnbad
   8 grüne Farnwedel
   5 l Wasser

Frühlingsfarnkraut kleinhacken und 15 Minuten lang im Wasser auskochen. Die grüne Farnkrautbrühe in die Badewanne gießen und bei 38 °C 20 Minuten lang baden. (Achten Sie darauf, daß

Sie von dem Badewasser nichts schlucken, da Farnkraut als giftig eingestuft wird.)
Die Anwendung wird 2- bis 3mal in der Woche wiederholt, bis die Schmerzen deutlich nachlassen. Am Anfang kann es zu einer Verstärkung der Rheumaschmerzen kommen, weil der Farn eine gewünschte Reaktion im Körper auslösen kann.

Haferdampfsauna
   1 Tasse Haferkörner
   1 l Wasser

Die Haferkörner 15 Minuten in Wasser aufkochen, absieben und den Extrakt tropfenweise auf den heißen Saunastein verdampfen und inhalieren.
Die Haferdampfsauna verhilft Patienten, die neben Rheuma noch an Neurosen, Psychosen oder sogar an Verfolgungswahn leiden, nicht nur zur Schmerzbeseitigung, sondern auch noch zu einem natürlichen Schlaf. Wie bei allen anderen Saunaanwendungen wird man danach nämlich ziemlich müde. Außerdem können die überstrapazierten Nerven sich im Schlaf erholen. Wen also »der Hafer sticht«, der sollte mindestens 1- bis 2mal in der Woche eine Hafersauna anwenden.

Kornelkirschbad
   3 Handvoll Kornelkirschblätter, -rinde und -holz
   3 l Wasser

Die Kornelblätter mit Zweigen und Ästen werden kleingehackt und 15 Minuten mit Wasser kräftig aufgekocht, abgesiebt, und der grüne Pflanzenextrakt wird in das Badewasser gegossen. Bei 38 °C 20 Minuten lang 2- bis 3mal wöchentlich bis zur Schmerzbeseitigung baden.
Anschließend könnte man noch Blätter in Wasser abkochen, das

Wasser abgießen und die Blätter als Kompressen um die schmerzhaften Gelenke für 1 Stunde aufwickeln.
Das Kornelkirschbad ist ein effizientes Heilmittel bei Rheuma und Harnsäuregicht sowie rheumatischem Fieber bei Jugendlichen und Greisen.

Zu weiteren Rheuma- und Gichtanwendungen mit Packungen, Saunaaufgüssen und Bädern siehe das Kapitel »Gichtleiden«.

Wermut-Eisenkraut-Wein
Die Herdsanierung der Zähne gelingt erfolgreich mit dem Wermut-Eisenkraut-Wein, dessen Rezept und Anwendung auf S. 265 beschrieben sind.

Harnsäuregicht, Rheuma, rheumatisches Fieber, auch im Abfall

Zwiebeln
Nur gekochte Zwiebeln sind gesund. Durch ihre darmreinigende Wirkung beseitigen sie die rheumaauslösenden Stoffe. Sie helfen auch bei Fieber, ganz gleich, ob sie in Form von Zwiebelsuppe, -kuchen oder auch nur als Zwiebelgemüse gegessen werden. Magenkranke dürfen keine Zwiebeln essen, da sie nach dem Verzehr mit starken Schmerzen und Blähungen reagieren können. Das ist somit auch eine Methode, um ein Magenleiden zu diagnostizieren.

Ischialgie, Rheumaschmerzen, Rückenschmerzen

Galgantwurzelwein
Der Galgantwurzelwein (Rezept und Anwendung s. S. 99) hat sich besonders zur Schmerzbeseitigung bewährt, wenn er nach den Weizenkörnerpackungen (s. S. 99) getrunken wird. Man

kann ihn aber auch wie einen guten Glühwein bei Rheumaschmerzen häufig, d. h. 1- bis 3mal, täglich anwenden.

Lorbeerfruchtöl
»Presse das Öl aus den Lorbeerfrüchten, und wo dich das Rheuma plagt, reibe dich damit ein, und es wird dir bessergehen ... Und wenn du zu diesem Öl noch ein Drittel Saft vom Sadebaum oder ein Drittel vom Buchsbaumöl hinzufügst, wird das Öl noch stärker und durchdringt die Haut rascher, um dich zu heilen, und das Rheuma wird dich verlassen.«

30 ml fettes grünes Lorbeeröl
10 ml Sadebaumöl oder Buchsbaumöl

Das Öl wird pur bzw. mit Sadebaum-, Buchsbaum-, Oliven- oder Mandelöl gemischt auf den betreffenden Schmerzpartien einmassiert.

Das Lorbeeröl wirkt sehr stark erwärmend und durchblutungsfördernd, so daß eine rasche Schmerzlinderung einsetzt. Bei starken Muskelverspannungen im Nacken- und Rückenbereich sowie nach Sportunfällen kann das Öl durchblutungsfördernd und schmerzlindernd eingesetzt werden. Mit diesem Öl haben wir eines der stärksten und bewährtesten Rezepte gegen die Rheumaschmerzen. Leider sind die Öle in dieser Zusammensetzung aber nur sehr schwer über den Fachhandel zu beschaffen. Bei dem bisher benutzten Lorbeeröl kam es oft zu Hautreizungen, da es durch Extraktion mit chemischen Lösungsmitteln gewonnen wurde. Wir verwenden heute das kaltgepreßte italienische fette, grüne Lorbeeröl, bei dem bisher noch keine Hautreizungen beobachtet wurden.

Rheuma (Diätkur)

Dillkraut, gekocht

Dill in Suppen, Soßen und Gemüsegerichten mitkochen, denn wenn »der Dill gekocht gegessen wird, dann räumt er mit dem Rheuma auf. In dieser Form ist er also nützlich.«

Rheuma, Arteriosklerose (Universalheilmittel zur Vorbeugung und zur Reinigung von Giftstoffen)

Wermutwein
Rezept und Anwendung s. S. 65

Rheuma, Gicht, Magenkatarrh, Grippeanfälligkeit, Arthritis, Polyarthritis (Universalmittel zur Vorbeugung und Beseitigung)

Goldkur mit Goldteig und Goldkeks
1,2 g reines, natürliches, gepulvertes Nuggetgold
2 EL Dinkelmehl
2 EL Wasser

Den Teig halbieren und eine Hälfte am 1. Tag $\frac{1}{2}$ Stunde vor dem Frühstück essen. Am 2. Tag den restlichen Teig 15 Minuten zu einem Keks backen und ebenfalls $\frac{1}{2}$ Stunde vor dem Frühstück essen.

Diese so zubereitete Goldkur nimmt für 1 Jahr den Rheumatismus. Das Gold liegt 2 Monate im Magen-Darm-Trakt und greift die Schleimhaut dennoch nicht an, macht sie nicht geschwürig. Dagegen wärmt und reinigt es, ohne dem Menschen den Magen zu gefährden, wenn dieser erkältet und verschleimt ist [Magenkatarrh, Gastritis]. Wenn das ein gesunder Mensch macht, hält es ihm die Gesundheit, und wenn es ein kranker macht, wird er gesund. Das

feine Goldpulver verteilt sich über längere Zeit auf den Magen-Darm-Trakt, in dem es das Immunsystem des Menschen stärkt.
Auch in der Schulmedizin wird mit Gold – hier allerdings mit den wasser- und blutlöslichen Goldsalzen – gearbeitet, die hochgiftig sind und die Organe des ganzen Organismus angreifen können. Darüber hinaus leidet die gesamte Blutbildung (Agranolozytose, Thrombopenie). Der angeschlagene Gesundheitszustand des Rheumakranken wird hierdurch noch mehr beeinträchtigt. Hildegards Goldkur ist hingegen vollkommen nebenwirkungsfrei, da sich das Goldmetall im Körper nicht löst, sondern theoretisch nur durch eine Mischung aus Salpetersäure und Salzsäure aufgelöst werden kann, die im Körper nicht vorkommt.
Die Goldkur hat sich besonders gut nach dem Hildegard-Aderlaß (siehe Anhang) bei der chronischen Polyarthritis bewährt, wobei es über längere Zeit zur Schmerzbeseitigung kommen kann.

Rheuma, Schmerzen ganz allgemein, Arthritis, Arthrose, Fingerarthritis, Gliederzittern, Parkinson, Herdsanierung

Selleriesamenpulver

60 g Selleriesamenpulver

20 g Weinrautepulver

15 g Muskatnußpulver

10 g Gewürznelkenpulver

5 g Steinbrechkrautpulver

1 TL dieser Kräutermischung zum Frühstück auf Brot mit Quittenmarmelade, kräftig durchkauen.

Bei diesem Selleriesamenpulver handelt es sich um unser bewährtestes Rheumamittel zur raschen Beseitigung von Schmerzen und zur Ausscheidung von Schlacken- und Giftstoffen sowie zur Herdsanierung.

Das Pulver hat sich so gut bewährt, daß viele unserer Rheumapatienten sich nicht einmal an dem bitteren Geschmack stören, weil die Schmerzen in rascher Zeit und so nachhaltig beseitigt werden. Bei der Parkinson-Krankheit ist die Behandlung über eine längere Zeit (3–6 Monate) notwendig. Zwischendurch kann immer wieder mal eine Pause eingelegt werden. Bei plötzlichen Rheuma- und Gichtattacken kann man auch 3mal täglich 1 TL Selleriesamenpulver pur im Mund einspeicheln und zerkauen. Schon nach 2–3 Tagen sind die Schmerzanfälle beseitigt.

Rheumaschmerzen, Gichtschmerzen

Wegerichwein
50 ml Wegerichsaft-Urtinktur
1 l Wein
150 g abgeschäumter Honig

Wegerichsaft und Wein mit Honig vermischen und 3mal täglich 1 Likörglas nüchtern vor dem Essen nehmen, bis die Rheumaschmerzen nachlassen.

Rheumaschmerzen, Gichtschmerzen, auch im Anfall

Saphir
»Wenn ein Mensch als ganzer vergichtet ist [hoher Harnsäurespiegel], so daß er vor lauter Schmerzen im Kopf und am übrigen Körper keine Geduld haben kann, der nehme den Stein in seinen Mund, und die Gicht wird in ihm weichen.«
Bei starken Schmerzschüben hält man den Saphir für einige Minuten im Mund, und die Schmerzen, namentlich die Kopfschmerzen, werden gelindert.

Rheumaschmerzen, Muskelrheuma, Nervenrheuma, Weichteilrheuma

Krauseminzenelixier
20 ml Krauseminzensaft-Urtinktur
80 ml Wein

Saft mit Wein mischen. Man nimmt vor dem Frühstück 1 Likörglas Krauseminzenelixier, ebenso abends nach dem Essen und nachts vor dem Schlafengehen. Bei Magen-Unverträglichkeit reduziert man die Menge auf 1 TL.
Das Krauseminzenelixier hat sich besonders beim Weichteilrheuma bewährt.

Rheumaschmerzen, Rückenschmerzen, Arthritisschmerzen an den Gelenken

Dachslebersalbe
1 Dachsleber
1 Dachsherz
2 l Wasser
500 g Blätter der schwarzen Johannisbeere
400 g Stabwurzkraut
100 g Dachsfett

Die Dachsleber und das Dachsherz werden zerkleinert, im Mixer püriert und 1 Stunde im Wasser aufgekocht. Anschließend gibt man die Kräuter und das Dachsfett hinzu, rührt nochmals kräftig durch und kocht das Ganze 5 Minuten auf. Die Flüssigkeit wird filtriert, das Wasser abgetrennt, die Dachslebersalbe kalt geschlagen und abgefüllt. Die Salbe wird 2- bis 3mal über den Schmerzstellen einmassiert.

Die Herstellung ist möglicherweise nicht einfach, aber die Salbe hat einen raschen Wirkungseintritt. Im Dachsfett, das in der Apotheke erhältlich ist, wurde das entzündungshemmende, antirheumatische Wirkungsprinzip wissenschaftlich nachgewiesen. Es enthält einen ungewöhnlich hohen Anteil an ungesättigten C20-Fettsäuren (Ölsäuren von ca. 15%). Die antirheumatische Wirkung der Dachssalbe beruht aber auf einem Gehalt von natürlichen Cortisonen, die von Wagner et. al. *(Dt. Apothekerzeitung,* Nr. 38, 1921–1923) als das entzündungshemmende Wirkungsprinzip angesehen werden können.

Rheumatischer Formenkreis, Gicht, Arthrose, Arteriosklerose (Rheumaprophylaxe)

Quittenfrucht

»Der Rheumatiker esse diese Frucht oft gekocht und gebraten, und sie vernichtet in ihm den Rheumastoff so, daß er weder in seinen Sinnen abgestumpft wird [Zerebralsklerose] noch seine Glieder bricht [Arthrosis mutilans], noch sie hilflos läßt. Und wer viel Speichel auswirft, esse die Frucht oft gekocht oder gebraten, und sie trocknet ihn innerlich und mindert seinen Speichel.«

Der Rheumapatient sollte in der Quittenzeit viele dieser Früchte essen und sie darüber hinaus zu Quittenmarmelade, -gelee und -brot verarbeiten, so daß er das ganze Jahr hindurch einen Schutz durch die Frucht hat.

Durch Quitten wird Harnsäure ausgeschieden, was man im Harnsediment des Rheumakranken erkennen kann.

Sexualorganerkrankungen

Erkrankungen der Hoden

In der Hildegard-Heilkunde gibt es eine sehr effiziente Behandlungsmethode für die Primärerkrankungen der Hoden. *(Weibliche Sexualorgane siehe das Kapitel »Frauenkrankheiten«.)* Für die Entstehung der Krankheiten werden auch hier wieder die »schlechten Säfte« verantwortlich gemacht, die entweder durch Ansteckung oder durch ein »übertriebenes Ausleben des Geschlechtstriebs« entstehen: »... tritt durch die schlechten Säfte oder auch durch schädlichen Schweiß oder auch infolge ungebändigten Geschlechtsgenusses an den männlichen Genitalien eine Abscheu erregende Feuchtigkeit oder ein Geschwür [Hodenentzündung], Lues oder auch eine Auftreibung auf, so daß die Geschlechtsteile aufgetrieben oder durch schlimme Geschwüre [Nebenhoden-Tuberkulose] geschädigt werden ...«

Index der Heilmittel bei Hodenerkrankungen

Bierkuchen – bei Hodenerkrankungen 257
Dinkel-, Obst- und Gemüsediät – als Begleitmaßnahme bei Hodenerkrankungen 257
Fenchel-Bockshornklee-Salbe – bei Hodenschwellung, -tumor, -entzündung, Wasserbruch und Epididimitis 257
Hildegard-Aderlaß – bei Hodenerkrankungen 257

Heilmittel bei Hodenerkrankungen

Als Therapie haben sich neben der Dinkel-, Obst- und Gemüsekost ein Hildegard-Aderlaß (siehe Anhang) und die folgenden Heilmittel bewährt.

Hodenschwellung, Hodentumor, Wasserbruch, Hodenentzündung, Epididimitis

Fenchel-Bockshornklee-Salbe

250 g Kuhbutter
15 g Fenchelsamenpulver
45 g Bockshornklee

Die Butter im Wasserbad erwärmen und die Kräuter daruntermischen, die Salbe kalt rühren und abfüllen. 2- bis 3mal täglich den Hodensack damit einmassieren.

Bierkuchen

»Ferner soll man Treber [Bierkuchen] nehmen, mit lauwarmem Wasser befeuchten und die feuchten Kräuter warm [für 1 Stunde] als Kompresse auflegen.«

100 g Biertreber
250 ml Wasser
15 g Fenchelsamenpulver
45 g Bockshornklee

Man nimmt ungefähr 100 g Biertreber (bei der Biererzeugung anfallende Malzrückstände), erwärmt ihn handwarm mit dem Wasser und den Kräutern. 1 Stunde als Kompresse um den Hodensack anlegen. Eventuell mit einem Plastikbeutel abdichten.

Wassersucht

Das Wasser hat »die Oberhand«

»Bei Leuten, die von Natur kein Fett auf dem Leibe haben, sondern mager sind und von trauriger Gemütsart, auch von vielen schweren Gedanken in Anspruch genommen werden, trocknet diese Traurigkeit, die in ihnen ist, ihr Blut aus, und die schweren und vielfältigen Gedanken, die auch in ihnen sind, vermindern das in ihnen vorhandene Phlegma übermäßig, und so nimmt das Wasser in ihnen zu sehr zu und hat die Oberhand. Sind nämlich Blut und Phlegma bei einem Menschen eingetrocknet, dann scheiden diese die Hefen ihrer Verdauung nach der Blase hin im Urin aus, und dann kann die Blase, wenn sie nicht die vom Blut und dem Phlegma gelieferte Wärme hat, den Harn nicht genügend durchkochen und scheidet ihn dann, roh und ungar, nicht am richtigen Orte seines Weges aus, sondern ergießt ihn, der Natur entgegen, zwischen die Haut und das Fleisch.«

Index der Heilmittel bei Wassersucht

Afrikanischer Kalk – die pulverisierte Schale vom Straußenei, bei der echten (nicht medikamentenbedingten) Wassersucht 259

Petersilie-Honig-Wein – bei Wassersucht mit gleichzeitig auftretender Herz- und Nierenschwäche 260

Pfaffenhütchenasche-Wein – ein schnell wirkendes Mittel, das die Einnahme von »Wassertabletten« erübrigt 259

Pfauenfleisch-Ysop-Eintopf – das Fleisch des männlichen Tieres, die »Große Wassersuchtkur« 259
Wermutwein – siehe Petersilie-Honig-Wein 260

Wassersucht und »Große Wassersuchtkur«

Echte Wassersucht

Afrikanischer Kalk

»Wenn einer wassersüchtig ist, dann pulvere er die Schalen vom Ei des Vogels Strauß, aus welchen die Jungen ausgeschlüpft sind, und gebe [das Pulver] in Wasser und trinke dieses nach dem Essen und [auch] vor dem Essen oft, und er wird geheilt.«
1–3 Msp. Afrikanischen Kalk in 1 Likörglas Brunnenwasser täglich vor und nach dem Essen nehmen.

Große Wassersuchtkur

Pfauenfleisch-Ysop-Eintopf

»Wer die Wassersucht hat, soll einen Pfau, und zwar einen männlichen, nehmen und mit Ysop in Brunnenwasser kochen, nicht aber in Wasser aus fließender Quelle, und so jenes Fleisch essen.«

Wassersucht

Pfaffenhütchenasche-Wein

1 l Wein
10 g Pfaffenhütchenasche

Rinde vom Pfaffenhütchenholz entfernen, trocknen und am Grill über dem Kaminfeuer zu Asche verbrennen. Pflanzenasche von

6 bis 12 Uhr in einem Teefilterbeutel in 1 l Wein hängen, entfernen und davon täglich 1–3 Likörgläser trinken. Pfaffenhütchenaschewein wirkt ziemlich rasch innerhalb von 3 Tagen. Dabei kann auf Wassertabletten verzichtet werden.

Wassersucht mit Herz- und Nierenschwäche

Wermut- und Petersilie-Honig-Wein

Meistens liegt auch eine Herz- und Nierenschwäche vor, so daß Petersilie-Honig-Wein (Rezept und Anwendung s. S. 132) und Wermutwein (s. S. 65) eingesetzt werden können, um Herz und Nieren zu stabilisieren. Ganz besonders wichtig ist die Dinkel-, Obst- und Gemüse-Diät sowie einmal wöchentlich Reduktionstage mit salzarmer Dinkelgrießsuppe mit viel Gemüse.

Zahnheilkunde

Zahnheilkunde als Ganzheitstherapie

Fast alle Zahnerkrankungen sind aus ganzheitlicher Sicht als Symptome eines gestörten psychosomatischen Geschehens anzusehen. Daher sind die Erkrankungen im Mund- und Kieferbereich auch nur in einem ganzheitlichen Zusammenhang zu therapieren, d.h. auch unter Berücksichtigung der natürlichen Lebensweise, der richtigen Ernährung und der Hygiene.

Speziell bei Karies spielen auch Stoffwechselstörungen durch Ernährungsfehler eine große Rolle. Bekanntlich geht das Auftreten von Karies in Zeiten von Nahrungsmittelknappheit, wie beispielsweise im Zweiten Weltkrieg zu beobachten war, stark zurück. Es stehen dann nämlich weniger tierische Fette, Zucker, Eiweiße und vor allem Genußmittel zur Verfügung. Karies muß somit auch als Stoffwechselstörung unter Mitbeteiligung der Leber, des zentralen Stoffwechselorgans, behandelt werden.

Bei der Parodontose spielen darüber hinaus auch seelische Einflüsse und eine streßbestimmte Lebensweise eine große Rolle. In einem Fall aus der Praxis ist beispielsweise von einem Aktionär bekannt, daß das Steigen und Fallen der Aktien bei ihm jeweils entsprechend eine Verbesserung oder Verschlechterung seiner Parodontose bewirkt...

Außerdem kann auch eine Bindegewebsschwäche die Krankheiten im Mund- und Kieferbereich nachhaltig beeinflussen. Hildegard beschreibt, daß das (mesenchymale gefäßkapillare) Gewebe durch Aderlaß und Schröpfen gereinigt werden muß, um die regenerierenden Kräfte im Bindegewebe zu stärken. »Äußerst feine Gefäßchen, die dünne Membran, in der das Gehirn liegt, bereiten sich bis zum Zahnfleisch und den Zähnen aus. Sind sie mit schlechtem, fauligem Blut gefüllt und werden sie durch den Schaum, der bei der Reinigung des Gehirns auftritt, verunreinigt, so tragen sie die faulige Materie mit dem Schmerz vom Gehirn zum Zahnfleisch und in die Zähne selbst ... Dadurch wird dies Fleisch krank, und aus dem um die Zähne herum alt gewordenen Schleim entstehen manchmal in den Zähnen Würmer [Karies, Bakterien], und so schwillt das Zahnfleisch an, und der Mensch hat davon Schmerzen.«

Heute wissen wir, daß man alle entzündlichen Mund- und Kiefererkrankungen durch die Wirkstoffe von Pflanzen beeinflussen kann, die im Speichelmilieu eine natürliche antibiotische Abwehr erzeugen können. Es handelt sich dabei um die sogenannten sekundären Inhaltsstoffe, besonders das Thiocyanat, die im Dinkel, Salat und grünen Gemüse in großen Mengen zur Verfügung stehen. Daher ist besonders die richtige Ernährung mit Dinkel, Obst und Gemüse, Kräutern und Gewürzen wie z. B. Zwiebeln, Knoblauch, Rettich, Meerrettich, Kresse, Kerbel und Salat ein guter Schutz bei Entzündungen und Infektionen im Mundbereich.

Eine rein punktuelle und auf den Mundbereich lokalisierte Prophylaxe gegen Mund- und Zahnerkrankungen kann nur zu Teilerfolgen führen. Denn unberücksichtigt bleibt das Ganze, also der untrennbare Zusammenhang mit dem Gesamtorganismus, wie es bereits Mephisto im *Faust* »auf den Punkt« brachte: »Es ist der Ärzte Ach und Weh, so tausendfach aus einem Punkte zu kurieren!« Nur eine Umstellung der gesamten Lebensweise unter Berücksichtigung der Ernährung und der geistig-seelischen Haltung bietet einen optimalen Schutz in der Zahnheilkunde. Aus dieser Sicht sind Hildegards Zahnheilmittel eine äußerst wirksame Gesundheitsvorsorge.

Index der Heilmittel bei Zahn- und Zahnfleischerkrankungen

Myrrhe-Aloe-Anräucherung – zur Behandlung von Karies 264
Rebaschenlauge – bei Parodontose und Zahnfleischbluten, als Zahnpflegemittel 264
Salat-Kerbel-Wein – Bei Zahnfleischentzündungen, -schwellungen und Parodontose 265
Wasser-(Kneipp-)Behandlung – als Kariesprophylaxe und zur Gesunderhaltung der Zähne 263
Wermut-Eisenkraut-Wein – bei Zahnschmerzen, zur Sanierung von vereiterten Zähnen, bei Phantomschmerzen nach einer Zahnbehandlung, zur Herdbeseitigung im Dentalbereich, als Alternative zur Antibiotikabehandlung vereiterter Zähne 265

Heilmittel bei Zahn- und Zahnfleischerkrankungen

Karies (Prophylaxe für gesunde Zähne)

Wasser-(Kneipp-)Behandlung

»Wer gesunde, kräftige Zähne haben will, nehme morgens, wenn er aufsteht, reines kaltes Wasser in seinen Mund, damit der Schleim, der an den Zähnen sitzt, aufgeweicht wird. Mit diesem Wasser, das er im Munde hat, soll er sich die Zähne putzen, und dies oft nach dem Essen wiederholen. Dann wird der Schleim an den Zähnen nicht zunehmen, und diese werden gesund bleiben.«
Morgens nach dem Aufstehen mit kaltem Wasser die Zähne putzen, dies sorgt für kräftige Zähne mit hartem Zahnbein.

Karies (Behandlung)

»Wenn die Karies an den Zähnen frißt, soll dieser gleiche Gewichtsteile Aloe und Myrrhenharz nehmen, in einem tönernen Gefäß [Schaumpfeife] mit enger Mündung auf glühenden Buchenholzkohlen anzünden und den aufsteigenden Rauch durch ein enges Rohr bei geöffneten Lippen zu dem schmerzenden Zahn aufsteigen lassen. Die Zähne selbst muß er dabei zusammenbeißen, damit nicht zuviel Rauch eingeatmet wird. Dies soll er [2- bis 3mal] täglich und fünf Tage hintereinander tun, und er wird geheilt.«

Myrrhe-Aloe-Anräucherung
10 g Aloe, gepulvert
10 g Myrrheharz, gepulvert
Buchenholzkohle

Die Myrrhe-Aloe-Räuchermischung wird auf Buchenholzkohle in einer Meerschaumpfeife entzündet und der Rauch an die Zahnhälse geleitet.

Parodontose, Zahnfleischbluten (Zahnpflegemittel)

Rebaschenlauge
Im Frühjahr werden die abgeschnittenen Weinreben gesammelt, zerkleinert und in der Sonne getrocknet. Die zerkleinerten Weinreben breitet man über eine Aluminiumfolie oder auf einem Stein aus und verbrennt sie im offenen Kamin oder im Holzkohlefeuer zu Asche. Es darf beim Verbrennen kein anderes Holz mit verascht werden. Die noch warme Pflanzenasche wird im Mörser zerkleinert und 10 g Pulver in 1 l Wein geschüttet. Man kann die Rebasche auch auf einem Blech im Backofen bei 280 °C 5 Minuten lang erhitzen und die warme Asche (10 g) in 1 l Wein aufnehmen.

Rebaschenwein aufschütteln und einen großen Schluck in den Mund nehmen und nach dem Essen die Zähne putzen. Ausspucken, nicht nachspülen. Durch diese Zahnbehandlung ist ein Zähneputzen mit der üblichen Zahnpasta vorzuziehen.

Zahnschmerzen, Sanierung von vereiterten Zähnen, Phantomschmerzen nach Zahnbehandlung, Alternative zur Antibiotikabehandlung vereiterter Zähne, Herdbeseitigung im Dentalbereich

Wermut-Eisenkraut-Wein
25 g Wermutkräuter
25 g Eisenkraut
250 ml Wein
1–2 TL Rohrzucker

1 EL der Kräutermischung 1–3 Minuten in Wein kochen, absieben und die warmen Kräuter über den Entzündungsherd außen als Kompresse $1/2$ bis 1 Stunde aufbinden. Den abgesiebten Wein mit Rohrzucker süßen und warm schluckweise trinken. 1- bis 2mal täglich wiederholen, 3–5 Tage.

Meistens verschwinden die Zahnschmerzen sofort, und nach wenigen Tagen hat sich der Herd beruhigt. Diese Anwendung ist einer Antibiotikabehandlung vorzuziehen, da sie wirksamer und ungefährlicher hilft.

Zahnfleischentzündungen, Zahnfleischschwellungen, Parodontose

Salat-Kerbel-Wein
»Wenn jemand durch entzündetes oder geschwollenes Zahnfleisch Schmerzen leidet, soll er Salatblätter und etwas mehr

Kerbelkraut nehmen und beides ein wenig zerreiben und mit Wein befeuchten. Diesen Brei nehme er in den Mund und behalte ihn eine Zeitlang im Munde [10–20 Minuten]. Dadurch werden die unrechten Säfte aus dem Zahnfleisch herausgetrieben.«

Anhang

Edelsteinheilkunde

Die Hildegard-Edelsteinmedizin ist eine ganz einzigartige Therapie, die in der Lage ist, alle vier Bereiche der Hildegardischen Ganzheitsmedizin zu beeinflussen – göttlichen (religiösen), kosmischen, körperlichen und seelischen Bereich – und in allen vier Bereichen Heilungsprozesse auszulösen. Denn die Edelsteine können aufgrund ihrer Doppelnatur von Materie und Energie tiefer als viele Pillen, Salben und Elixiere wirken.

Das Zusammenwirken der Edelsteine mit der Seele

Jeder Edelstein besteht aus einem präzisen Kristallgitter, auf dem ganz bestimmte Atome innerhalb genauer Abstände exakt verlaufende Schwingungen ausführen. Diese Schwingungen der Edelsteine können über die Haut oder auf andere Medien wie Wasser und Wein oder über die Sinnesorgane auf den Menschen übertragen werden. Dabei trifft die gespeicherte elektromagnetische Energie der Edelsteine über die Haut auf Nervenzellen des menschlichen Organismus, die diesen Reiz ans zentrale Nervensystem übertragen, um dort durch elektrische Entladungen die Ausschüttung ganz bestimmter Signalstoffe im Gehirn zu veranlassen. Auf diese Weise werden normalerweise nicht beeinflußbare Bereiche geöffnet, weil die Edelsteine wie ein Schlüssel zum Schloß passen und Tür und Tor öffnen können. Seele und Edelsteine erkennen sich aufgrund ihrer himmlischen Herkunft wieder und können durch diese Energieverstärkung im Organismus Heilungsprozesse auslösen, die normalerweise durch materielle Heilmittel nicht beeinflußbar sind.

Neueste Forschungsergebnisse zeigen, daß die Interaktion neurophysiologischer Abläufe mit elektromagnetischen Schwingungen im limbischen System, dem Glücks- oder Gefühlszentrum des Menschen, zustande kommen und so auf das Abwehrsystem des Menschen Stimulationen auslösen können. Auf gleiche Weise wirken in diesem Zentrum religiöse, kreative oder positive Erlebnisse und wirken bis in den mythologischen Bereich der rechten Gehirnhälfte, in dem Urbilder, Ursymbole und Urprozesse gespeichert sind, die für den Heilungsprozeß genutzt werden können.

Bewährte Anwendungen der Hildegard-Edelsteinmedizin

Amethyst

Für die Haut, bei Überbeinen etc.
Der Amethyst zeichnet sich in der Praxis durch seine therapeutische Wirkung auf die Haut aus. Alles, was auf der Haut zu Anschwellungen durch Schlag, Verletzung oder Überanstrengung führt, kann mit dem Amethyst behandelt werden: Überbeine, Exostose (Knochenvorsprünge), überschießende Kallusbildung (Schwielen, nach Knochenbrüchen neu gebildetes Gewebe).

Besonders bewährt hat sich die Behandlung von Überbeinen oder Schwellungen auf der Haut, die man zunächst keinesfalls operieren sollte. Denn die Überbeine bilden sich meistens an gleicher Stelle wieder zurück, und außerdem ist die Operationsnarbe ein Störungsherd, der zu neuen Schwierigkeiten führen kann. Die Überbeine verschwinden in den meisten Fällen, wenn

man sie mehrmals täglich mit dem speichelbefeuchteten Amethyst einige Minuten bestreicht und anschließend mit Veilchencreme einmassiert.
Ein besonders überzeugendes Beispiel der Amethystheilung war die Rückbildung einer überschießenden Kallusbildung nach der oben beschriebenen Methode bei einem 15jährigen Jungen, die nach einer Oberschenkelfraktur auftrat. Dadurch wurde eine operative Entfernung, die vermutlich noch mehr Kallusbildung provoziert hätte, überflüssig.
Wird die Amethystbehandlung nach Unfällen und Verletzungen sofort durchgeführt, kann man meistens rasch Schwellungen und Schmerzen auf ein erträgliches Maß reduzieren und die Hämatombildung begrenzen.

Tennisellenbogen, Meniskusschmerzen
Der Amethyst ist auch ein bewährtes Hilfsmittel bei der Beseitigung von chronischen Schmerzen am sogenannten Tennisarm, die durch Überanstrengung der Sehnen und der Muskeln auftreten. Auch hier wird über einen längeren Zeitraum mit dem angefeuchteten Amethyst behandelt und anschließend eine Arthritissalbe (siehe die Kapitel »Rheumatischer Formenkreis« und »Gichtleiden«) vor der Wärmequelle (Holzfeuer oder ersatzweise Rotlicht) einmassiert. Ebenso erfolgreich können mit der gleichen Amethyst-Arthritissalbe-Behandlung Meniskusschmerzen behandelt werden. Selbst Kniegelenksschmerzen, die durch Arthritis oder geplatzte Schleimbeutel auftreten, verschwinden damit auch in hartnäckigen Fällen.

Zysten
Fast jeder Mensch hat irgendwo im Körper Zysten, die nichts anderes sind als Schleimhauttaschen, die sich z.B. mit »schlechten Säften« füllen, unangenehme Druckschmerzen verursachen oder auch schlimmstenfalls platzen können. Voraussetzung für die Zystenbehandlung ist daher die Beseitigung der schlechten Säfte

(Hildegard kennt die *mali, infirmi* und *noxi humores*, also schlechte Säfte, die durch Diätfehler [Rohkost, Küchengifte wie Erdbeeren, Pfirsiche, Pflaumen und Lauch, siehe das Kapitel »Milzerkrankungen«] oder durch Krankheiten oder Umweltgifte entstehen).

Wenn sich die Zysten unmittelbar unter der Haut befinden, kann man sie durch die Amethyst-Veilchencreme-Behandlung innerhalb von 3 bis 4 Wochen »unter Kontrolle« bringen, abschwellen lassen oder zum Verschwinden bringen (Rezept Veilchencreme s. S. 82). Zusätzlich werden die »schlechten Säfte« durch den Hildegard-Aderlaß (siehe weiter unten) entfernt und das Immunsystem mit dem Zystenmittel Wasserlinsenelixier (Rezept s. S. 167) stimuliert. Auf diese Weise konnten in einer gynäkologischen Praxis Eierstockzysten, die normalerweise operiert worden wären, innerhalb von 2 bis 5 Wochen zum Verschwinden gebracht oder verkleinert werden.

Ebenso gut sprechen Bindegewebsverknotungen in der Frauenbrust an und verkleinern sich oder verschwinden, wenn man sie mit dem feuchten Amethyst bestreicht und anschließend mit der Veilchencreme in kreisförmigen Bewegungen ins Lymphsystem einmassiert.

Eine Spezialanwendung ist die Amethystsauna, die sich bei der Behandlung von Krebskranken mit Metastasenschmerzen bewährt hat. Dazu wird der Amethyst 5 Tage und Nächte in Wasser gelegt, das Wasser wird gekocht, so daß der Dampf am Amethyst kondensiert, und anschließend wird der Stein 1 Stunde ins Amethystwasser gelegt. Dieses Amethystwasser wird auf den heißen Saunasteinen verdampft und inhaliert. Die Wirkung hält 5 Wochen an und kann wiederholt werden.

Amethystwasser als Kosmetikum

Auf ähnliche Weise bereitet man sich das Amethystwasser, mit dem man das Gesicht wäscht. Dadurch und mit dem zusätzlichen Bestreichen durch den speichelfeuchten Amethyst verschwinden lästige Altersflecken, Warzen oder andere »Geschwülste« auf der Gesichtshaut. Sie wird – wie Hildegard schreibt – »zart und schön«.

Amethystschmuck gegen Angst

Der Amethystring oder die offen getragene Amethystkette nehmen dem Menschen die Angst, besonders wenn die Angst durch den Einfluß anderer Menschen ausgelöst wurde. Sie schützt – wie Hildegard schreibt – vor »Nattern- und Schlangengezücht«. Mit dem für beide Seiten auffällig getragenen Amethyst fällt es nicht mehr schwer, sich mit sogenannten unangenehmen Zeitgenossen wieder auszusöhnen.

Bergkristall

Bei Schilddrüsenfunktionsstörung

Der Bergkristall hat eine ausgeprägte Wirkung auf die Schilddrüsenhormone, egal, ob es sich um Schilddrüsenüber- oder -unterfunktion handelt. So verwenden wir bei der Behandlung der Kropfbildung, die durch eine Schilddrüsenunterfunktion verursacht wird, die Bergkristallscheibe. Diese wird zur Aktivierung ihrer Energie in die Sonne gelegt, bis sie warm ist, und dann wird der erwärmte Stein mit Wein übergossen und der Bergkristallwein – soft es die Sonne erlaubt – getrunken. Darüber hinaus wird die sonnengewärmte Bergkristallscheibe auf die Schwellung der Schilddrüse gelegt und als Kompresse aufgebunden.
Tatsächlich verkleinert sich der Kropf durch den Bergkristallwein, wobei man zusätzlich noch eine Bergkristallkette Tag und Nacht tragen kann. An der Zahl der freiwerdenden Kugeln kann man dann die von Hildegard beschriebene Verkleinerung des Kropfes abzählen. Die Behandlungsdauer liegt zwischen 8 und 12 Wochen, je nach Stärke der Kropfbildung.

Die Wirkung auf Herz, Magen und Darm

Eine weitere Bergkristallbehandlung wird bei Schilddrüsenüberfunktion angewendet, der nach Hildegard eine ganze Ursachenkette zugrunde liegen kann. Sie beginnt mit Schlafstörungen, die das Nervensystem schwächen, wodurch die Schilddrüse überreagiert und die Herztätigkeit antreibt. Der Patient klagt über Herzrasen, Herzrhythmusstörungen, ja sogar Vorhofflimmern (Kropfherz) und eine nervös bedingte Störung von Magen und Darm. Ursache dieser psychosomatischen Krankheit ist – wie Hildegard schreibt – eine »Säfteverdrehung«, d. h. das gestörte Verhältnis von T_3- und T_4-Schilddrüsenhormon. Auch hier wird die Bergkristallscheibe von der Sonne gewärmt, die gespeicherte Energie wird auf das Medium Wasser übertragen und das Bergkristallwasser getrunken.

Hildegard faßt die Behandlungsmethode folgendermaßen zusammen: »Wer im Herzen oder im Magen oder im Bauch leidet, wärme den Bergkristall in der Sonne und gieße über den gewärmten [Stein] Wasser, lege dann sogleich denselben Kristall in dieses Wasser für eine [kurze] Stunde und nehme ihn dann wieder heraus. Er trinke dieses Wasser oft, und es wird mit dem Herzen oder mit dem Magen oder mit dem Bauche besser.«

Synkope – himmelhoch jauchzend, zu Tode betrübt

Eine ähnliche Wirkung des Bergkristalls wird bei einer Krankheitsursache der Schilddrüsenüberfunktion beschrieben, die Hildegard *Syncope* nennt (s. S. 135). Es handelt sich hierbei um eine psychosomatisch bedingte Hormonregulationsstörung der Schilddrüse, wobei die Patienten anfallsweise einen Bewußtseins- und Tonusverlust erfahren und eine Kreislaufschwäche erleiden, die in Ohnmachtsanfälle übergehen kann. Hier werden Bergkristalle sonnengewärmt auf Herz und Sonnengeflecht aufgelegt, um das Nervensystem zu beruhigen.

Lymphdrüsenschwellungen

Besonders bei Jugendlichen kann man oft nach Virus- oder bakteriellen Infektionen geschwollene Lymphdrüsen im Halsbereich beobachten, die keinesfalls operiert werden sollten. Diese Lymphdrüsenschwellungen kann man mit einer sehr einfachen Behandlungsmethode zum Abschwellen bringen, wobei man die Lymphknoten mit einer Veilchencreme einmassiert und zusätzlich sonnengewärmte Bergkristallscheiben darüber legt. Zusätzlich gibt man dreimal täglich 5–10 Tropfen Akeleisaft (Urtinktur) oder ißt ein frisches Blatt von Akelei täglich.

Basedow-Krankheit

Bei den hervortretenden Augen der Basedow-Krankheit, die ebenfalls auf Schilddrüsenhormon-Regulationsstörungen zurückgehen, hilft die sonnengewärmte Bergkristallscheibe, die man 15 Minuten lang täglich auf die Augenlider legt. Auch hier muß man mit einem längeren Behandlungszeitraum von 2 bis 3 Monaten rechnen.

Chrysopras

Für die Gelenke

Wie der Amethyst zur Haut hat der apfelgrüne Chrysopras eine ausgeprägte therapeutische Wirkung auf die Gelenke. Er beseitigt nicht nur Schmerzen bei der sogenannten Fingergelenkarthritis, sondern auch Hüftschmerzen bei Koxarthrose (degenerative Veränderung der Hüftgelenke) oder Knieschmerzen bei Gonarthrose (degenerative Veränderung des Kniegelenks) oder Arthritis. Dazu werden die Chrysoprasscheiben mehrere Tage auf die Gelenke gebunden (mit Leukosilk festgeklebt). Die Gelenke massiert man vor dem Holzfeuer (ersatzweise auch Rotlicht) mit Wermutsalbe (s. S. 244) mehrmals wöchentlich ein. Besonders erfolgreich sind hier Gelenksmassagen vor dem Ulmenholzfeuer, das schon für sich allein heilsame Wärme ausstrahlt.

Gegen epileptische Anfälle

Die Naturkräfte des Chrysopras sind so stark, daß beim Trinken des mit Chrysopras bereiteten Wassers »Luftgeister« vertrieben werden, d. h. durch atmosphärische Einflüsse ausgelöste Krankheiten wie z. B. die Herzschmerzen bei Wetterfühligkeit, oder eventuell sogar eine Milderung von Epilepsieanfällen erreicht werden kann. Daher sollen Epileptiker auch immer einen Chrysopras auf der Haut als Ring, Kette oder Anhänger tragen.

Gerade bei der Behandlung von sogenannten pseudoepileptischen Anfällen bei Kindern und Jugendlichen, oft ausgelöst durch eine Überdosierung von chemischen Antiepileptika, hat sich u. a. der Chrysopras bewährt.

Jaspis

Die Jaspisscheibe, der Herzschrittmacher der Hildegard-Heilkunde

Eine der überzeugendsten Edelsteinwirkungen kann man mit der Jaspisscheibe erreichen. Der Jaspis reguliert funktionelle Herzrhythmusstörungen, Herzrasen, die durch Streß, Wetterwechsel, Anstrengungen, Frustrationen ausgelöst werden können. Die Scheibe wird kalt auf die Herzgegend aufgelegt, sie nimmt dem Herzen die überschüssige Energie und wird dabei knallheiß. Nach dem Abkühlen legt man die Scheibe wieder kalt auf die Herzgegend und wiederholt diesen Vorgang 2- bis 3mal. Dann sind meistens die Herzrhythmusstörungen durch das Herzrasen wie weggeblasen.

Hildegard schreibt dazu: »Bei wem sich im Herzen oder in den ›Lenden‹ oder einem anderen Körperteil des Menschen Säfteunwetter erheben [d. h. Gicht], der lege einen Jaspis auf diese Stelle und rücke ihn dort fest an, bis er warm wird – und die Gicht wird weichen, weil die gute Wärme und die gute Kraft [des

Jaspis] jene falsch kalten und falsch warmen Säfte heilt und zur Ruhe bringt.«

In diesem Text verbirgt sich noch zusätzlich eine sehr effiziente Ischiasbehandlung, wozu allerdings noch ein relativ großer Jaspis nötig ist. Auch hier hat der Jaspis in verzweifelten Fällen geholfen, wo weder Schmerzmittel noch Cortison helfen konnten. Dazu wird der Stein 2–3 Tage lang auf der stark schmerzenden Stelle mit Leukosilk befestigt, und jeden Abend bereitet man eine Weizenpackung, auf der man 2–3 Stunden im Bett liegen bleibt. Anschließend trinkt man einen Galgantwurzelwein (Rezept und Anwendung s. S. 99). Hierdurch vergehen auch die schlimmsten Ischiasschmerzen.

Chalzedon

Zur Streßbeseitigung

Der Streß ist heute einer der schlimmsten Risikofaktoren zur Auslösung von krankheitserregender Gallenflüssigkeit in der Lebergegend. Durch diese Ausschüttung der sogenannten Schwarzgalle entsteht eine regelrechte Blutvergiftung, die entweder zu einem Zornesausbruch oder zu einer großen Traurigkeit führen kann. Diese sogenannte Melanche kann nun sehr wirksam durch das Tragen einer Chalzedonkette oder eines Chalzedonarmbandes neutralisiert werden, weil dieser Stein die Haut ihres Trägers so schützt, daß der Zorn wie Wasserperlen abfällt (s. S. 223).

Smaragd

Der Smaragd verstärkt die Lebenskraft

Der grasgrüne Smaragd ist der Inbegriff der Hildegardischen *viriditas*, der Farbe Grün oder der Lebenskraft. Wer ihn trägt, hat einen wirksamen Schutz gegen alle Schwächezustände und Hinfälligkeiten, die ihm jemals begegnen könnten.

Roemheld-Syndrom

Smaragde helfen beim Roemheld-Syndrom. Mit dem Smaragd lassen sich die durch Diätfehler oder Rohkost (siehe das Kapitel »Milzerkrankungen«) entstandenen Beschwerden nach dem Essen beheben. Blähungen und Zwerchfellhochstand können sehr schnell beseitigt werden, bevor sie entweder eine Herzattacke oder eine Gallenkolik auslösen können.

Zusätzlich kann man das Roemheld-Syndrom durch die Einnahme einer Galganttablette schnell beseitigen, wobei entweder durch Abgeben eines Windes oder durch Aufstoßen der Druck sofort verschwindet. Galgant ist in der Hildegard-Medizin eines der wirksamsten krampflösenden und durchblutungsfördernden Hilfsmittel.

Bei Wundheilungsstörungen

Ganz besonders haben sich Smaragde bewährt, wenn man sie über infizierte Wunden längere Zeit aufbindet. Vor allem hilft der Smaragd, daß sich schlecht heilende Wunden wieder schließen, weil er durch seine ihm eigene Heilungskraft eine Stimulation auf die Wundheilung ausübt.

Dazu schreibt Hildegard: »Wenn einen Menschen Würmer [pathogene Bakterien/Keime] benagen, der lege ein Leinentuch über das Geschwür und binde darauf einen Smaragden und darüber weitere Leinen, wie einer, der Brennkegel gesetzt hat [Moxibustion, siehe weiter unten]. So verfahre er, bis der Stein warm wird, und dies drei Tage lang, und die Würmer werden sterben.«

Ernährungsplan nach Hildegard

Dieser Küchenplan ist ein Überblick der *Küchengeheimnisse der Hildegard-Medizin* (siehe Literaturverzeichnis) für eine optimale Ernährung, wie sie sich in jahrelanger Praxis bewährt hat. In den *Küchengeheimnissen* sind auch viele Gerichte beschrieben, die hier und an anderen Stellen dieses Buches nur genannt werden.

Morgens	Mittags	*Abends*
Habermus (Rezept siehe nächste Seite) Dinkelkaffee	Dinkelkopfsalat: 1 Kopfsalat waschen und trocknen, 3 gehäufte EL gekochte, kalte Dinkelkörner daruntermischen; alles kleinschneiden und mit 2 EL Weinessig, 2 EL Sonnenblumenöl und etwas Zucker so anmachen, daß nichts durchschmeckt Dinkelreis, -nudeln, -grießsuppe, -mehlsuppe, -knödel und -spätzle in Gemüse oder Hühnerbrühe	Dinkelbrot, Dinkelmus, Käse (stets mit Mutterkümmel), Käsecreme, Frischkäse, Quark, Kräuterquark Aufschnitt: Puten- oder Hühnerbrust, 100%ige Rinderwurst, kein Schweinefleisch oder Schweinewurst
Als Fleisch im Sommer: Hammel oder Ziege im Winter: Hirsch oder Reh das ganze Jahr hindurch: Hühnchen gekocht oder Rind oder Kalb (über Nacht in Wasser gelegt)	Als Gemüse Fenchel, Sellerie (gekocht), Bohnen, Kichererbsen, Rüben, Möhren, Meerrettich, Kürbis, Brunnenkresse, junge Brennessel, Gundelrebe Gemüse ohne »Hildegard-Kommentar«: Artischocken, Eierfrucht, Tomaten, Zucchini, Spargel, Schwarzwurzel, Feldsalat, Kartoffel, Mangold Gemüse mit Einschränkungen: Gurken, Kohl und Kraut, Zwiebel, Pilze, Erbsen, Linsen	
Gewürze Hühnerfleisch: Rind-/Kalbfleisch: Wildfleisch: Fisch:	Ysop, Quendel, Bertram, Galgant, Brennessel, Salbei Galgant, Bertram, Quendel, Melde, Knoblauch, Zwiebel Pfeffer (nicht bei Brustfellentzündung), Kubeben, Knoblauch, Lorbeerblätter, Muskatnuß, Gewürznelken, Zwiebel, Krauseminze, Ackerminze, Galgant, Quendel, Bertram Petersilie, Zwiebel (stets gekocht oder gebraten), Galgant, Quendel, Bertram	
Heilkräuter	Salbei, Rainfarn, Beifuß, Weinraute (1 Blatt nach dem Essen kauen)	
Küchengifte	Lauch (Porree), Chicorée, Pfirsiche, Erdbeeren, Pflaumen. Keine Rohkost!	

Habermus

Das traditionelle Habermusfrühstück aus Dinkelschrot, -grütze oder -flocken, das warm genossen wird, ist ein wesentlicher Bestandteil der Hildegard-Küche und wird an vielen Stellen dieses Buches erwähnt. Hier das normale Rezept und eine Variante für Diabetiker (für 2 Personen):

> 1 Tasse Dinkelschrot (-grütze, -flocken)
> 2–3 Tassen Wasser
> 1 TL Honig
> 1 Msp. Galgant
> 1 Msp. Bertram
> 1 Msp. Zimt
> 1 geschnittener Apfel
> 1 TL süße gehackte Mandeln
> 1 TL Flohsamen
> Saft von $1/2$ Zitrone

Dinkel in Wasser einrühren, unter ständigem Rühren zum Kochen bringen. Honig und Würze dazugeben und weiter köcheln (ausquellen) lassen. Die Kochzeit beträgt 5–10 Minuten, Äpfel in den letzten Minuten dazutun. Mandeln und Flohsamen auf das fertig gekochte Mus streuen. Die halbe Zitrone darüber auspressen.

Bei Diabetes
> 1 Tasse gekochte Dinkelkörner (-grütze, -flocken)
> 2–3 Tassen Wasser
> $1/2$ TL Fruchtzucker (statt Honig)

1 Msp. Galgant
1 Msp. Bertram
1 TL Zimt
1 geschnittener Apfel
1 TL süße gehackte Mandeln
1 TL Flohsamen

Zubereitung wie oben. Anstelle von Äpfeln kann man auch anderes Obst verwenden, z. B. Quitten, Himbeeren, Brombeeren, Johannisbeeren oder Marmelade davon (aber dann auch beim Normalrezept ohne Honig).

Dinkelsuppen

Unter den verschiedenen Einträgen in diesem Buch finden Sie die Empfehlung, das entsprechende Leiden oder die Unpäßlichkeit mit Dinkelmehl- oder -grießsuppe bzw. Dinkelkost zu kurieren. Deswegen ist hier – wie beim Habermus – das Grundrezept für die Dinkelmehlsuppe aufgeführt (Rezept Dinkelgrießsuppe s. S. 287 f. [Dinkelfastenbrühe]). Eine Vielzahl weiterer Varianten und andere interessante Rezepte werden in dem Buch *Die Ernährungstherapie der heiligen Hildegard* von Wighard Strehlow (siehe Literaturverzeichnis) beschrieben.

Dinkelmehlsuppe

40 g Dinkelmehl
30 g Butter
1 l Wasser
1 Prise Salz
1 Prise Bertram

Das Dinkelmehl mit der heißen Butter zu einer Schwitze rühren, mit wenig Wasser ablöschen, glattrühren und später weiter Wasser zufügen. Aufkochen und etwas quellen lassen. Rühren. Mit Salz, Bertram und/oder anderen Gewürzen abschmecken. Nach Belieben mit Kräutern verfeinern.

Die Auswahl der Kräuter und Gewürze erfolgt idealerweise nach dem Subtilitätsprinzip (Heilwert der Nahrungsmittel). Viele Hinweise hierzu werden in dem Kapitel »Magen-Darm-Erkrankungen« gegeben, vor allem in dem Abschnitt »Abc der Kräuter und Gewürze für Magen-Darm- und andere Erkrankungen«.

Die Praxis des Hildegard-Fastens

Einleitung

Das Hildegard-Fasten ist eine einfache Methode, um den Körper von seinen Gift- und Schlackenstoffen zu reinigen und die Seele von ihren Belastungen zu befreien. Hildegard empfiehlt das Fasten als psychotherapeutisches Universalmittel für 29 von 35 seelischen Krankheiten.

Die meisten Leute sind ganz erstaunt, daß sie völlig ohne Essen aktiv, fröhlich und leistungsfähig sein können. Dabei ist das Fasten eine natürliche Methode. Einige Tiere sind große Fastenkünstler und verbringen die größten Leistungen im Fasten; z. B. verkriecht sich die Bärenmutter in ihre Höhle und bringt im Winter meistens 2 Junge zur Welt, die sie, ohne zu fressen und zu trinken, allein aus ihrem Fett nährt. Putzmunter kommt die Familie Bär im Frühjahr wieder aus ihrer Höhle. Der Hirsch verzichtet in seiner Brunftzeit auf das übliche Futter, um bei seinen Hirschkühen für Nachwuchs zu sorgen, wobei er darüber hinaus seine Rivalen meist unter lebensgefährlichen Kämpfen in die Flucht schlägt.

Genauso ist das Fasten für den Körper eine Erholung, da er die tägliche Verdauungsarbeit einspart und die freiwerdende Energie für seine Regeneration verwendet. Die Seele erholt sich beim Fasten, da sie sich der Flut der täglichen Probleme und Gedanken nun besser widmen kann, weil der Körper entlastet ist. Dadurch ist der Mensch zu geistigen Höhenflügen fähig, weil alles aus dem Wege geräumt wird, was uns von Gott trennt.

Wer darf fasten?

35 seelische Heilkräfte stehen dem Menschen nach Hildegard zur Verfügung, um ihn wieder ins richtige Lot zu bringen, wenn er von 35 Risikofaktoren, Lastern, Beschwerden, Konflikten, Problemen, Sorgen, Kummer, Frustrationen und Streß belastet ist. In 29 Fällen wird von Hildegard das Fasten als Universalheilmittel empfohlen, um diese Konflikte zu überwinden. In folgenden Fällen soll das Fasten nicht angewendet werden: Weltliebe, Unglückseligkeit, Maßlosigkeit, Anarchie, Hochmut, Unbeständigkeit und Weltschmerz. Schwermütige, depressive Menschen sollen gar nicht fasten, sondern gut zu sich sein und sich etwas Schönes gönnen, z. B. die gute Hildegard-Küche.

Außer den hier beschriebenen Kriterien sollten Gesunde und Kranke mit Nervenleiden, Patienten mit akuten Infektionskrankheiten, abgemagerte Krebspatienten, Tbc-Kranke und Patienten mit reduziertem Allgemeinzustand keine Fastentherapie unternehmen.

Wie fange ich an, und was brauche ich?

Der Einstieg in das Hildegard-Fasten beginnt mit zwei Entlastungstagen, in denen man auf eiweißreiche Kost (Fleisch, Wurst usw.) sowie auf Genußmittel (Kaffee, Zigaretten, Alkohol) und unnötige Medikamente verzichtet. In diesen Tagen lebt man von Obst, Dinkel und Gemüse, am besten von Äpfeln. Als Getränk nimmt man Fencheltee und Dinkelkaffee.

Sie benötigen sportliche Kleidung, Turn- und Wanderschuhe, Schwimmsachen, 1 Wärmflasche für die Leberpackung, 1 Thermoskanne für Kräutertee, 1 Körperbürste (mit Edelkastanienholz) zum Trockenbürsten und 1 Irrigator (Einlauf).

Die 3 Schwierigkeitsstufen des Fastens

Die leichteste Fastenform: Dinkel, Obst und Gemüse

Das Dinkelfasten erfolgt nach einer 4- bis 6wöchigen konsequenten Basisdiät mit Dinkel, Obst und Gemüse und kann von jedermann durchgehalten werden. Ein Übermaß an tierischem Eiweiß und Milcheiweiß sowie zu fettreiche Speisen sind zu meiden. Die Patienten werden darauf hingewiesen, sich mindestens 1 Stunde pro Tag in irgendeiner Form an der frischen Luft zu bewegen, wobei auch Tanztherapie, Gymnastik, Atmungs- und Haltungstherapie und andere bewährte Bewegungstherapien auf dem Tagesplan stehen. Konflikte, Folgen von Überbelastung, Frustration, Ärger, Angst, Ehrgeiz und andere Streßformen, die zu funktionellen und organischen Störungen führen können, müssen in dieser Zeit durch die Hildegard-Psychotherapie (siehe weiter unten) überwunden werden.

Beim Dinkelfasten wird 3mal am Tag Dinkel in irgendeiner Form angeboten, wobei auch Gemüse, Obst und Salate in der breitestmöglichen Palette, den Jahreszeiten angepaßt, auf dem Tisch erscheinen.

Ernährungsplan Dinkelfasten

Morgens: Habermusvariationen: Schrotbrei, Körner, Porridge, Frühstücksbrötchen usw.

Mittags: Dinkelreis, Dinkelnudeln, Dinkelspätzle, Dinkelgrieß, Dinkelknödel mit Gemüse und Edelkastanien, Dinkelkopfsalat, Obstsalat.

Abends: Dinkelschrotbrei, Grießsuppe oder Dinkelbrot mit Butter bzw. Kräuterkäse.

Das Brotfasten: die Dinkelreduktionskost

Bei der Dinkelreduktionskost ißt man in 2tägigem Wechsel die normale Hildegard-Diät, an Reduktionstagen ausschließlich Dinkelbrot und Fencheltee, wobei auch Dinkelkopfsalat zum Mittagessen gereicht werden kann. Auf tierisches Eiweiß, Milcheiweiß und tierisches Fett (Butter) muß an den Reduktionstagen verzichtet werden. Von dieser Reduktionskost kann man sich lange Zeit, bis zu 6 Monate lang, ohne jegliches Gesundheitsrisiko ernähren. Besonders bei Übergewichtigen und Bluthochdruckpatienten sowie Stoffwechselkranken ist diese milde Methode sehr beliebt. Es entsteht weder ein Hungergefühl, noch wird der Appetit stimuliert, da am Reduktionstag nach Bedarf Dinkelbrot und Fencheltee bzw. Dinkelkaffee in beliebiger Menge zur Verfügung stehen.

Aus der großen Erfahrung berühmter Fastenärzte weiß man, daß Menschen bis zu 10 Jahre lang unter extremen Bedingungen von Vollkornbrot und Wasser leben können. Da an den Reduktionstagen keine tierischen Eiweiße oder Fette angeboten werden, ist der Körper gezwungen, seine eigenen Eiweiß- und Fettspeicher abzubauen, wobei sowohl eine Gewichtsreduktion als auch eine Entschlackung und Umstimmung bei ernährungsbedingter Überernährung erfolgt.

Ich möchte das Beispiel eines 36 Jahre alten männlichen Fastenpatienten erwähnen, der sich nach einer Hildegard-Fastenkur entschloß, sein Körpergewicht von 143 Kilo bei einer Größe von 182 cm durch eine Dinkelreduktionskost weiter zu senken. Nach 6 $\frac{1}{2}$ Monaten hatte der Patient insgesamt 46 Kilo abgenommen und sah strahlend aus wie ein junger Mann. Zusätzlich brachte ihm diese Kur eine eiserne Disziplin. Ohne Eile und Streß konnte er jetzt seine Arbeit verrichten, obwohl er früher »nie fertig« wurde.

Die Praxis des Hildegard-Fastens 287

Ernährungsplan bei Dinkelreduktionskost

Am 1. Tag normale Hildegard-Küche mit Dinkel, Obst und Gemüse, also abwechslungsreiche Mischkost, wobei auch Fleisch und Milcheiweiß als Beilagen gereicht werden können.
Am Reduktionstag:

Morgens: Habermus mit Apfelkompott, Zimt und Dinkelkaffee.
Mittags: Dinkelkopfsalat, Dinkelreis, Dinkelgrießsuppe, Dinkelschrotbrei, Dinkelnudeln ohne Ei.
Abends: Dinkelbrot und Fencheltee.

Das Hildegard-Fasten

Das Hildegard-Fasten ist die schwierigste Fastenform. Daher sollte es am besten nicht allein, sondern – vor allem wenn man das erstemal fastet – gemeinsam mit anderen durchgeführt werden. Es besteht darin, nichts zu essen, sondern 8-10 Tage nur ein Fastengetränk zu sich zu nehmen, das nach dem Subtilitätsprinzip, d.h. nach dem Heilwert der Nahrungsmittel, ausgesucht wird:
– Dinkelkaffee, Fenchel- und Kräutertee,
– Dinkelgrieß-Gemüse-Suppe und
– Obstsäfte, z.B. Apfel- oder Traubensaft, mit Fencheltee vermischt.

Der Fastenernährungsplan

Morgens: Man beginnt den Tag bei dieser Fastenkur damit, daß man Dinkelkaffee oder Fencheltee trinkt, eventuell gesüßt mit 1 TL Honig.
Mittags: Mittags trinkt man eine Dinkelfastenbrühe (Dinkelgrießsuppe) mit viel Gemüse. Das folgende Rezept gilt für 2 Personen:

300 g Gemüse (Fenchelknollen, grüne Bohnen, Karotten, Sellerie, Petersilienwurzel)
Wasser
2 EL Dinkelgrieß
Gehackte Kräuter (Petersilie, Beifuß, Gundelrebe, Liebstökkel, Menge nach Geschmack)
Gewürze (Bertram, Quendel, Galgant, Muskat, Menge nach Geschmack)
1 Prise Salz

Das Gemüse fein schneiden, bei offenem Topf in wenig Wasser dünsten und pürieren. Dinkelgrieß 5 Minuten in 1 l Wasser aufkochen. Püriertes Gemüse dazugeben, kurz aufkochen, würzen und mit Salz abschmecken.
Abends: Abends trinkt man Fencheltee mit Apfelsaft oder eine Dinkelkörnerbrühe, die man wie folgt herstellt:

300 g Gemüse (Fenchelknolle, Sellerie, Bohnen, Karotten, rote Bete, Petersilienwurzel)
1 Tasse Dinkelkörner
Kräuter und Gewürze siehe oben
1 l Wasser

Das feingeschnittene Gemüse und die übrigen Zutaten (Kräuter erst kurz vor Ende der Garzeit zugeben) werden 20 Minuten im Wasser aufgekocht. Das Ganze absieben und die Flüssigkeit warm trinken.

Der Fastenbeginn – die Darmentleerung durch Ingwer-Ausleitungskekse und Einlauf

Ingwer-Ausleitungskekse
Mit den Ingwer-Ausleitungskeksen erreicht man bei allen Hildegard-Fastenformen ein mildes Umschalten auf die körpereigene

Selbstversorgung aus den Schlacken des Bindegewebes, wobei nur die schlechten Säfte den Körper verlassen und die guten erhalten bleiben. Durch diese milde Ausleitungsmethode vermeidet man die bei anderen Fastenmethoden – insbesondere bei denen mit Glaubersalz durchgeführten – auftretenden unangenehmen Fastenzwischenfälle (Kreislaufzusammenbruch, Ekelgefühl, Ohnmacht, Herzrhythmusstörungen). Ingwer-Ausleitungskekse können sowohl vom Gesunden als auch therapeutisch vom Kranken eingenommen werden.

Bei Hildegard steht geschrieben: »Menschen, die, wie gesagt, durch gichtische Lähmung zermürbt und durch die eben genannten Säfte geplagt werden, wenden mit Vorteil Pulver aus edlen, guten Pflanzen an, wie auch die guten und angenehmen Gerüche kostbarer Gewürze, da diese den schädlichen Rauch, der aus den oben erwähnten Säften hervorgeht und die üblen Säfte aufregt, durch ihr mildes Wirken niederdrücken, bändigen und abschwächen. Den unten angegebenen Keks sollen aber die Menschen gebrauchen, die weder völlig gesund noch auch völlig krank sind. Er bringt ihnen Gesundheit. Aber auch solche, die völlig gesund sind, können ihn nehmen, weil er ihnen die Gesundheit erhält, daß sie nicht krank werden, ebenso auch die, welche infolge Aufnahme von abwechslungsreicher und zuviel Nahrung fette, an Schleim reiche Säfte in sich haben, denn er beseitigt die erdigen Bestandteile, die Hefen und die fauligen Stoffe in ihren Säften. Auch diejenigen mögen ihn nehmen, die etwas gegessen haben, wonach sie Magenschmerzen bekommen, weil er den Schmerz besänftigt und vertreibt. Wer aber den Keks einnehmen will, soll ihn im Juni oder Juli vor Anfang August, nüchtern und ohne Zusatz von anderem Gewürz nehmen. Er entfernt die schädlichen Schleime aus dem Magen und reinigt ihn, damit er im August nicht krank wird. Hat ein Mensch irgend etwas gegessen, wonach er Magenbeschwerden fühlt, soll er den Keks im Oktober gebrauchen. Aber auch sonstige Heilkräuter kann jedermann in den genannten Monaten zweckmäßiger brauchen wie in den anderen Monaten.«

Die Ingwer-Ausleitungskekse sind sehr schwierig herzustellen (s. S. 206), aber auch als Fertigprodukt erhältlich. Man ißt 1–2 Kekse morgens nüchtern noch im Bett, indem man sie langsam im Munde zergehen läßt.

»Bevor er den Ingwer-Keks nimmt, soll er sich, wenn er kalt ist, vorher am Feuer erwärmen und dann erst nehmen und nach der Einnahme einer Zeitlang wachend auf dem Bett ausruhen, und nach dem Aufstehen langsam hin und her gehen, jedoch so, daß die Kälte ihm nicht schadet.«

Der Einlauf

Nicht nur beim Fasten hat sich der Einlauf mittels Irrigator (ein Apparat, der zur Darmspülung verwendet wird) als einfache Darmentleerungsmethode bewährt. Er hilft, die Fastenkrisen besser zu überwinden (Kopfschmerzen, Hungergefühl, Rheumaschmerzen) und auch rasch eine Erkältung oder Virusgrippe mit leichtem Fieber zu überstehen.

So wird es gemacht: Den Irrigator mit knapp 1 l körperwarmem Wasser oder Fencheltee füllen, Luftblasen im Schlauch durch Probelauf im Waschbecken entfernen. Schlauch abklemmen oder Hahn schließen, die Spritze gegebenenfalls mit Vaseline einfetten. Den Irrigator an Wandhaken hängen. Auf ein Badetuch knien, mit Ellbogen abstützen und das eingefettete Schlauchende tief in den After einführen und das Wasser einlaufen lassen. Entspannen, tief ein- und ausatmen (Zwerchfellatmung). Sobald sich das Wasser im Darm befindet, Pobacken für 2–5 Minuten zusammenkneifen, warten, bis es zu einem heftigen Drang zur Darmentleerung kommt. Mehrere Male entleert sich der Darm, und ein befreiendes Gefühl breitet sich aus. Alle 2 Tage wiederholen!

Der Tagesablauf

Nach der Einnahme der Ingwerkekse beginnt der Tag mit Morgengymnastik. Den Vormittag sollte man Gesprächen mit anderen Fastenden widmen. Nach der Fastenbrühe am Mittag folgt ein kurzer Mittagsschlaf, und danach macht man Wanderungen und Spaziergänge. Nach Obst- und Gemüsesäften, die man am besten mit Kräutertees wie z.B. Hagebutten- oder Fencheltee verdünnt, bleibt am Abend genügend Zeit zum Singen, Spielen, Erzählen und für Musikmeditationen.

Fasten erfordert Abkehr von der täglichen Routine, eine friedliche Umgebung und idealerweise die Geborgenheit einer Fastengemeinschaft. Dabei hat sich folgender Tagesplan als hilfreich erwiesen:

- 7.00 Uhr: Aufwachen, trockenbürsten, heiße und warme Duschen im Wechsel.
- 7.30 Uhr: Morgengymnastik, Waldlauf.
- 8.00 Uhr: Frühstück mit Kräutertee und Dinkelkaffee.
- 12.00 Uhr: heiße Fastenbrühe.
- 12.30 Uhr: Mittagsruhe mit Leberwickel (siehe unten).
- 14.30 Uhr: Kräutertee.
- 15.00 Uhr: Wanderungen und Touren.
- 18.00 Uhr: warme Gemüse- oder Obstsäfte.
- 20.00 Uhr: Singen, Spielen, Meditieren.
- 22.00 Uhr: Darmspülung mit Kamillentee, Warmwassertreten und Nachtruhe.

Fastenkrisen: die Leberpackung

Die Leberpackung unterstützt die Leber bei ihrer gewaltigen Stoffwechselarbeit aus der »inneren Ernährung« und bei der verbesserten Ausscheidung von Stoffwechselschlacken. Besonders das Bindegewebe wird durch das Fasten kräftig entschlackt, und die Gifte werden über die Leber ausgeschieden. Dabei kann es passieren, daß die Leber dem Ansturm der Gifte nicht gewachsen ist, so daß die Schlacken direkt ans Blut weitergegeben werden. Daraus resultieren die leichten Fastenkrisen, Unpäßlichkeiten, die aber auch bald wieder vorbeigehen, spätestens nach dem 3. oder 4. Fastentag: Kopf-, Gelenkschmerzen oder Ausschläge etc.

Zur Unterstützung der Leber legt man daher nach dem Mittagessen zum Mittagsschlaf eine feuchtwarme Leberpackung auf die Leber (rechts unter die untere Rippe):
- feuchtwarmes Tuch,
- darauf eine Wärmflasche,
- mit trockenem Handtuch abdecken,
- und $1/2$–1 Stunde liegenlassen.

Die Leberpackung kann auch bei Bauchschmerzen oder Schlafstörungen aufgelegt werden.

Hildegard-Heilmittel

Während des Fastens sollten keine Arzneimittel genommen werden, mit Ausnahme von einigen Hildegard-Heilmitteln:

Fencheltabletten

Fenchel ist ein Universalheilmittel, also auch beim Fasten nützlich. Man nimmt 3–5 Fencheltabletten mehrmals täglich. Sie unterstützen die
- Entschlackung des Darmes,
- Entgiftung der Haut,
- sorgen für besseren Körper- und Mundgeruch,
- helfen bei Verstopfung,
- sorgen für gute Durchblutung,
- verbessern die Sehkraft,
- machen fröhlich und
- helfen bei Magenschmerzen.

Fenchel-Galgant-Tabletten

Fastenkrisen lassen sich rasch mit Galgant beseitigen. Man läßt jeweils 1 Tablette langsam auf der Zunge zergehen bei
- Herzschmerz,
- Herzschwindel,
- Herzschwäche,
- extremer Müdigkeit,
- Magendruck und
- Verdauungsbeschwerden.

Petersilie-Honig-Wein

Dieser Wein (Rezept s. S. 132) hat sich speziell bei folgenden Fastenkrisen bewährt (hin und wieder 1 Likörglas pro Tag, gegebenenfalls nach den Galganttabletten):
- Herzschmerzen
- Schwächezuständen und
- niedrigem Blutdruck.

Wermutwein

Der Wermutwein (Rezept s. S. 65), von dem man jeden 2. Tag vor dem »Fastenfrühstück« 1 Likörglas nehmen kann, hat sich vor allem wie folgt bewährt:
- bei Arteriosklerose,
- zur Durchblutungsförderung aller Ausscheidungsorgane (Leber, Darm, Niere),
- als Entgiftungs- und Entschlackungsmittel von Bindegewebe und Gefäßen.

Saunaanwendungen und Bürstenmassage

Zum Fasten gehören auch die Saunatherapie und die Massage mit einer Bürste. Damit regt man den Kreislauf an und trägt zur »Abhärtung« bzw. Stärkung der körperlichen Widerstandskraft bei. Das Saunieren schützt vor Erkältungskrankheiten und entschlackt das Bindegewebe. Voraussetzung für gesunde Saunaanwendungen ist aber ein stabiler Kreislauf, deswegen sollte man vorher ärztlichen Rat einholen.

Die Praxis der Hildegard-Psychotherapie

Laster und Dämonen

Auch wenn die Visionen der heiligen Hildegard vor mehr als 800 Jahren aufgeschrieben wurden, kann man in ihnen auch heute noch sehr deutlich die zerstörende Macht der Laster und »Dämonen« auf den Menschen und seine Umwelt erkennen, die damals wie in unserer Zeit für viele Krankheiten verantwortlich waren und sind.

Obwohl sich die Lebenszeit der Menschen immer mehr verlängert, hat doch die Lebensqualität der Menschen immer stärker abgenommen. Noch nie hat es so viele durch die Lebensweise und psychisch bedingte Krankheiten gegeben wie Herzinfarkte, Schlaganfälle, Krebskrankheiten, Nahrungsmittelallergien, Asthma und Migräne, ganz abgesehen von der immer heimtückischeren Zunahme von Virusinfektionen wie Aids, multiple Sklerose und Hirnhauterkrankungen. Hildegard bezeichnete die Auslöser als heimtückische Würmer, die wir heute als Blutparasiten und Pilze identifizieren können und für die der Mensch immer anfälliger wird.

Durch den allgemeinen Werteverfall ist in der westlichen und östlichen Zivilisation in geistig-moralischer Hinsicht ein gewaltiges Vakuum entstanden, das heute von allen möglichen und unmöglichen Magiern und Dämonen ausgenutzt wird. Selbst auf medizinisch-wissenschaftlichem Gebiet sind durch den Zerfall der sittlichen und moralischen Maßstäbe Grenzen überschritten, die es ermöglichen, daß der Mensch immer mehr zum Opfer des Menschen wird. Auf der einen Seite werden Menschen in Konzentrationslagern vernichtet oder durch Abtreibung getötet, auf der anderen Seite werden Embryonen gezüchtet oder in toten Leibern künstlich am Leben gehalten. Auch in der Schöpfung ist das von Hildegard gesehene Maß der globalen Umweltzerstörung von Feuer, Luft, Wasser und Erde bereits katastrophal überschritten. Die Umweltgifte von Bhopal und Seveso, die Verseuchung von Tschernobyl sowie in den Industriegebieten z. B. von Rhein und Ruhr und dem Rhein-Main-Gebiet haben die Erde für eine landwirtschaftliche Nutzung auf ewig zerstört. Das verantwortungslose Versagen der Politiker und Wirtschaftsführer bei der Herstellung von Umweltgiften wie z. B. FCKW oder die Verschmutzung durch Schwefel und Kohlendioxyd haben in der Atmosphäre einen Treibhauseffekt ausgelöst und ein Ozonloch geschlagen, die zu einer Bedrohung der ganzen Menschheit geworden sind. Bereits heute erblinden in Südamerika die Tiere an den Folgen der ultravioletten Strahlung durch das Ozonloch, und in Australien können sich die Menschen nicht länger als 10 Minuten ungeschützt im Freien aufhalten, ohne befürchten zu müssen, an Hautkrebs zu erkranken ...

Vor diesem Hintergrund muß die Auseinandersetzung mit den Tugenden-und-Laster-Paaren in der »Hildegard-Psychotherapie« (siehe Abbildung) gesehen werden, geht es doch hier um einen Kampf um Leben und Tod und um das Überleben der ganzen Menschheit. Daher können die von Hildegard empfohlenen »psychotherapeutischen« Wege gar nicht streng genug in die Motivationen der Menschen eingreifen, um ihrem selbstzerstörerischen Wirken Einhalt zu gebieten. Angesichts der Ohnmacht des einzelnen, allein gelassen von inkonsequenten Politikern und verantwortungslosen Geschäftemachern ausgesetzt, bleibt scheinbar nur die Möglichkeit, zu verzweifeln und zu resignieren oder auf die Kräfte des Himmels zu vertrauen. Doch die Menschen, die so denken und in den zerstörerischen Lastern steckenbleiben, verwandeln sich nach Hildegard in »Bestien« oder

»Menschen in Tiergestalt«, die sich von ihrer Umwelt manipulieren lassen. Wer an einem Defizit an »Tugenden« leidet – zuwenig Liebe, Barmherzigkeit, Hoffnung und Tapferkeit –, erkrankt auch an den neuen seelischen Mangelkrankheiten, wobei er verhärtet und versteinert, bildlich gesprochen sich z. B. in einen Turm verwandelt (Atheismus), in das Tal des Todes fällt (Hoffnungslosigkeit) oder zu einem profillosen Mehlsack wird (Feigheit, Bequemlichkeit); und er fällt schließlich in Verzweiflung, wobei er wie eine Vogelscheuche in einem abgestorbenen Baum hängt, um von Geistern und Dämonen hin und her geblasen zu werden.

Dem einzelnen bleibt die Möglichkeit, sich zu entscheiden, auf welcher Seite er stehen will. Er hat die individuelle Freiheit, in seiner Umgebung, in seinem kleinen Wirkungskreis – nach dem Motto »Denke global, handle lokal« –, die Schöpfung zu wahren und zu erhalten oder mit dem »Konsum-Fortschrittsglauben« den Ritt in die Zerstörung der Umwelt weiter fortzusetzen. Doch viele sind auch für diese Entscheidung zu träge, berauschen und betäuben sich mit Drogen oder Alkohol, um sich benebelt aus der Affäre zu schleichen. Aus dieser Sicht sind die von Hildegard beschriebenen therapeutischen Maßnahmen zur Heilung von Geist, Seele und Körper ein Angebot, aus dem Teufelskreis der Zerstörung auszusteigen. Neben dem Fasten zur Entfernung von körperlichen und geistigen Schlacken und körperlicher »Abhärtung« gelingt dies vor allem mit Hilfe von Gebeten, Meditation und Kontemplation, um die göttliche Mitte und den goldenen Grund in sich selbst zu finden, sowie durch die zeitweilige Einsamkeit, um die Liebe und Zuwendung zu sich, zu Gott und den Menschen neu zu entdecken.

Die Anwendung der Tugenden und Laster von Kopf bis Fuß

Hildegard beschreibt in ihrer »Psychotherapie« ein enges Zusammenspiel von Körper und Seele, das im Diagnoseschema der Tugenden und Laster von Kopf bis Fuß lokalisiert ist (siehe Abbildung). Der englische Neurologe Sir Henry Head (1861 bis 1940) fand bestimmte Hautbezirke, die bei der Erkrankung von inneren Organen, welche ihre sensiblen Fasern aus demselben Rückenmarkssegment beziehen, besonders empfindlich bzw. schmerzhaft sind. Es liegen also nervliche Beziehungen zwischen der Haut und den inneren Organen vor, die sogenannten viszerokutanen Reflexe *(viszeral* = die Eingeweide betreffend, *Kutis* = die Haut).

Im Prinzip handelt es sich auch bei der Tugenden-und-Laster-Zuordnung zu den Körperregionen um das Zusammenspiel des zentralen und des vegetativen Nervensystems über die Head-Zonen. 35 Tugenden-und-Laster-Paare wirken in den Schichten der Seele und leiten ihre Botschaften über die 35 Wirbelkörper der Wirbelsäule (Rückenmark) an die zugehörigen Körpersegmente weiter.

Die erste Gruppe mit sieben Kräftepaaren ist in den ersten sieben Wirbeln der Halswirbelsäule lokalisiert, wobei der Schädelknochen als erster Hauptwirbel mitgezählt wird. Diese ersten fünf Kräftepaare symbolisieren die fünf Sinnesorgane, wobei das Kräftepaar Nr. 1 dem Auge, Nr. 2 den Ohren, Nr. 3 der Nase, Nr. 4 dem Geschmackssinn und Nr. 5 der Haut zugeordnet sind. Die letzten beiden Paare (5 + 2 = 7) symbolisieren die Ganzheit des Menschen, wobei der »Zorn« und die »Geduld« dem Bewegungsapparat mit Knorpeln, Knochen, Sehnen und Muskeln und Nr. 7 (»Schadenfreude« und »Sehnsucht zu Gott«) der Milz als Hauptsitz des Immunsystems zugeordnet sind.

Die zweite Gruppe mit acht Kräftepaaren ist der Magen-Darm-Funktion sowie dem Verdauungssystem zugeordnet und in den Brustwirbeln Nr. 1–8 lokalisiert.

Die dritte Kräftegruppe mit sieben Kräftepaaren ist für die inneren Organe, den Stoffwechsel, die Niere und die Sexualorgane zuständig. Sie hat in den Brustwirbeln (Nr. 9) bis zu den Lendenwirbeln (Nr. 2) ihren Sitz.

Die vierte Gruppe liegt von den Knien abwärts bis zu den Füßen und umfaßt acht Kräftepaare, die vom Lendenwirbel Nr. 3 bis in das Kreuzbein hinein verlaufen. In dieser Region liegen der große Ischiasnerv und die Muskeln von Gesäß, Ober- und Unterschenkel, wobei die Knie von Hildegard als Kraftort angesehen werden.

Schließlich ist die fünfte Gruppe in den Füßen des Menschen lokalisiert. Sie entspricht den fünf Zehen und wird nervlich aus dem Kreuzbein und Sakralbein versorgt. Hier befindet sich das Fundament für die ganze Psychotherapie, daher sind diese Kräfte auch allen anderen übergeordnet:

- Nr. 31 der Gruppe 1,
- Nr. 32 der Gruppe 2,
- Nr. 33 der Gruppe 3,
- Nr. 34 der Gruppe 4,
- und Nr. 35 ist allen Tugenden und Lastern übergeordnet, weshalb auch der Weltschmerz in jedem Menschenleben eine besondere Rolle spielt.

In der Hildegard-Heilkunde finden sich mindestens 15 Mittel, mit denen man diesen »Katzenjammer« wieder loswerden kann: vom gelöschten Wein, dem Chalzedon, dem Dinkel bis hin zum Aronstabelixier (Aronstabwurzelwein), die alle in der Lage sind, die sogenannte Melancholie zu überwinden.

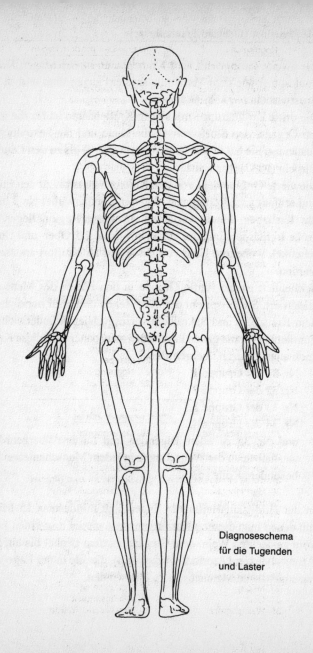

Diagnoseschema für die Tugenden und Laster

Kopfregion

1. Liebe zur Welt
2. Ausgelassenheit
3. Vergnügungslust
4. Unbarmherzigkeit
5. Feigheit
6. Zorn
7. Schadenfreude

Rumpf, Hüfte

8. Gefräßigkeit
9. Verbitterung
10. Unzuverlässigkeit
11. Lüge
12. Streitsucht
13. Unglückseligkeit
14. Maßlosigkeit
15. Atheismus

Oberschenkel, Knie

16. Hochmut
17. Neid
18. Ruhmsucht
19. Ungehorsam
20. Unglaube
21. Verzweiflung
22. Wollust

Waden, Knöchel

23. Ungerechtigkeit
24. Schwäche
25. Gottvergessenheit
26. Unbeständigkeit
27. Sorge um das Irdische
28. Hartherzigkeit
29. Habsucht
30. Zwietracht

Füße

31. Schrulligkeit
32. Umherschweifen
33. Magie
34. Geiz
35. Weltschmerz

Das Leben vor dem Leben

1. Liebe zum Himmlischen
2. Disziplin
3. Bescheidenheit
4. Barmherzigkeit
5. Gottes Sieg
6. Geduld
7. Sehnsucht zu Gott

Schwangerschaft

8. Enthaltsamkeit
9. Großzügigkeit
10. Frömmigkeit
11. Wahrheitsliebe
12. Friede
13. Glückseligkeit
14. Das rechte Maß
15. Seelenheil

Kindheit und Jugend

16. Demut
17. Nächstenliebe
18. Gottesfurcht
19. Gehorsam
20. Glaube
21. Hoffnung
22. Keuschheit

Erwachsenenalter

23. Gerechtigkeit
24. Stärke
25. Heiligkeit
26. Beständigkeit
27. Sehnsucht zum Himmel
28. Herzensgüte
29. Weltverachtung
30. Eintracht

Alter

31. Ehrfurcht
32. Stabilität
33. Gottesdienst
34. Genügsamkeit
35. Himmlische Freude

Insgesamt bieten sich drei Möglichkeiten, sein eigenes Tugend-
und-Laster-Paar herauszufinden:

Weg A: Am leichtesten ist es, durch direkte Selbstbefragung das
eigene Kräftepaar zu finden. Bin ich z. B. ein trauriger Mensch,
dann handelt es sich bei mir etwa um den »Weltschmerz«, und
die »himmlische Freude« ist das entsprechende Heilmittel. In
diesem Fall muß das Kapitel »Weltschmerz und himmlische
Freude« immer wieder mindestens einmal am Tag studiert werden, bis es in Fleisch und Blut übergeht (Näheres hierzu finden
Sie in dem Buch *Heilen mit der Kraft der Seele. Die Psychotherapie der heiligen Hildegard* [siehe Literaturverzeichnis]).

Weg B: Aus den entsprechenden krankhaften Körperregionen
und Organen kann man über die Wirbelkörper rückschließend
die entsprechenden Tugenden und Laster finden. Ist z. B. die
Kopfregion betroffen, dann ist die erste Gruppe zuständig.
Magen-Darm-Probleme gehören zur Gruppe 2, Stoffwechsel
und innere Organe zur Gruppe 3, Beschwerden des Bewe-
gungsapparats vom Knie zu den Knöcheln zur Gruppe 4 und
alle Probleme, die im Fuß lokalisiert sind, zur Gruppe 5. Wir
wissen aus der Fußreflexzonentherapie, daß sich der ganze
menschliche Körper und seine Probleme über die Nervenreflex-
bahnen der entsprechenden Rückenmarkssegmente in den Füßen widerspiegeln.

Weg C: Im Weg C findet man die persönlichen Tugenden und
Laster durch das Traumleben. Es empfiehlt sich hier, ein
Traumtagebuch anzulegen und immer wiederkehrende Traum-
bilder mit Hildegards »psychotherapeutischen« Beschreibungen zu vergleichen. In dem Buch *Die Psychotherapie der
heiligen Hildegard* werden die Laster als Menschen in Tiergestalt wiedergegeben, so wie es sich auch oft im Traumleben
erfahren läßt.

Hildegard-Aderlaß zur Blutreinigung

Was bewirkt der Aderlaß?

»Wenn bei einem Menschen die Gefäße mit Blut überfüllt sind, müssen sie durch einen Aderlaß von dem schädlichen Schleim und den durch die Verdauung gelieferten Fäulnisstoffen gereinigt werden.«
Der Aderlaß, der von einem erfahrenen Arzt oder Heilpraktiker durchgeführt werden sollte, reinigt den Körper und das Blut von seinen Giften, die besonders bei chronischen Krankheiten die Heilung blockieren. Hildegard sieht wie gesagt die große gesundheitsstörende Kraft in einem Überhandnehmen von schlechten Säften, die durch übermäßiges Essen, Diätfehler, Umweltgifte, aber auch durch Streßfaktoren wie Sorge, Kummer, Angst, Hetze, Ärger und Enttäuschung entstehen. Dabei wird die Schwarzgalle vermehrt, ein Blutgift, das entweder zu Zornesausbrüchen oder zu stillem Kummer führen kann und chronische Krankheiten verursacht. Der Aderlaß reinigt nicht nur das Blut von diesen krankmachenden Schlacken- und Fäulnisstoffen, sondern beseitigt auch die schlechte Mischung der Säfte (Dyskrasie), die aus Stoffwechsel- und Hormonregulationsstörungen resultiert. Daher lassen sich für den Aderlaß folgende Indikationen angeben:
– Verbesserung und Entgiftung des Gesamtstoffwechsels bei Fettstoffwechselstörungen, Blutzucker (Diabetes) und hohen Harnsäurespiegeln (Gicht, Rheuma, Arthritis),
– entzündungshemmend und schmerzbeseitigend bei akuten und chronischen Entzündungen wie Rheuma, Haut-, Gallenblasen-, Nieren-, Blasen-, Eierstock-, Brust- und Uterusentzündungen,

- gegen Hormonregulationsstörungen bei keiner oder zu geringer Menstruation, Struma und Basedow im Klimakterium oder bei Sterilität,
- krampflösende Wirkung bei Gefäßkrämpfen (Schaufensterkrankheit), Krampfadern, Nervenkrämpfe und Asthma bronchiale,
- Beseitigung von Stauungszuständen durch Blutfülle der Lunge, Leber, Bluthochdruck, Gefahr von Herz- oder Hirnschlag, Stauungen des Pfortaderkreislaufs bei Krampfadern und Hämorrhoiden,
- blutstillende Wirkung bei Blutungen durch Blutüberfülle (Nieren-, Lungen-, Haut-, Nasen-, Uterus-, Magen-Darm-, Blasen-, Hämorrhoidenblutungen sowie Blutungen im Auge), nicht Blutstillung durch unterdrückende Mittel, sondern Beseitigung der Blutfülle durch den Aderlaß ist hier das einfachste und sicherste Mittel,
- bei Nervenerkrankungen wie Neurose, Schlaganfallgefahr und seinen Vorboten (Schwindel, Kopfdruck, Ohrensausen), Kopfschmerz oder Migräne, Epilepsie, Schizophrenie, Depression, Melancholie, Angst, Unruhe und Reizbarkeit,
- bei Schlaflosigkeit, Magen-Darm-Erkrankungen, Hauterkrankungen (Akne), Neurodermitis (Ekzem, Herpes, Psoriasis),
- bei der Vichtkrankheit (Präkanzerose), nach allen Krebsoperationen, insbesondere Totaloperation zur Vermeidung von Komplikationen und Metastasen,
- bei Ohrenkrankheiten, Menièreschem Schwindel, Schwerhörigkeit und Entzündungen,
- bei Herzerkrankungen wie Herzinsuffizienz, zur Verminderung der Herzinfarktgefahr durch Beseitigung der Risikofaktoren (Bluthochdruck, Fettstoffwechselstörungen, Diabetes),
- als allgemeines Vorbeugungsmittel.

Gegenindikation:
- Der Aderlaß sollte nicht bei ausgeprägter Körperschwäche und zu starker Blutarmut, akuten Infektionskrankheiten und akuten Angina-pectoris-Anfällen durchgeführt werden.

Der Aderlaßschock öffnet die körpereigene (Hormon-)Apotheke

Durch den Nadelstich und den anschließenden Blutverlust gerät der Körper in eine ähnliche Schocksituation wie nach einem Unfall, wobei ein tiefer Reiz auf das Zwischenhirn (Hypothalamus) und ganz besonders auf die Hirnanhangdrüse (Hypophyse) ausgeübt wird. Über die Hypophyse steuert der Organismus lebenswichtige vegetative Funktionen wie etwa den Wärmehaushalt, die Herzfrequenz, den Wasser-, Salz- und Energiehaushalt, die Atmung und den Blutdruck.

Die Hirnanhangdrüse öffnet ihr Hormonsystem und steuert damit die Tätigkeit der Schilddrüse, der Nebennierenrinde, der Keimdrüsen, wirkt bei der Frau auf den Graafschen Follikel, beim Mann auf die Samenkanäle, wobei Spermienbildung und Testosteronproduktion angeregt werden. Die Hormone der Hypophyse steuern den Menstruationszyklus, die Eireifung und die Tätigkeit der Brustdrüsen. Außer den Geschlechtshormonen werden von der Hypophyse auch noch stoffwechselsteuernde Hormone gebildet, die das Wachstum und den Fett- und Eiweißstoffwechsel beeinflussen.

Daher konnte Hildegard zu Recht schreiben, daß der richtig ausgeführte Aderlaß wie ein warmer Regen auf den Körper wirkt und ihn zur Fruchtbarkeit anregt: »Wird bei einem Menschen das Gefäß angestochen, wird sein Blut wie durch einen plötzlichen Schock erschüttert, und was zuerst austritt, ist fauliges, zersetztes

Blut, das gleichzeitig mit dem Blut ausfließt. Daher hat das Blut auch zunächst eine Mischfarbe, weil es aus Fäulnis und Blut besteht. Sobald die Fäulnis mit dem Blut ausgeflossen ist, kommt reines Blut, dann muß man sofort mit der Blutentziehung aufhören. Denn ein Aderlaß, der über das Maß hinaus vorgenommen wird, schwächt den Körper geradeso, wie ein Regenguß, der ohne Maß auf die Erde fällt, diese schädigt.«

Sobald durch den Aderlaß etwa 100 bis 180 Milliliter »schlechtes« Blut entnommen wurden, ändert sich die Farbe von Schwarz in Rot, und der Aderlaß wird beendet. Mit dem Umschlagen der Farben ist die Streßreaktion beendet, und der Körper kommt in eine Erholungsphase, in der in erhöhtem Maß Cortison ausgeschüttet wird, das Reparaturhormon, das in den Nebennieren gebildet wird. Die Cortisonausschüttung bewirkt eine wohltuende Entspannung, wobei der Streß zurückgenommen wird und sich die Körperfunktionen wieder normalisieren. Die stimulierende Wirkung des sympathischen Nervensystems wird nun von der beruhigenden Wirkung des Parasympathikus abgelöst, wobei sich der Körper entspannt und in eine Erholungsphase gerät. Diese Erholungsphase kann auch von einem Glücksgefühl oder dem Gefühl eines Erfolges begleitet sein.

Der moderne Mensch befindet sich aufgrund der Alltagshetze leider viel zu oft und viel zu lange in Streßsituationen, die viel zuviel Streßenergie verbrauchen. Die Folge davon sind zu lange Erholungszeiten und das Gefühl der Erschöpfung, der Müdigkeit und der Depressionen. Menschen, die zuviel Streß ausgesetzt sind, greifen manchmal zu Alkohol, um sich zu entspannen, und benutzen wiederum Drogen wie Bohnenkaffee oder andere Stimulanzien, um die Streßzeiten zu verlängern, wodurch es zu noch tieferen Erschöpfungsphasen kommen muß.

Die wichtigste Maßnahme gegen Streß besteht darin, daß man die Streßzeiten möglichst kurz hält. Dies war und ist für Menschen, die ein spirituelles Leben führen, eine Selbstverständlichkeit. Hildegard lebte als Benediktinerin im natürlichen Wechsel von *ora et labora* – bete und arbeite –, im Wechsel von Belastung und Entspannung, Anstrengung und Loslassen.

Ein erwünschter Nebeneffekt der Cortisonausschüttung besteht in einer vorübergehenden Schwächung des Immunsystems. Cortison übt eine bekannte entzündungshemmende Wirkung aus, wobei es beim körpereigenen Cortison zu keinen Nebenwirkungen kommen kann. Dadurch beobachtet man bei Patienten, die eine Autoimmunkrankheit haben, das sofortige Einsetzen einer Heilungsphase. Hiervon profitieren Patienten mit Allergien, Heuschnupfen, Asthma, Neurodermitis, multipler Sklerose und besonders mit Polyarthritis, wo eine rasche Schmerzbeseitigung zu verzeichnen ist. Die Cortisonausschüttung kann auch klinisch beobachtet werden, wie etwa bei einer Patientin, bei der durch den Aderlaß eine Cortisonbehandlung überflüssig wurde. Die kurzzeitige Immunsuppression ist für den normalen Patienten kein Problem. Die lang anhaltende Streßsituation jedoch führt zu einer langfristigen Schädigung des Immunsystems, wodurch der Körper für Infektionen, Virenerkrankungen und Immunkrankheiten empfänglich wird. Für diese Patienten ist ein jährlicher Aderlaß unumgänglich. Vor allen Dingen aber müssen sie lernen, Streß zu bewältigen, abzubauen und die Streßenergie in ein Maximum an Lebensenergie oder »Viriditas« – wie Hildegard sagt – umzuformen. Hildegard nennt zwei bewährte Mittel, um Streßphasen schnell zu beenden: Armbänder oder Ketten aus blauem Chalzedon und gelöschter Wein.

Aderlaß beim Mann ab dem 30. Lebensjahr

Bei Hildegard stehen genaue Angaben über das geeignete Lebensalter, die Menge des Aderlaßblutes und den richtigen Zeitpunkt: »In besonderen Fällen kann bei den Männern schon im 12. Jahr der Aderlaß durchgeführt werden ... jedoch nicht mehr, als die beiden Schalen einer Nuß fassen [20 ml]. Vom 12. bis zum 15. Lebensjahr soll der Aderlaß nur einmal jährlich durchgeführt werden ... Vom 15. Jahre ab nehme man so viel Blut, wie ein durstiger Mann in einem Zuge trinken kann [100-150 ml] ... Kein Mensch, sei es Mann oder Frau, soll einen Aderlaß machen, solange er in seiner Entwicklung an Größe und Körpergewicht zunimmt, weil er den Menschen körperlich schwächen würde ... Nach dem 20. Lebensjahr kann er wegen irgendeiner Krankheit zur Ader gelassen werden, aber nur wenig. Wenn er körperlich gesund ist, soll er [in diesem Alter] noch keinen Aderlaß machen, sondern schröpfen oder brennen lassen, weil seine Blutgefäße und das Blut noch nicht voll entwickelt sind. Hat er aber das reife Alter von 30 Jahren erreicht, kann er, ob krank oder gesund, nach Belieben Aderlaß durchführen ... bis zum 50. Lebensjahr ...
Nach dem 50. Lebensjahr, wenn Blut und Phlegma beim Manne abnehmen und der Körper auszutrocknen beginnt, soll nur einmal im Jahr zur Ader gelassen werden, und zwar nur zur Hälfte wie gewöhnlich bis zum 80. Lebensjahr.«

Aderlaß bei der Frau vom 12. bis zum 100. Lebensjahr

Ganz besonders wichtig und nützlich ist der Aderlaß für die Frau, weil: »die Frau in ihrem Körper viel mehr schädliche Säfte und krankmachende Fäulnisstoffe besitzt als der Mann. Daher soll die Frau vom 12. Lebensjahr an nach den gleichen Regeln zur Ader lassen wie der Mann, aber bis zum 100. Lebensjahr, weil wegen der schädlichen Säfte und zersetzenden Stoffe für sie eine größere Notwendigkeit besteht als beim Mann, wofür schon die monatliche Regelblutung spricht. Würde die Frau nicht von den schädlichen Säften und verdorbenen Fäulnisstoffen gereinigt, würde sie am ganzen Körper anschwellen und sich aufblähen und nicht leben können.«

Die richtige Vene entscheidet über die Indikation

Es wird sogar ganz genau beschrieben, an welchen Blutgefäßen der Aderlaß vorgenommen wird. Sollte die Äbtissin im 12. Jahrhundert etwa schon anatomische Studien durchgeführt haben?
»Man muß wissen, daß in der Kopfader *[Vena cephalica]* mehr Säfte fließen als in der Mittelader *[Vena mediana]* und der Leberader *[Vena hepatica]*. Daher ist es gesünder, wenn die Blutziehung öfter an der Kopfader vorgenommen wird. Denn wer viel Phlegma im Kopf und in der Brust hat [Auswurf] oder wem der Kopf brummt, so daß sein Gehör manchmal verlorengeht, soll den Aderlaß an der Kopfader vornehmen ...
Wer ein trauriges Herz oder ein bedrücktes Gemüt hat und Lungen- und Seitenschmerzen, soll den Aderlaß an der Mittelader vornehmen ... Leidet aber jemand an Leber oder Milz oder hat jemand Atembeschwerden in Hals und Kehle [Basedow, Asthma] oder Sehkraftverlust der Augen, so muß der Aderlaß an der Lebervene durchgeführt werden ...«
Jene Vene hat ihre ganz speziellen Organverbindungen und Indikationen. Bei Katarrhen von Kopf und Brust, Auswurf, Verschleimung, Kopfschwindel, Gehörschwäche wird die Kopfvene *[Vena cephalica]* geöffnet.

Die Mittelvene [*Vena mediana*] wird bei Lungen- und Seitenschmerzen, Herzschmerzen und Depressionen geöffnet. Die Leberader *[Vena hepatica]* ist bei Leber- und Milzleiden, Atemnot [Asthma], Schilddrüsenleiden [Kropf] und Sehschwäche angezeigt.

Zeitpunkt des Aderlasses und kosmische Gesetze

Unsere körperlichen Funktionen sind kosmischen Gesetzen unterworfen. Besonders der Mond steuert und reguliert den Säftehaushalt in der Natur. Mit dem Mond laufen die Gezeiten Ebbe und Flut, in der Biskaya steigen die Wassermassen z. B. bis zu 15 Meter. Bei zunehmendem Mond steigen die Säfte in Bäumen und Früchten, und bei abnehmendem Mond gehen sie wieder in die Wurzeln zurück. Saat und Ernte werden von diesem Rhythmus beeinflußt. Früher wurden die meisten Kinder bei Vollmond geboren. Bei Vollmond kommt es zu einem Anstieg der Kriminalität. Plötzlich fangen die Quartalssäufer an zu trinken, Kleptomanen beginnen zu klauen, und die sogenannten Mondsüchtigen verlassen ihre Betten.

Auch im Menschen steigen und fallen die Säfte also mit den Mondphasen. Daher wird bei Hildegard der Aderlaß auch bei abnehmendem Mond, d. h. vom Vollmondtag an, ausgeführt: »Er soll aber bei abnehmendem Monde zur Ader lassen, am ersten Tag, wenn der Mond anfängt abzunehmen, oder am zweiten, dritten, vierten, fünften oder sechsten Tage und dann nicht mehr, weil ein früherer oder späterer Aderlaß nicht soviel Nutzen bringen wird. Nicht aderlassen soll man bei zunehmendem Mond, weil solcher Aderlaß schädlich ist, da jetzt die mit dem Blut vermischte faulige Flüssigkeit sich nicht leicht von ihm scheiden kann. Bei wachsendem Mond fließen nämlich Blut und zersetzte Flüssigkeit gleichzeitig wie in gegenseitig richtiger Menge im Menschen und lassen sich nicht leicht voneinander trennen. Es ist so wie bei einem Strom, der, mit mäßiger Geschwindigkeit in seinem Bette fließend, diese seine Art beibehält. Nimmt aber der Mond ab, dann fängt das Blut mehr an, aufgeregt zu werden und sein Bett zu verlassen, läßt auch zuviel faulige Flüssigkeit ausfließen, wie es bei einer großen Überschwemmung der Fall ist, die das Verfaulte in ihr sichtbar macht und den Schaum aus sich auswirft.«

Das Nüchternheitsgebot

Der Aderlaß soll im völlig nüchternen Zustand durchgeführt werden. Beim Essen und Trinken vermischen sich die Säfte, so daß eine Trennung nicht mehr möglich ist. Daher mußte schon so mancher Patient, der gut gefrühstückt hatte, vom Aderlaß ausgeschlossen werden.

»Will also ein Mensch eine Ader zur Verminderung des Blutes anschneiden, so soll er dies nüchtern tun, denn solange der Mensch nüchtern ist, sind die in ihm vorhandenen Säfte noch einigermaßen vom Blut getrennt, und das Blut fließt dann im Menschen in rechter Weise und nicht zu rasch wie ein Bach, der in seinem Bette, frei von jeder Bewegung durch Wind und Wetter, richtig und ordentlich dahinfließt. Hat aber ein Mensch Speise zu sich genommen, dann beginnt das Blut in ihm etwas stärker zu strömen; die Säfte vermischen sich so mehr mit ihm, und beide können dann nicht mehr leicht voneinander geschieden werden. Daher also soll der Aderlaß vorgenommen werden, wenn der Mensch nüchtern ist, damit die vom Blut getrennten Säfte um so leichter ausfließen können. Eine Ausnahme findet nur statt, wenn ein Mensch sehr hinfällig und schwach ist. Er kann vor dem Anschneiden der Ader etwas Nahrung zu sich nehmen, damit er nicht ohnmächtig wird.«

Ausnahmen bestätigen also auch hier die Regel: Geschwächte Patienten können vor dem Aderlaß Dinkelkaffee oder Fencheltee mit Dinkelzwieback zu sich nehmen.

Vom Verhalten nach dem Aderlaß

»Nach dem Aderlaß muß sich der Mensch drei Tage lang vor den Strahlen des hellen Lichtes der Sonne wie auch vor dem Scheine des brennenden Feuers in acht nehmen, weil während dieser drei Tage das Blut im Menschen durch diese Helligkeit erschüttert wird und bebt und häufig dem Herzen Schaden bringt.«

Der Aderlaß erfordert nicht nur vom Therapeuten, sondern auch vom Patienten ganz besondere Disziplin, d. h. der Patient soll sich nach dem Aderlaß Ruhe gönnen, nicht unter starkem Lichteinfluß leben (kein Fernsehen, kein Skifahren oder Arbeiten an Computerbildschirmen) und eine besondere Diät einhalten.

»Das gemäßigte Tageslicht schadet, wenn es ohne zuviel Sonnenstrahlung ist, dem zur Ader Gelassenen nicht. Zu jeder Zeit aber und namentlich beim Aderlaß siedet das Blut in der Umgebung der Augen des Menschen infolge der Sonnenhitze wie auch der Hitze des Feuers, die zarte Haut, das heißt die Membran, welche die Augen zusammenhält, trocknet aus und führt so zu Schwachsichtigkeit. Nach einem Aderlaß soll man aber ungewohnte Speisen, gebratenes Fleisch wie auch solche, die einen besonderen Saft enthalten, rohes Obst und rohes Gemüse nicht essen, weil diese dann in den Gefäßen den Schleim mehr wie das Blut vermehren würden. Auch darf man keinen starken Wein trinken, weil dieser das Blut erregen und den Menschen leicht besinnungslos machen würde. Angemessene Speise oder ein oder zwei Gerichte mag man zu sich nehmen, so daß man ordentlich satt wird, wie auch einen leichten, reinen Wein trinken. Dies soll man zwei Tage lang tun, weil das verdünnte Blut so lange noch in Erregung sich befindet. Am dritten Tage aber hat das Blut seine Vollkraft wiedergewonnen und ergießt sich an seine Orte. Käse aber soll man nach einer Blutentziehung vermeiden, weil dieser dem Blute Schleim liefert und kein richtiges und reines Blut erzeugt, sondern dies mit einem krankhaften Fettgehalt durchsetzt. Wer aber viel Blut hat und völlig gefüllte Gefäße und sein Blut nicht durch Aderlaß oder Schröpfen reinigt, dessen Blut wird etwas wachsig und unkräftig werden, und so verfällt der Mensch in Krankheit.«

Nach dem Aderlaß sind 3 Tage lang verboten:
- pikante Speisen,
- Wurstwaren,
- alles Gebackene und Gebratene,
- Käse,
- Senf,
- Hering,
- (sehr) fette Speisen,
- Sahne, Quark, Creme,
- Schweinefleisch,
- Rohgemüse, Rohsäfte, Rohobst (auch Dörrobst) sowie
- starker Wein, Spirituosen, Bohnenkaffee usw.

In kleinen Mengen sind erlaubt:
- leichter Weißwein (mit Wasser) und
- gedünstete Äpfel mit Zwieback und Haferflocken.

Empfohlen sind:
- alle Dinkelprodukte, Dinkelkaffee,

- dünner Schwarztee,
- Hühnersuppe,
- Grahambrot und altes Hefegebäck, Brötchen, Teigwaren,
- gekochtes Reh- und Hirschfleisch, Hecht, Barsch, im Sommer Hammel- und Ziegenfleisch,
- Fenchelgemüse, Rüben, Kürbis, grüne Bohnen, Sellerie (alles nur gekocht).

1 Woche lang sind zu meiden:
- Käse,
- alle Kohl- und Krautarten, Gurken,
- Feigen, Heidelbeeren (Schwarzbeeren),
- Leinsamen, Senfkörner und
- verschiedene chemische Medikamente.

Für immer zu meiden sind
- die 4 Küchengifte Lauch, Pflaumen, Pfirsiche und Erdbeeren sowie
- Schweinefleisch (siehe das Kapitel »Milzerkrankungen«).

Hildegard-Aderlaß zur Blutreinigung

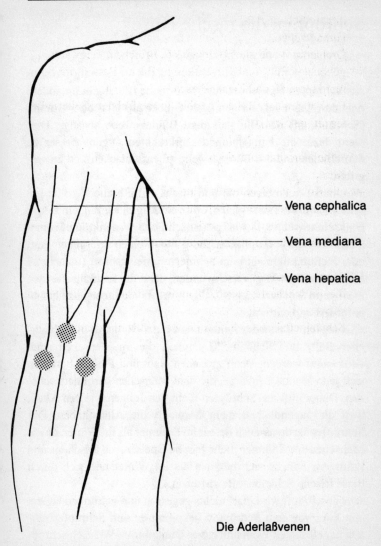

Venenschemata, an denen man den Aderlaß vornehmen kann: Kopfvene (Vena cephalica), Mittelvene (Vena mediana) oder Lebervene (Vena hepatica).

Schröpfen, die rasche Hilfe

Als Schröpfen bezeichnet man die örtliche Blutableitung, indem man durch eine luftleer gemachte Glocke aus Glas oder Gummi (Schröpfkopf) das Blut aus dem Bindegewebe absaugt. Dies dient dazu, die Umgebung des erkrankten Organs besser zu durchbluten und das Bindegewebe zu entschlacken und zu entgiften.
Wer starke Schmerzen hat und rasche Hilfe braucht, sollte geschröpft werden, ganz gleich, ob es ein Migräneanfall, ein steifer Hals, Hexenschuß, Ischias oder nächtliche Wadenkrämpfe sind. Nach der Schröpfkopfbehandlung durch einen erfahrenen Arzt oder Heilpraktiker sind die Schmerzen meist sofort (manchmal erst nach einem Tag) verschwunden, denn die krankmachenden Stoffe und Stoffwechselschlacken werden von innen nach außen befördert und entfernt.
»Schröpfen ist zu jeder Zeit gut und nützlich, damit die schädlichen Säfte und Schleime [Lymphe], die im Menschen sind, vermindert werden. Denn zwischen Haut und Fleisch befinden sich jede Menge Schleime, die dem Menschen besonders schaden. Daher hilft das Schröpfen mehr den Jungen wie den Alten, weil die Jugendlichen mehr Säfte als die Alten haben. Das Schröpfen ist daher auch besser im Sommer als im Winter, da die Menschen im Sommer mehr frische Speisen mit frischem und kräftigem Saft zu sich nehmen als im Winter und sich durch diese frische Schleimstoffe zuziehen.«
Wer geschröpft wird, darf nichts gegessen und getrunken haben, erst kurz vor dem Schröpfen bekommt er sein Schröpferfrühstück: gelöschten Wein und etwas Dinkelbrot: »Wer sich schröpfen lassen will, muß nüchtern sein, weil dadurch Serum und Blut getrennt ausfließen. Denn wenn der Mensch gefrühstückt hat,

mischt sich das Blut, und wenn er dann geschröpft wird, fließt das Brunnenwasser mit dem Blut aus. Damit der Mensch nicht am Herzen geschwächt wird, soll er vor dem Schröpfen ein wenig Brot und Wein zu sich nehmen.«

Hildegard gibt ganz genaue Indikationen und nennt die Stellen, an denen man schröpfen muß, denn die Körperoberfläche steht mit den inneren Organen in ganz engem Kontakt. Daher kann man auch durch das Schröpfen von der Haut auf das Körperinnere einwirken. Jeder Naturarzt kennt die Reflexzonen, die man nach ihrem Entdecker auch Head-Zonen nennt. Bei der Untersuchung findet man auch meistens auf dem Rücken Schmerzstellen, die mit dem Schröpfschnepper angeritzt werden. Darüber setzt man rasch einen Schröpfkopf, in welchem sich ein mit Alkohol getränkter Watteball befindet, der kurz zuvor angebrannt wurde. Man muß dabei geschickt und rasch arbeiten und den Schröpfkopf so auf die Haut setzen, daß sich die Hautstelle durch das Vakuum 2–3 cm tief in den Schröpfkopf hineinzieht und die Schmerzstelle von entzündungs- und schmerzerregenden Krankheitsstoffen befreit wird. Gleichzeitig wird auf der Haut ein Heilreiz erzeugt, der auf den körpereigenen Reflexbahnen blitzartig in der Tiefe des Körpers eine Heilwirkung hervorbringt.

Das blutige Schröpfen nach Hildegard bewirkt nicht nur eine bessere Durchblutung und Versorgung der betroffenen Organe und des Gewebes mit Sauerstoff, sondern auch eine Beseitigung des Lymphstaus sowie der Spannungszustände. Ganz besonders gut hilft das Schröpfen bei geschwächten Sinnesorganen und allen Erkrankungen im Kopfbereich: »Wenn die Augen durch schlechte Säfte trüb oder geschwürig werden, so daß das Fleisch um die Augen herum hervortritt, soll hinter den Ohren und am Genick drei- oder viermal im Jahr geschröpft werden. Wer an den Augen, den Ohren oder am ganzen Kopf Schmerzen hat, soll blutig oder unblutig an der Grenze zwischen Hals und Rücken geschröpft werden.«

Geschröpft wird auch bei drohendem oder nach erfolgtem Schlaganfall sowie bei allen Augen- und Ohrenerkrankungen. Selbst beim Glaukom und dem Katarakt ist das Schröpfen wirksam. Auch bei schwer heilenden Ohrenerkrankungen wie Schwerhörigkeit mit Schwindel und Ohrensausen (Otosklerose) verbessert sich durch das Schröpfen die Durchblutung des Innenohrs. Zum Kopfbereich gehören auch die Erkrankungen des Halses, wie chronische Angina mit Drüsenschwellung, Struma, Basedow, die durch Schröpfen behandelt werden können, bevor man sich zu einer Operation entscheidet.

Selbst das Asthma bronchiale, das nicht nur nach Hildegard sehr schwer zu behandeln ist, kann man durch die Schröpftherapie lindern. Beeindruckend ist auch das Verschwinden von Auswurf und Verschleimung durch eine chronische Bronchitis bei einer 55jährigen Frau, die sich schon jahrelang damit quälte. Nach dreimaligem Schröpfen verschwand der Auswurf so rasch, daß die Patientin ungläubig fragte: »Ist der jahrelange Auswurf tatsächlich weg?« Hildegard schreibt: »Wer an der Brust leidet, muß an den Schulterblättern geschröpft werden.« An dieser Stelle werden auch die Erkrankungen des Herzens, der Lunge und des Rippenfells behandelt. Bei vielen akuten und chronischen Erkrankungen der Bauchorgane, Entzündungen der Gallenblase, Bauchspeicheldrüse, der Nieren oder Eierstöcke wirkt die Schröpftherapie schmerz- und krampfstillend. Am besten reagieren Kreuzschmerzen, Hexenschuß, Ischias und Bandscheibenschmerzen auf das Schröpfen. Hier wird oberhalb des Gesäßes neben dem Kreuzbein geschröpft: »Wer Schmerzen in der Seite oder bis in die Oberschenkel [Ischias] hat, soll die Schröpfköpfe in Höhe der Hüfte an den Ilien [oberhalb des Gesäßes] aufsetzen.«

Das Schröpfen verändert die Durchblutung der inneren Organe, daher kann man es vor allem bei allen schmerzhaften Frauenerkrankungen einsetzen, bei Entzündungen von Eierstock, Uterus und Brustdrüse. Ganz besonders erfolgreich ist die Schröpfanwendung in Verbindung mit dem Aderlaß bei Störungen des Menstruationszyklus, bei zu spärlicher oder ausgefallener Menstruation.

Ein Hauptgebiet des unblutigen und blutigen Schröpfens ist die Behandlung von Krampfaderleiden. Hier lohnt sich immer die Behandlung, bevor man sich zur Krampfadernentfernung durch Operation (Verödung oder Strippen) entschließt. Obwohl man nach der Operation Erleichterung hat, ist oft in wenigen Jahren der alte schmerzhafte Zustand zurückgekehrt. Hildegard empfiehlt, die Beine bei Krampfadern mit Mariendistelsaft (1mal täglich) einzureiben und die Schröpfkugeln an den Pofalten unterhalb des Gesäßes anzusetzen: »Wenn einer von Frauenleiden im Unterleib gequält wird, soll zwischen Gesäß und Kniekehle, das heißt an den Oberschenkeln geschröpft werden.«

Durch die Krampfaderbehandlung nach Hildegard, zu der auch eine spezielle Venenklappengymnastik gehört (morgens vor dem Aufstehen jedes Bein einzeln, dann beide zusammen im Liegen hochstrecken und für je 1 Minute ausschütteln und langsam fallen lassen), entleeren sich die gestauten Beine dermaßen, daß man die wohltuende Wirkung über den ganzen Tag nachspürt. Dazu verhelfen auch die Dachsfellschuhe, die nicht nur den Beinen Gesundheit bringen, sondern auch das Lebensgefühl des ganzen Körpers verändern. Davon konnte ich mich bereits 3mal in schwersten Situationen überzeugen. Zwei Patienten standen vor der Amputation des Fußes wegen drohender Gangrän. In einem Fall war der Fuß kalt, blau und der Puls nicht tastbar. Nach einem halben Tag Laufen in Dachsfellschuhen normalisierte sich bereits die Zirkulationsstörung, der Fuß wurde wieder warm, der Puls tastbar. Im anderen Fall – der Patient hatte bereits einen Fuß wegen Durchblutungsstörungen amputiert und wäre nach der zweiten Amputation an den Rollstuhl gefesselt – brachte der

Dachsfellschuh wieder »Leben ins Bein«, so daß die Amputation bis heute aufgeschoben werden konnte.

Das Schröpfen ist eine uralte Methode, die schon im alten Ägypten 2000 Jahre vor Christus bekannt war. Heutzutage wird die Schröpftherapie von der Schulmedizin als mittelalterliches Verfahren angesehen und abgelehnt. Dennoch ist die Anregung der Selbstheilungskräfte des Körpers durch Aderlaß, Schröpfen und Moxibustion in vielen Fällen einer Operation vorzuziehen, da diese altbewährten Therapien bei ganz bestimmten Erkrankungen mit weniger Aufwand eine größere Wirkung erzielen.

Moxibustion oder
Bessere Durchblutung durch
Brennkegel

»Die Moxibustion [die Anwendung der Brennkegel] ist zu jeder Zeit gut und nützlich, weil es, behutsam ausgeführt, die Säfte und Lymph-Stoffe des Unterhautgewebes vermindert und dem Körper Gesundheit bringt. Es ist gut für Junge und Alte. Für die Jungen, weil, wenn der Körper noch wächst, auch die schlechten Säfte zunehmen. Für die Alten, weil Schleime zwischen Haut und Fleisch zurückbleiben, während Fleisch und Blut im Alter abnehmen.«

Wie bei der Schröpftherapie werden die Moxen (oder Hitzeheilpflaster) von einem erfahrenen Arzt oder Heilpraktiker auf den Reflexzonen des Rückens, besonders auf Schmerzpunkte, aufgesetzt. Als Hitzequelle kann man auch eine angezündete »Zigarre« aus Beifußkraut verwenden. Durch die Erwärmung öffnen sich die Blutgefäße und sorgen für eine gute Durchblutung, wodurch eine normale Versorgung von Muskeln, Organen und Geweben sowie eine bessere Entsorgung und Entschlackung einsetzt. Dadurch wirken die Moxen schmerzlindernd bei Kopfschmerzen und Schmerzen der Sinnesorgane.

»Wer an den Augen, Ohren oder dem ganzen Kopf Schmerzen hat, soll nur leicht hinterm Ohr [entlang der Halswirbelsäule] gebrannt werden. Wenn der Rücken weh tut, soll leicht zwischen den Schulterblättern gebrannt werden. Wer Schmerzen an den Eingeweiden hat, soll am Kreuzbein [Grenze zwischen Darmbein und Rücken] gebrannt werden. Wer viele Säfte im ganzen Körper hat, soll zwischen Schienbein und Wade gebrannt werden.«

Die Moxen eignen sich besonders gut zur Behandlung von Muskelversteifungen, Muskelverspannungen, bei rheumatischen Schmerzen wie Muskel- oder Gelenkrheuma. Wie Hildegard schreibt, können die Moxen auch bei Verdauungsbeschwerden, wie Magen-Darm-Spasmen, Gallen- und Nierenleiden sowie bei Unterleibskrämpfen verwendet werden, da die Wärmetherapie immer krampf- und schmerzstillend ist. Als absolute Kontraindikation können alle entzündlichen, tumorösen und fieberhaften Erkrankungen betrachtet werden; insbesondere alle Infektionen dürfen nicht durch die Wärmetherapie noch mehr angeregt werden.

Hildegard von Bingen – eine Kurzbiographie

81 Jahre waren Hildegard von Bingen (1098–1179) auf dieser Erde vergönnt, in denen sie eine reiche schriftstellerische Tätigkeit entfaltete, obwohl sie weder eine schulische noch akademische Ausbildung hatte, denn Frauen waren damals vom scholastischen Leben ausgeschlossen. Die Kraft zu dieser Arbeit erhielt sie aus der ihr eigenen visionären Begabung.
Als Wibert von Gembloux Hildegard um eine ausführliche Beschreibung ihres Charismas bat, gab die 77jährige »Seherin vom Rhein« dem Mönch folgende Auskunft: »Ich sehe diese Dinge nicht mit den äußeren Augen und höre sie nicht mit den äußeren Ohren, ich sehe sie vielmehr einzig in meiner Seele, mit offenen leiblichen Augen, so daß ich niemals die Bewußtlosigkeit einer Ekstase erleide, sondern wachend schaue ich dies bei Tag und Nacht. Das Licht, das ich schaue, ist nicht an den Raum gebunden. Es ist viel, viel lichter als eine Wolke, die die Sonne in sich trägt.«
Ihre Schriften sind heute in unverfälschter Schönheit im Wiesbadener Riesenkodex zusammengefaßt. Hierzu gehören das Buch von der Entstehung der Schöpfung und von der Erlösung der Welt *(Scivias)*, das Buch von den Tugenden und Lastern *(Liber vitae meritorum* = LVM) mit den Heilungs- und Reinigungsvorgängen der Seele und das Buch von den göttlichen Werken mit den kosmologischen Zusammenhängen, der Entstehung des Menschen im Mutterleib, das wir als *Liber divinorum operum* (LDO) kennen. Dazu gehören auch noch ein Buch der Lieder mit dem Singspiel *Ordo virtutum*, ein Predigtbuch über die Evangelien, eine Auslegung der benediktinischen Regeln, zwei Biographien über den heiligen Rupert und den heiligen Disibod sowie

Tagebuchaufzeichnungen. Die beiden medizinischen Bücher *Causae et curae* sowie die *Physica* haben die Johannisberger Mönche, die den Riesenkodex im 12. und 13. Jahrhundert abschrieben, nicht mit aufgenommen. Das war nicht immer so. Bereits 53 Jahre nach Hildegards Tod hat man diese beiden medizinischen Bücher ausdrücklich namentlich als Hildegards Visionsschriften erwähnt und nach Rom geschickt. Seitdem sind die beiden Originale verschollen. Das medizinische Lehrbuch *Causae et curae* wurde Ende des 19. Jahrhunderts als einzige Handschrift in Kopenhagen wiederentdeckt. Seitdem erleben wir gerade durch die Wiederentdeckung der medizinischen Schriften, die der Hildegard-Heilkunde zugrunde liegen, eine weltweite Hildegard-Renaissance.

Hildegard von Bingen wurde 1098 in Bermersheim bei Alzey in Rheinhessen geboren. Sie war das letzte von 10 Kindern ihrer Eltern Mechthild und Hildebert von Bermersheim, der ein Landesgutsverwalter des Hochstifts von Speyer war. Im Alter von 8 Jahren wurde sie von der Gräfin Jutta von Sponheim auf dem Disibodenberg als Klausnerin des dortigen Benediktinerklosters zur Ausbildung aufgenommen. Hier lernte sie Lesen und Schreiben, Singen und Handarbeiten. Nach Juttas Tod wurde Hildegard von ihren Mitschwestern einstimmig zur Priorin gewählt.

Schon seit Kindesalter war Hildegard für ihr Prophetenamt ausersehen und vorbereitet. Sie entwickelte eine Gabe zur Schau ohne ekstatische Züge im wachen Zustand. 5 Jahre später, im Jahre 1141, erhielt Hildegard noch eine ganz andere Art der Erleuchtung mit dem Auftrag, das Geschaute und Gehörte niederzuschreiben. Zusammen mit ihrem persönlichen Sekretär, dem Propst Volmar, beschäftigte sich Hildegard 32 Jahre lang bis zu ihrem 74. Lebensjahr mit ihren Visionsschriften. Kein Geringerer als Papst Eugen III. las 1147 auf einer Synode in Trier vor versammelten Kardinälen, Bischöfen und Theologen aus dem Buch *Scivias* vor, nachdem er vorher die Sehergabe Hildegards durch eine Kommission hatte prüfen lassen. So wurde ihre Gabe der Schau von höchster Stelle sanktioniert und Hildegard als deutsche Mystikerin im gesamten Abendland berühmt und angesehen. Der Rupertsberg wurde zum Sprechzimmer Europas: Wie von einem Magnet angezogen, kamen Tausende und holten Rat bei Hildegard, Bischöfe und Päpste, Kaiser und Könige nicht ausgenommen. In Ingelheim traf sie mit dem gefürchteten Kaiser Barbarossa zusammen, den sie mit scharfen Worten dazu bewegen konnte, seine schweren Kämpfe gegen den Papst einzustellen.

Durch die vom Kaiser in jener Zeit immer wieder eingesetzten Gegenpäpste war die Christenheit in Unruhe geraten, die Zucht beim Klerus und in den Klöstern verschwand. Nun war Hildegard nicht mehr zu halten. In ihrer Sorge um das Reich Gottes verließ sie von 1158 bis 1171 oft ihre Klosterzelle und unternahm vier ausgedehnte Missionsreisen, nach Franken, Würzburg und Bamberg, rheinabwärts nach Köln, nach Trier und schließlich nach Süddeutschland, wo sie in Klöstern und auf Marktplätzen predigte und Volk und Klerus zu Buße und Umkehr aufrief. Man kann sich ausmalen, welche Strapazen das für eine über siebzigjährige Frau mit sich brachte, mußte sie ihre Predigtreise doch streckenweise zu Pferd, zu Fuß oder per Schiff zurücklegen. Hildegard war so von Gott erfüllt, daß sie überall die Herzen erschüttern und zur Umkehr bewegen konnte.

Hildegard wußte um den ganzheitlichen Heilungsprozeß und gab sich nicht nur mit dem geistigen Wohl ihrer Mitmenschen zufrieden; sie heilte auf wunderbare charismatische Weise durch Handauflegen, mit Rheinwasser oder mit der Hostie. Insgesamt 25 Wunderheilungen sind in ihrer Biographie erwähnt. Niemals aber wird auch nur eine einzige Heilung mit ihren Heilmitteln aus ihren medizinischen Büchern erwähnt. Erst der Konstanzer Arzt Dr. med. Gottfried Hertzka hat die medizinischen Erkenntnisse und Ratschläge der heiligen Hildegard erkannt und neu entdeckt. In jahrelanger Forschungstätigkeit hat er die wichtigsten von etwa 2000 medizinisch-ernährungswissenschaftlichen Prophezeiungen in seiner Allgemeinpraxis erprobt und unserer Zeit zugänglich gemacht.

Hildegard starb am 17. September 1179 im Alter von 81 Jahren. Bei ihrem Tod erstrahlte ein helles Lichtkreuz am Himmel – ein Zeugnis dafür, daß sie das »lebendige Licht« schauen durfte.

Literaturverzeichnis

Lateinische Ausgaben der Hildegard-Werke
Das medizinisch-naturkundliche Werk *Liber Subtilitatum Diversarum Naturarum Creaturarum*, bestehend aus zwei Teilen:
»Liber Compositae Medicinae«
Paul Kaier: *Hildegardis Causae et curae (CC); Lipsiae.* B. G. Teubner 1903; Nachdruck: Basler Hildegard-Gesellschaft, Basel 1980.
»Liber Simplicis Medicinae« *(Physica)*
J. P. Migne: *Patrologia Latina (PL);* Tomus 197, Paris 1855; Nachdruck: Basler Hildegard-Gesellschaft, Basel 1982.
Die Trilogie *Liber Scivias*:
Scivias: A. Führkötter: *Hildegardis Scivias; Corpus Christianorum,* Brepols 1978.
Liber Vitae Meritorum Vita Mer.: J. P. Card. Pitra: *Analecta Sanctae Hildegardis*, Tomus 8,
Typis Sacri Montis Casinensis, Paris 1882;
Farnborough (Hants), England 1966.
Liber Divinorum Operum
LDO: PL: J. P. Migne: *Patrologia Latina*; Tomus 197, Paris 1855; Nachdruck: Basler Hildegard-Gesellschaft, Basel 1982.

Deutsche Ausgaben
Hugo Schulz: *Ursachen und Behandlung der Krankheiten*, München, 1933; Nachdruck: 3. Aufl., Karl F. Haug Verlag, Ulm, und Basler Hildegard-Gesellschaft, Basel 1982.
Marie-Louise Portmann: *Heilmittel*, Übersetzung der *Physica* mit Berücksichtigung aller Handschriften; Basler Hildegard-Gesellschaft, 1982/1983 (12). Lieferung 1: Bäume; Lieferung 2: Pflanzen; Lieferung 3: Pflanzen 2; Lieferung 4: Elemente, Edelsteine, Fische; Lieferung 5: Vögel und Tiere; Lieferung 6: Reptilien und Metalle.
Maura Böckeler: *Wisse die Wege (Scivias)*. Otto Müller Verlag, Salzburg 1975.

Heinrich Schipperges: *Der Mensch in der Verantwortung (Vita Mer.)*.
Otto Müller Verlag, Salzburg 1972.
Heinrich Schipperges: *Welt und Mensch* (LDO). Otto Müller Verlag,
Salzburg 1965.

Hildegard-Biographien

Hans H. Lauer: *Lebenswelt und Gesundheit bei Hildegard von Bingen*.
Bundesvereinigung für Gesundheitserziehung, Bonn, 1986.
Adelgundis Führkötter: *Das Leben der heiligen Hildegard von Bingen*.
Otto Müller Verlag, Salzburg 1980.
Eduard Gronau: *Hildegard von Bingen*. Christiana Verlag, Stein am
Rhein 1985.

Zur Hildegard-Medizin

W. Gollwitzer/W. Strehlow: *Zeitschrift für alle Hildegardfreunde*.
Bisher erschienen: Heft 1 bis 12; Fa. Jura, Konstanz.
G. Hertzka/W. Strehlow: *Küchengeheimnisse der Hildegard-Medizin*.
Verlag Hermann Bauer, Freiburg, 6. Auflage 1991.
G. Hertzka/W. Strehlow: *Die Edelsteinmedizin der heiligen Hildegard*.
Verlag Hermann Bauer, Freiburg, 9. Auflage 1992.
G. Hertzka/W. Strehlow: *Handbuch der Hildegard-Medizin*.
Verlag Hermann Bauer, Freiburg, 6. Auflage 1993.
G. Hertzka/W. Strehlow: *Große Hildegard-Apotheke*.
Verlag Hermann Bauer, Freiburg, 2. Auflage 1992.
Wighard Strehlow: *Die Ernährungstherapie der heiligen Hildegard.
Rezepte, Kuren, Diäten*. Verlag Hermann Bauer, Freiburg, 3. Auflage
1992.
Gottfried Hertzka: *So heilt Gott*. Christiana Verlag, Stein am Rhein, 12.
Auflage 1985.
Gottfried Hertzka: *Das Wunder der Hildegard-Medizin*.
Christiana Verlag, Stein am Rhein, 4. Auflage 1985.
Gottfried Hertzka: *Die kleine Hildegard-Apotheke*.
Bund der Freunde Hildegards, St. Georgen.
W. Strehlow: *Heilen mit der Kraft der Seele. Die Psychotherapie der
heiligen Hildegard*. Verlag Hermann Bauer, Freiburg 1993.

Adressen

Bezugsquellen

Deutschland

Stadtmühle, Egon Binz, 78187 Geisingen,
   Telefon 0 77 04/2 47
Bäckerei Holstein, August-Borsig-Straße 3,
   78467 Konstanz
Jura-Naturheilmittel KG, Wolfgang Gollwitzer, Nestgasse 2–6,
   78464 Konstanz; Telefon 0 75 31/3 14 87
Max-Emanuel-Apotheke, Belgradstraße 21, 80796 München;
   Telefon 0 89/3 08 78 95
Prana-Haus, Postfach 167, 79001 Freiburg,
   Telefon 07 61/70 82-0
s'Geiserieder Lädele, Rosenweg 2,
   87616 Marktoberdorf-Geisenried, Telefon 0 83 42/21 15 oder 53 98

Dachsfellgürtel und -schuhe
Schuhmacherei Pollak, Rosenweg 3,
   78315 Radolfzell-Liggeringen

Dinkelspelzunterbetten, -steppdecken und -kopfkissen
Waltraud Daum, Rechenauerstraße 95,
   83022 Rosenheim, Telefon 0 80 31/8 74 32

Dinkelmatratzen
Sattlerei Siegfried Vogler, Bodenseestraße 17a,
   78315 Böhringen, Telefon 0 77 32/66 72

Edelsteine
Schleiferstüble G. Mehl, Wessenbergstraße 31,
   78462 Konstanz, Telefon 0 75 31/2 28 13

Dietlinde van der Zalm, Hochstraße 6,
   65558 Isselbach-Ruppenrod, Telefon 0 64 39/10 69

Edelkastanienhölzer, Spazierstöcke, Greiflinge
Rebholz KG, Pommernweg 5,
   71720 Oberstenfeld; Telefon 0 70 62/55 35

Ätherische Öle
Firma Primavera, 87477 Sulzberg,
   Telefon 0 83 76/7 04

Dinkelbier
Apostel-Bräu, Eben 11-15, 94051 Hauzenberg,
   Telefon 08 58 6/22 00

Biologischer Weinanbau
Weinbau und Weinkellerei Georg Pfisterer, Landstraße 78,
   69198 Schriesheim, Telefon 0 62 03/6 12 88

Kräuter und Gewürze
Gärtnerei Bornträger und Schlemmer, 67591 Offstein;
   Telefon 0 62 43/70 79

Hildegardküche, Hildegardferien, biologischer Weinanbau
Hotel Sponheimer Hof, Familie Heinz Schütz,
   Sponheimer Straße 19–23,
   56850 Enkirch/Mosel, Telefon 0 65 41/66 28-42 04
Pension Albrecht, Rothutweg 2, 87645 Hohenschwangau,
   Telefon 0 83 62/8 11 02

   Schweiz
Hildegard-Vertriebs AG, Aeschenvorstadt 24, CH-4010 Basel,
   Telefon 00 41/61/23 24 79

Handels- und Kundenmühle Koch & Co.,
 CH-8272 Ermatingen/Thurgau, Telefon 00 41/72/6 16 66

Gärtnerei Bolliger, Wilstraße 44, CH-4511 Horriwil,
 Telefon 00 41/65/44 20 66

Gärtnerei R. Braun, Bronschhoferstr. 48, CH-9500 Wil/SG,
 Telefon 00 41/73/22 17 52

Österreich

Helmut Posch, Weinbergweg, A-4880 St. Georgen im Attergau,
 Telefon 00 43/76 67/3 61

Hönegger Handelsgesellschaft m.b.H., Wolf-Dietrich-Weg 141,
 A-5163 Mattsee, Telefon 00 43/62 17/73 00

Praxen, Vereine, Zeitschriften

Im Frühjahr 1993 wurde in Allensbach am Bodensee das erste Hildegard-Kur- und -Ferienhaus in Deutschland eröffnet. Unter einem Dach mit dem Gästehaus befindet sich jetzt auch die Hildegard-Praxis und ein Sauna-, Bäder- und Kneipp-Raum, wodurch eine optimale Betreuung gewährleistet ist. Zum Kurprogramm gehören:

– Kurlaub mit spezieller Dinkel-Vollwert-Küche,
– Hildegard-Fasten- und Aufbautage,
– Hildegard-Aderlaßtage (Aderlaßnachkur) mit spezieller Diät (ca. 3 Tage),
– Schnuppertage zum Kennenlernen,
– Betreuung nach Besuch in der Hildegard-Praxis.

Kurhaus Hildegard, Strandweg 1,
 78476 Allensbach, Telefon 0 75 33/74 33

Dr. Wighard Strehlow, Hildegard-Praxis, Strandweg 1,
   78476 Allensbach, Telefon 0 75 33/74 33

Förderkreis Hildegard von Bingen e. V., Nestgasse 2
   78464 Konstanz

Erholungsheim St. Hildegard, Baden bei Wien, Anwendung aller Hildegard-Mittel, Helenenstraße 5, A-2500 Baden bei Wien,
   Telefon 00 43/22 52/4 11 73

Bund der Freunde Hildegards, Weinbergweg,
   A-4880 St. Georgen im Attergau

Internationale Gesellschaft Hildegard von Bingen, CH-6390 Engelberg

Region Ostschweiz: Jean Egli, Einfangstraße 16, CH-8580 Amriswil,
   Telefon 00 41/71/67 30 35

Hildegard-Kurier: Bund der Freunde Hildegards, Weinbergweg,
   A-4880 St. Georgen im Attergau

International Society of Hildegard von Bingen Studies,
   Prof. John Felice (Treasurer),
   11 Pemberton Street, Cambridge, MA 02140, USA

Wighard Strehlow

Die Ernährungstherapie der heiligen Hildegard

Rezepte, Kuren und Diäten

Aus über 2000 Diätanweisungen und Beschreibungen zu den Heilkräften in der Nahrung sowie aus den von Hildegard zugrunde gelegten sechs goldenen Regeln für eine gesunde Lebensführung entwickelten die Hildegard-Forscher Hertzka und Strehlow ein Hildegard-Kurprogramm. Es hat sich in langjähriger Praxis bei der Behandlung und Verhütung ernährungsbedingter Zivilisationskrankheiten an Tausenden von Patienten bewährt.

*

Gottfried Hertzka/Wighard Strehlow

Küchengeheimnisse der Hildegard-Medizin

Ratschläge und Erkenntnisse der hl. Hildegard von Bingen über die Heilkraft unserer Nahrungsmittel

Es ist das Anliegen der beiden Verfasser, das in den Werken der Äbtissin enthaltene Wissen über alles, was der menschlichen Ernährung in gesunden und kranken Tagen dienen kann, in verständliches Deutsch zu übersetzen und zugleich den Lesern klarzumachen, daß eine »Ernährungswissenschaft« auch ohne Kalorien-, Vitamin- und Spurenelemente-Tabellen möglich und in der Alltagsküche praktizierbar ist.

*

Gottfried Hertzka/Wighard Strehlow

Die Edelsteinmedizin der heiligen Hildegard

In Übereinstimmung mit der modernen Medizin unterliegen viele Krankheiten kosmisch-atmosphärischen Einflüssen. Dazu gehören Nervenkrankheiten, Herzleiden, Kopfschmerzen, Magengeschwüre.
Durch Hildegard lernen wir nicht nur die kosmisch-mystische Entstehung der Edelsteine kennen, sondern erfahren auch, mit welchen Naturkräften sie ausgerüstet sind, um noch tiefer in seelische Bereiche einzugreifen, als es mit anderen medizinischen Methoden möglich ist.

Gottfried Hertzka/Wighard Strehlow

Handbuch der Hildegard-Medizin

Dieses Buch ist das Ergebnis jahrzehntelanger ärztlicher Erfahrung sowie wissenschaftlicher Forschung und Entwicklung auf dem Gebiet der Hildegard-Medizin. Die sich daraus ergebenden über 500 Heilmittel und Behandlungsmethoden wurden in den letzten 40 Jahren in der Praxis erprobt und haben sich an Tausenden von Patienten erfolgreich bewährt.

*

Gottfried Hertzka/Wighard Strehlow

Große Hildegard-Apotheke

Die »Große Hildegard-Apotheke« ist in erster Linie ein praktisches Heilmittelbuch und eine brauchbare Anleitung zur Herstellung von Hildegardmitteln. Die Autoren haben ihre jahrzehntelange ärztliche Erfahrung mit der Hildegard-Medizin rückhaltlos offengelegt und dadurch das Heilpotential dieser echten Volksapotheke jedermann zugänglich gemacht.

VERLAG HERMANN BAUER KG
FREIBURG IM BREISGAU

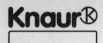

ALTERNATIV HEILEN

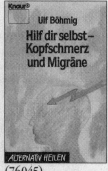

(76045)

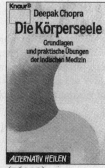

(76009)

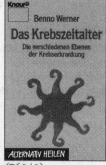

(76040)

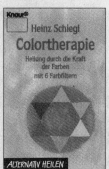

(76041)

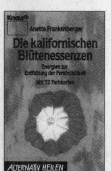

(76036)

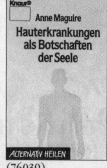

(76039)